孙曼之中医师承教育丛书

谢映庐医案评析

孙乃雄　赵红军　著

中国中医药出版社
·北 京·

图书在版编目（CIP）数据

谢映庐医案评析/孙乃雄，赵红军著 . —北京：中国中医药出版社，2012.12
（2019.10重印）
（孙曼之中医师承教育丛书）
ISBN 978 – 7 – 5132 – 1139 – 0

Ⅰ . ①谢…　Ⅱ . ①孙…　②赵…　Ⅲ . ①医案 – 汇编 – 中国 – 现代
Ⅳ . ①R249. 7

中国版本图书馆 CIP 数据核字（2012）第 210025 号

中 国 中 医 药 出 版 社 出 版
北京经济技术开发区科创十三街 31 号院二区 8 号楼
邮政编码　100176
传真　010 64405750
三河市同力彩印有限公司印刷
各地新华书店经销
*
开本 710×1000　1/16　印张 18　字数 288 千字
2012 年 12 月第 1 版　2019 年 10 月第 3 次印刷
书　号　ISBN 978 – 7 – 5132 – 1139 – 0
*
定价　58. 00 元
网址　www. cptcm. com

出版说明

在祖国悠久灿烂的科学史上，博大精深的中医药学无疑是一颗耀眼的明珠。一把草药，一根银针，一杯药茶，就可能起沉疴、治急症。有人说"真正的中医在民间"，不仅仅因为我国最广大的百姓信任中医，而且由于民间活跃着一批中医的有生力量。他们勤临床、重实效，以一个个生动的有效案例，不断地为中医呐喊和代言。

2010年，我社的《民间中医拾珍丛书》自出版以来，以其真实记录临床案例、详细介绍个人用药、处方经验，而得到广大中医临床医生的喜爱。整套丛书相继在本年内重印的事实说明，民间中医的经验广受欢迎，值得重视，我们会继续努力发掘。

值得注意的是，民间中医除了注重疗效外，还有人在努力探索中医教学新途径。他们淡泊名利，以身作则，在秉承中医最传统的师承教育方式的同时，自发地探索提高临床疗效的教学方法——跟临床、练思路、读医案，帮助学员领悟中医的思维方式，从而更好地、灵活地解决临床实际问题，提高中医诊治疾病的水平。

基于此，我们策划了这套《孙曼之中医师承教育丛书》，包括《朱丹溪医案评析》、《叶天士医案评析》、《谢映庐医案评析》、《薛立斋＜内科摘要＞评析》等，旨在羽翼中医高等课堂教育，为培养更多"会看病"的临床医生而提供一套优质的参考书籍。

中国中医药出版社

2012 年 11 月

前　言

孙曼之先生是我的父亲，也是我的良师。

他自幼身体残疾，只上过一个学期的小学一年级，文化知识都是自学的。20世纪 60 年代末，家父开始学习中医，不久就开始了临床实践，直至今天。

从医伊始，他就深刻体会到，中医是一门"入门容易入行难"的学科。中医理论与临床实践还是有一定距离的。要想做一个精于临床工作的中医师，不仅要具有系统的中医理论知识，还要努力掌握临床实践技能。而这一方面的精髓，多数存在于前人医案之中。古人去矣，但是他们的临床操作方法、技巧，却可以在他们的医案中找到。学习古代著名医家的医案，是提高临床疗效的重要途径。

为了学习医案，多年来，家父留心购买、借阅各种中医医案。凡是能够找到的医案类书籍，他都用心学习。一方面，对一些著名医家的医案，做了分类卡片，以便从中归纳分析，找出诊断方法与用药规律。另一方面，家父多年来研读医案，又促进了对于中医经典著作、中医方法论的深入理解，从而对于近现代中医衰落以及中医教育的得失，有了比较清醒的认识。

近几年来，面对中医界后继乏人、临床技能普遍下降的局面，面对有识之士关于中医即将消亡的言论，家父反复思考：怎样才能够把中医的临床实践技能传承下去呢？

他在一篇文章中曾经这样说过：

"中医要传承下去，就必须走大规模课堂教学的道路。这是时代的需要，舍此别无他途。否则，面对汹涌澎湃的市场化浪潮的冲击，在传统上几十年才能够成名的传授方式下，跟师学习的年轻人就会越来越少，中医就无法在现代社会里生存发展，这是显然可见的事实。我们必须从现代化大规模的教学方式入手，研究中医课堂教学的具体方法，找到一种能够大幅缩短中医成才周期的方法。这是关系到中医在本世纪能否生存发展的生死攸关的大问题。如果这种教学方式能够成功并且发展下去，中医就不但不会衰落，而且还有可能真正地走向全世界；如果目前这种状况继续下去，最多再延续半个世纪，中医必然消亡！那么，在必须坚持现代化课堂教学这样一个前提下，究竟能不能针对中医辨证论治的模糊性、个体化以及思维方式的跳跃性特点进行课堂教学呢？我认为，这一点是完全可以办到的，关键在于整个中医教育要突出临床，贴近临床，要以医案为重心进行教改。"(《中医衰落的根本原因及其对策——就中医教育改革问题向国务院有关部门建言》)

为了用事实来证明，中医完全可以在数年之内，通过医案教学达到熟练掌握临床技能的目的，也为了给国家中医教育改革探索一条可行的道路，家父在天下中医网发出了"关于开设中医师承教育临床技能提高班"的免费招生通知。本套丛书就是根据这个培训班的授课教材和讲稿整理而成的。我在学习与临证之余，跟随父亲，做了大量的授课组织和教材整理工作。

在培训活动中，我们要求学员树立正确的学习态度，全面地认识中医发展史。在学习步骤上，首先要学习《伤寒论》的辨证体系，其次了解中医发展史上主要医学家对于中医基础理论和各科病证诊治的发挥和发展，总结临床辨证的基本规律，进而在跟师实践中熟悉这些规律，藉以缩短从抽象理论到临床实践的差距。通过这样的一个学习过程，目的是交给学员们一套正确的读书与实践方法，使他们在今后的临床实践中，能逐渐熟练地运用四诊方法，争取在 3～5 年内熟练掌握辨证论治的方法，成为一名合格的中医师。

提高班的学习分为三个方面。第一，跟师临床实践。具体做法是：学员进行四诊，记录医案，然后经过老师审查病案，开出处方，学员抄录。再经过一段时间学习后，由学员直接开出治疗方案，由老师提出指导意见。第二，每日进行"临床思路练习"。根据随机抽取的往年门诊病案，略去其中的处方部分，打印成册，请大家各自提出病机分析，不要求给出方剂，重在临床辨证思路的练习。每天练习 3～5 案。第三，每晚的授课。目前安排的课程有：中医基础理论研究、五运六气研究、《伤寒论》研究、《金匮要略》研究、《脾胃论》讲解、《寓意草》讲解、《谢映庐医案》讲解。第四，与此同时，安排了阅读教材：《朱丹溪医案评析》、《叶天士医案评析》、《薛立斋〈内科摘要〉评析》、《时病论》、《温病条辨》、《实用诊脉法》等。由于时间关系，这些教材不进行讲解，只要求学员阅读。对于学习中遇到的疑难问题，老师会集中时间进行解答。

　　为了更好地传承中医实践技能，也为了减轻学员的经济负担，我们的培训活动免除学费与资料费。在本丛书出版之前，这些资料都是我打印出来，发给学员作为教材使用。这些教材陆续出版以后，我们将免费赠送给参加学习的所有学员。

　　现在，这套丛书就要付梓面世了，我真诚地希望，该丛书能够为更多的中医学子助一臂之力，帮助他们早日实现人生理想，也希望那些曾经在一起学习过的同学们互相勉励、共同进步，为中医事业的发扬光大而不懈努力！

孙乃雄

2012 年 11 月

谢映庐医案导读

俞震曰："治病之难，难在识病。"《医门棒喝》云："治病不难于用药，难于辨证。"其实，简单一点说，辨证论治是分为两步的：辨证是瞄准病机；论治则是填充炮弹，打出去击中病机，进而取得确切的疗效。如果刚开始第一步连基本目标都没有瞄准，结果就不言而喻了。

很多中医院校的毕业生都有这样的体会：书本上的理法方药说得头头是道，也很精熟，但是一到临床上，却不知道怎样下手。更有个极端的笑话讲到，一位医生执方而叹，人怎么都不按照书上的方子得病呢？

那么，究竟怎样才能提高自己的辨证水平呢？

向历代的医案学习，向历史上著名的医学大家的医案请教。医案是诸多中医大家毕生临床诊疗的真实再现，学习医案就等于跟随历代大家们临床实践，聆听他们的教诲，观摩他们的临床技艺，而我们学习医案的目的，就是学习他们的识病辨证的方法，进而学习他们的用方遣药规律，也就是"理法方药"，从而跨越由理论到临床实践之间的鸿沟。这就意味着通过医案的学习，可以实现抓中间，带两头。也就是说，在医案中学习了"理"与"法"，同时又学会了"方"和"药"。事实上，医案的学习，本质上就是一种模仿能力的学习，这一点与美术、书法的学习过程相同。临摹是美术、书法学习的初级阶段，一个必不可少的过程。临摹功夫到家之时，自能驾轻就熟，运用自如。中医实践操作能力的取得，亦是同理。

那么，什么样的医案才能够算是符合后人学习要求的好医案呢？

首先，好的医案应该再现诊治过程的真实场景，同时还要有生动的文笔，让读者融入其间，随同作者的思路揣摩体味其细微之处，跟着作者游历其境。

其次，好的医案应有比较完整的病史、病因病机的相关内容，这样才能够有利于后人的学习。遗憾的是，并不是所有的历代医案都具备这些条件。有些医案只有场景，却缺乏辨证思路；有些医案有辨证过程，有方药的分析，却没有具体的病史病因的说明。至于现代中医的医案，往往只是表格式的平列叙述，作者写得虽然详尽，读者读起来却很费劲，因为这里面缺少了中医辨证不可或缺的条件——形象思维或者叫做场景过程，凡此种种，显然都无法作为好医案看待。

另外，好的医案应该以日常诊疗中的常见病证为主。常见病的辨证论治是中医辨证治疗的基本功，专事于那些奇证怪病的医案，对于我们学习中医的辨证施治未必有很大的帮助。其实，随着笔者日渐深入临床，接触到了不少奇证怪证，仔细分析下来，大部分都是外感发烧、内伤饮食等这些常见的小病发展或误治的结果。认真按照传统的辨证方法寻绎病源，澄源正本之后，诸怪立绝，反而事半功倍。

凡是符合以上要求的医案，都可以称之为优秀医案，或者叫做中医经典医案。

说到优秀医案，首先不得不推崇喻嘉言的《寓意草》。为了纠正当时医家不重视中医基本理论学习，不知病机辨证而死套方书的流弊，喻嘉言提出了"先议病，后议药"的著名原则，并在《寓意草》中以自己的医案作为范例。该书的医案形象生动，情景鲜活，时有悬念，然后再为解说，读之令人不觉击节赞叹。这本书对后世产生了很大的影响，但只是开山之作，医案不多，还缺乏对于常用方药的详细指点，对于后学尤其是初学者并不适合。

针对《寓意草》的这个缺憾，后来便有了多种仿《寓意草》之作，试图充实辨证和方药运用方面的具体内容。而这些著作中，当数谢映庐的《得心集医案》（即《谢映庐医案》）最为精详，可以称之为优秀医案。

谢映庐先生作为一个世传医家，在父辈的指导下，自幼学习中医，熟读医书三百家，不偏倚于一端，而能融汇各家之长，为我所用。先生平生不喜临时组方，而是坚持尽量使用成方，整书案后所附成方共一百二十余首，其中绝大部分都是常用方剂。这一特点，对于初学临床的我们熟悉和掌握这些方剂，具有重要的帮助。谢氏医案对于成方的应用，提供了一个感性认识的情景，可以使我们比较快地掌握各个成方之间的异同，进而正确应用这些常用方剂。因此，笔者在本书后面附录全书所用方剂的索引，希望能对大家学习有所裨益。

《谢案》行文简洁，描述生动，易于阅读，不玄奇、不掩饰，从各个角度反复地揭示着中医辨证论治的奥秘，将中医传统的阴阳五行、四气五味等，在说理辨证中运用得游刃有余，足以启迪心智。

《谢案》文笔严谨，病证方脉之间可以相互参悟，而绝无脉证不符之例，从接诊到病史溯源，直至辨证疑似，到最后确定治疗方法与方药，一层一层深入拓展，字里行间透出诲人不倦的精神，每每再读，犹感豁然。

谢映庐先生恪守原方方义及其治疗原则，不轻易加减，体现了对于方剂证候的娴熟于心和辨证的缜密与逻辑性。相比之下，叶天士先生亦精于使用前人成方，但善于大刀阔斧式的化裁使用。这是对于方药应用指征及其病机深刻理解的结果，体现了叶氏出神入化的运用境界。二者风格虽异而均有至理，各有特点，难分轩轾，均应为我们用心学习并领会之。

另外，在学习谢案的过程中，需要注意：不可忽视"凡例"，这是谢甘澍在重新纂辑时的整体规划和点拨。又，从全书各类医案中，我们可以看出，临床诊病，辨其病因病机，首重病史，次及脉证，而处方遣药，则必须首重体质。体质是一个人在长期的生活习惯、生活环境中形成的，病史却是得病以来的各种表现及诊治过程，脉象与症状则是当下病情的表现。病史、体质和四诊之间，孰大孰小，一思即知，但轻重缓急，存乎一心。

本书以 1962 年上海科学出版社的《谢映庐医案》为底本，本着古为今用的精神，将原书的序、跋从略，仅保留凡例，突出谢案的临床诊疗过程。由于笔者学识浅薄，其中疏漏在所难免，诸位同道如能不吝赐教，则感佩幸甚焉！

孙乃雄

2012 年 12 月

凡　例

一、伤寒：伤寒治法，乃医家第一着工夫。溯前贤诸案，各症备集，独于伤寒症验，多从简略。大抵忽于初起，淆于变症。案中分门别类，凡由外感而起，或误治传经，及兼夹风、寒、暑、湿、燥、火六气不同者，悉列卷一伤寒门。实遵《证治准绳》之例，非敢妄为创也。

一、虚寒：案中有真元不足，阴寒直中，状如伤寒，误表亡阳，疑于白虎症者，用表里先后救援缓急诸法取效，是为虚寒专症，故特标虚寒门。

一、内伤：案中治虚损不复，喘咳、痰鸣、气促、泄泻、不寐等症，按此皆属五脏虚损，与六腑无涉，自应列入内伤。其有阴阳不和，水亏木郁，偏寒偏热，发作如疟者，亦由心肾亏损，同列内伤。至若燥气焚金，五心潮热，悉本嘉言秋燥论治法，兼参《内经》肾恶燥、母病而子失养之旨，似又于东垣法外，另施手眼。缘病在肺肾二脏，故亦列内伤门。

一、痿症：痿躄一症，《内经》论之详矣。首言因于湿，首如裹，头目昏重，如物裹之，湿热不攘，大筋软短，小筋弛长，软短为拘，弛长为痿。次言肺热叶焦，则皮毛虚弱急薄，著则生痿躄也。注云：肺主皮毛，传精布气，肺热叶焦，则不能输精于皮毛，故虚弱急薄，皮肤燥着，而痿躄不能行，犹木皮剥不能行津液于枝干而枯也。又曰：筋膜干，则筋急而挛，发为筋痿。下言治法，独取阳明，以阳明为五脏六腑之海，主润宗筋，宗筋主束骨而利机关也。由此合观，肺焦固生痿躄，而湿热不攘亦生痿躄。至于筋急拘挛之形，虽与痿躄弛长稍异，而筋受热伤则一也。今案中治验，痿躄拘挛诸症，悉从阳胜阴伤、燥气焚金、热盛筋急之旨治之。更有风热内蕴、表里交迫之症，则仿用河间之法。至若阳痿不起，或缩不伸，则从独阳不生，及肝胆内郁，筋急而挛，按法施治，更参乙癸同乡之义，以收全效。似于痿躄拘挛之治，无遗蕴矣。阴寒阳缩见虚寒门。另附门人问答，是又案中法外之法，当参阅之。

一、中风：按中风症诸书咸列首卷，盖风为百病之长。而中风原有真中、类中之分。经络、脏腑、气血之别，故治有浅深次第之殊，法有攻风、劫痰、润燥、理气之异，大抵见症百无一同，治法因人而施。总之经络素虚，风乘虚入也。案中风邪在上，卒然牙关紧闭者，为中风本门。其偏头风痛，脑鸣肢痹，及肠风瘖厥，血虚风袭，筋脉抽搐之治者，为虚风与肝风为患者，附列本门。

一、风火：案中治牙紧唇肿，咽喉壅塞，以及缠喉风之最急者，悉遵经旨火郁发之、甘以缓之之义。其或仓卒之际，汤药不及，用探吐法治之，然后斟酌处方，无非使风邪外达，不致内留为患，故统列风火门。

一、痰饮：痰饮之辨，仲景创论于前，嘉言阐发于后。愚窃谓昔贤以悬饮、支饮、溢饮为端绪，究未若以内饮、外饮为纲纪也。观大小青龙、半夏、苓桂甘术、肾气等方，实为治内外二饮大法。大抵痰饮之萌，由于中焦不运，脾肾为患者居多。如木郁则土不生，火衰则水泛溢，中州泥泞，为痰为壅，聚于肺胃，为咳为呕，流于经络，为疼为痛。可由涌吐而治者为外饮，可由攻涤而治者为内饮。案中牙关紧闭，壅塞咽喉者，引之吐之，搜之逐之，治外饮法也；流注经络，肩臂疼痛者，攻之刮之，泄之下之，治内饮法也。又有脾阳不运，阴浊潜踞，用益阳消阴之法治之者，附列焉。

一、便闭：二便不通之症，古人有下不嫌迟之说，恐误下也。今案中治验，发前人未发者固多，阐轩岐底蕴者亦复不少。如治男子腹胀拒食，二便不通，诸医束手，先君独于伤寒门中，触悟妇人外感传经热邪，经水适来，热邪既可乘虚而入，则男子内伤湿热，连道房劳、湿热亦可乘虚而入。旁通曲喻，揣摩入神。此外如阴气弥漫，三焦窒塞，用枳实理中以导之，术桂复剂以通之；胃脐冷积，呕吐呃逆，用景岳赤金豆，热以攻之，温以化之；膀胱湿热，用滋肾丸，寒以清之，辛以通之；脾阳不运，胸腹胀满，用枳朴理中以疏之，半硫丸以消之；冷积阻碍，势成关格，用姜附通阳，硝黄泄浊，更加草乌、皂角为之向导。种种治法，悉遵《内经》治胜复大旨，而神明其用焉。

一、癃闭：案中治小便不通，少腹胀急，有因湿热内蓄，膀胱气阻，用东垣滋肾法，取知柏泻内蓄湿热，肉桂通膀胱壅气而化之者；有独阳不生，腰腹胀痛，用六味地黄合滋肾丸作汤，滋阴而化之者，外仍用熨法摩法，通中以消之；又有木郁不疏，举东垣升阳法，用六君子汤加升麻、防风而化之者。同一癃闭，而治不一法，医道之不可拘滞如此。更有述治，详列于后。

一、吐泻：吐泻一症，责之脾胃，理固然也。治之不善，安危反掌。唯能窥其六淫之兼并，脏腑之寒热，则治之之法，思过半矣。案中治吐泻胸胀，有从《内经》胃寒肠热之旨，则用连理汤及半夏泻心汤诸法；土虚木乘，面白飧泄，则仿古人培土必先制木之法；更有暴吐泄泻，厥逆无脉者，则从肾为胃关，用白通汤加猪胆汁，反佐通阳之法，较诸安脾理胃，不大相悬殊乎。又治下痢不以红白评寒热，而于营卫议虚实，以营主血、卫主气，红属血、白属气也。营卫不固者，先建立中气，脾胃虚寒者，理中焦之阳，俾脾胃有权，阳气乃运，庶气血各守其乡。其积热下痢，又有黄连解毒丸、六一散之治，附列本门。

一、冲逆：自下冲上之症也，如噎膈拒食、噫嗳呕呃、气急冲咽等类。有因七情起者，肝火僭越者，痰火上攻者，又有阴火上干清道，阴浊上泛咽喉，及肺气不降，与七情郁结诸症，俱列本门。总之，此症其冲也皆逆，唯逆也故冲，察其因乘其机而消息之，遵经旨而仍出以心裁耳。

一、肿胀：此症考诸古治，无非开鬼门、洁净府、除陈莝三大法门。喻嘉言增谓培养、招纳二法，而亦不外补养、升举两端。后人仿用得宜，可应无穷之变。案中肺气壅遏，周身尽肿，是为表实，实者自宜疏降；营卫不行，六淫内陷，是为表虚，虚者自宜升举。若夫脾肾阳虚，则专一补火生土；脾虚肺壅，肾囊如斗，则兼固本除标。更有病机变幻，如面跗庞然，壅害于言者，则从风中廉泉，肾水泛溢而治。因病立方，随手取效。至于高者平之，坚者削之，是又案中常法，未可殚述也。

一、疟症：案中治寒热往来，或独寒无热，或独热无寒，以及阳维为病，病若寒热，或元气不足，脾阳困惫，阴阳不和，亦恒偏寒偏热按期而至者，治虽不同，皆可以疟症统之。更有淫气喘急，痹聚在肺，见为寒热往来者，并列焉。

一、头痛：考三阳三阴，唯厥阴有头痛，无身热；太阴、少阴无头痛，有身热；若头痛身热，则属三阳经矣。阴阳既辨，主治各有所当，古法森然，乌可混施。只以兼夹不同，内因非一，审症用药，权变在人。案中中虚气乏，清阳不升者，则仿东垣法以升之；痰火实热上攻清道者，则仿王隐君滚痰丸，仲景小承气、大柴胡及竹叶石膏等方，而从经旨上病下取之义。至若阴虚头痛，水亏火炎，肝木震动者，则用叶氏养肝息风、滋阴潜阳诸法。要皆头痛本症，不越内外二因。案仅数症，而治之大旨，尽在中矣。

一、诸痛：案中凡治各症，唯痛症最繁。如手足、肩臂、肘膝、腰胁、心腹，以及疝气为患者，症皆属痛，故列诸痛门。其妇人因产患癥瘕等类而痛者，另列入产后。

一、淋浊：淋浊一症，方书诸罕确论。余于辛酉秋避乱后，曾患是疾，茎中热痛，如刀刺剔，溲溺仍清，唯窍端时流白浊，淋沥不断，腿缝间有核作痛，或牵引睾丸，溺时难涩不堪。推原其故，精溺本同门异路，原浊流管中，逗留其间，溲溺直趋而下，故并道相迫而痛，观于溺出四射，足为明征。治之者若专以利水之剂杂投不已，必至增剧。盖败精腐浊，因劳役而成者，十居六七；脾虚下陷，湿热下注者，十仅三四。主治不越升清、祛浊、清热、利湿诸法，所谓澄其源，流自清耳。今案中治败精阻窍者，则仿古人制虎杖汤意（虎杖汤，牛膝、麝香），用宣通窍隧、逐瘀祛腐之品。其热结肝经，阴器肿胀，溺则号痛不已者，必下血乃愈，直用龙胆泻肝之法。昔叶天士论厥阴内患，少腹绕前阴如刺，小水涓沥难通，环阴之络脉皆痹，气化之机关将息，其症最急，曾引朱南阳法，用归、桂、金铃、小茴通阳泄急，佐入韭白、鼠矢循经入络，实发前人未发奥旨，足与是案互相发明，岂执用五苓、八正散者可同日语哉。

一、杂症：是门特就案中治上下内外各症列之，与内因七情、外因六气、不内外因之伤食跌仆，确有区别。如上则目盲不见，因火衰者，以暖命门治之。其精华不注，虚火上炎，则又用甘温泻火之法。阴火上冲，咽喉肿痛，则仿喻嘉言偷关之法。下则腹中病疠痛，下利白脓，是为肠痈，故用托里排脓之法。内则时饥嘈杂，见为胃强脾弱，用扶脾抑胃之法。外则颈项生疽，日久浮烂，由于虚火内灼，遵经旨营气不行，逆于肉之条理，用归脾加减法。更有唇口腐烂，则从虫蚀其肛，用椒梅、理中之类。症难统同，治非一律，故以杂症分门。

一、产后：案中治妇人产后五更泄泻，崩漏不止，阴菌下坠，前后二阴诸疾，专以固奇经八脉为纲纪。或腹中胀痛，血寒凝泣，交骨未缝，寒入阴中，厥阴中寒，呕吐胁痛，中虚血寒，夜热咳嗽，津液内涸，口渴自汗，潮热腹痛，口舌浮烂，妄见妄言，诸症悉分虚实寒热，酌治取效。缘皆起于产后，故概列入产后。

一、痉痫：案中分痉厥、痫厥二门，以大小男妇为区别。缘小儿体气屏弱，血脉未充，筋骨柔脆，易感六淫之邪，为患最速。以手足抽搐、角弓反张为痉，四肢逆冷为厥。太阳中风，亦可类推。若方脉男妇，有七情之郁结，六淫之兼并，血气之盛衰，由来之暴渐，与夫产后血虚，及厥阴肝邪为患，四肢僵痹，不省人事者，皆为痛厥。

一、小儿：小儿体气稚弱，易于变幻，只凭望色审症，处治尤难。今案中治验小儿诸症，因伤寒传经误治变痉者固多，而烦渴、吐、泻、霍乱、慢脾者，端绪种种，亦复不一而足，及消渴、哮喘、目盲、啼哭等类，汇列卷六，特标小儿门，以便查阅。

谨按先君治验诸案，既分二十有一门，尚有述治、答问二类，可与某门某案相发明者，附列某门某案之后，而标述治、答问字样别之。又男澍管见数十余案，有可附载某门，亦标一得集三字，低一格载于某门之末，非敢自炫，禀庭训也。

　　　　　　　　　　　　　　　　　　　　　　男甘澍谨识

目　录

卷 一

伤 寒 门

阳证似阴

吴双龙乃室得伤寒病，信巫不药，渐至潮热大作，胸前板结，谵语耳聋，数日未食，犹不服药，遂而神志昏迷，眼翻牙紧，合室惊惶，延余治之。脉得细涩，十指微冷，面色黄白，问之不饮汤水，潮热时有时无，俨然虚极之象。细审此证，寒邪成热为阳，其反成阴候者，古人谓之大实有羸状，即此类也。又河间云：郁热蓄盛，神昏厥逆，脉反滞涩，有微细欲绝之象，使投温药，则不可救矣。盖其初原因伤寒失表，遂入于里，寒郁成热，热极变寒，理宜表里两解，治以柴胡、薄荷、菖蒲、大黄、枳实、甘草等味，急服两剂，连泄三次，潮热大作，口反大渴，知其里舒热出。三焦经络之热，法当清之，以竹叶石膏汤四剂而安。

竹叶石膏汤　仲景

竹叶　石膏　人参　甘草　麦冬　半夏　粳米　生姜

【评析】本案是伤寒表闭郁热证。

本病初起属于伤寒时病，由于未能及时发汗解表，导致内热蓄积，潮热大作，谵语耳聋，眼翻牙咬，渐渐发展为神志昏迷的危证。

从发病过程来看，本案初期寒邪闭表，卫气不得流通，因而郁热渐盛。内热阻遏气机，使内外不相交通，于是外证的热象不显著，反而呈现出脉象细涩、十指微冷、面色黄白等一片厥冷之象。这也就是《伤寒论》第335条所说的"厥深者热亦深，厥微者热亦微"的病机了。既然热盛于内，等到神昏潮热大作的时候，说明阳明内热已经形成了化燥成实的情况。

"胸前板结"是指胸脘痞硬。胸脘为半表半里之地，本病表里闭郁不通显然可见。最后发展为神志昏迷、眼翻牙紧的时候，显然是心神被扰，痰火蒙蔽心包，热极动风。这个时候，当务之急是和解表里，疏解郁热，荡涤燥实，于是急取大柴胡汤加减，减半夏之辛燥、白芍之酸敛、姜枣之甘温，取柴胡辛苦微寒以透热外出，辅薄荷辛凉开表，再用大黄苦寒荡涤邪热，枳实苦辛寒破滞降气，甘草甘平托邪外达，菖蒲辛苦温开窍化痰。本方的意义是急则治其标，等到里热疏散出来以后，再缓则治其本，用竹叶石膏汤清透余热、润养肺胃收功。

竹叶石膏汤出于《伤寒论》第397条："伤寒解后，虚羸少气，气逆欲吐，竹叶石膏汤主之。"伤寒解后，常见余热，所以用竹叶甘凉清透，石膏清热除烦。大病过后易于损伤气阴，又以麦门冬甘寒、粳米甘平养护肺气。气虚不能运化水湿，水饮停留，佐以半夏辛温燥湿降逆。病后正虚，以人参甘平微苦、甘草甘平补益元气，坐镇中州。谢映庐先生用本方清三焦经络之余热，并且涤痰降气，而手少阳三焦经与足少阳胆经为同名经脉，上下相通，正合《伤寒论》本方痰火并治的本意。

误下呕泄

危庭阶，年二十，始病发热恶寒，进表散剂二剂，汗已大出，热仍不解。更医又用柴葛解肌之法，反增气逆干呕，胸前板结。一医进大柴胡汤一剂，遂耳腹中雷鸣，利下不止。其父亦知医理，遂邀集同道相商，交口当进七味白术散。余独议曰："仲景云胸中有实，下利不止者死。"其父惶悚，诸医默然。余又曰："此真谓死症耶？但症极险耳，俟吾以法治之，二剂可收神效。"其父且惊且喜，及见疏方乃生姜泻心汤，又疑芩、连不服。余曰："此症吾揣摩有素，非一时之拟用也。"服下果然呕热顿止，但渴泻未止，更与甘草泻心汤，呕利随止。

归语门人，门人不解。因诲之曰："此症头绪错杂，无非汗下伤胃，胃中不和，客气上逆，伏饮抟结聚膈。夫胸前板结，即心中痞硬也，胃虚火盛，中焦鼓激，以致腹中雷鸣，盖火走空窍，是以上呕下泄也。生姜性温，善助胃阳，甘草味甘，最益胃阴。因仿长沙之诀，汗后胃虚，是阳气外伤，故用生姜之温以助阳。下后胃虚，是阴气内伤，故用甘草之甘以补阴。药仅更一味，意则有二，先后两剂，欲起一生于九死者，敢操无师之智哉。"门人问曰："甘草补阴止利之义，先贤开导来学，但此证胸前板实，生姜散满，固其宜也，吾师复用甘草，独不虑其滋满乎？"答曰："甘草味甘补土，土健而满自除也，况施诸火性急迫，阴气不守之症耶。且甘草之功用甚长，唯仲景之圣，方知举用，试观发表药中，如桂枝、麻黄、大小青龙辈，必用甘草者，欲以载邪外达，不使陷入阴分也。若邪入里，必无复用甘草之理，如五苓、承气、陷胸、十枣诸方，俱不用也。至桃核、调胃两方，以邪兼太阳，尚属用之。若阴血大伤，竟重用甘草以复脉。可见前贤用药，取舍自有法度。而后之叶天士、黄宫绣辈，每视甘草为畏物，致令良药见屈，固不识此取舍之妙，又不察滋满泄满之意也。"又问曰："土健而满自除，则凡满症，俱不必忌乎？"曰："非也，阴气内盛之满，法所必忌，阴气下亡之满，法所必施，如发表药中之甘草，必不可少，攻利药中之甘草，有断不可用者。举一隅不以三隅反，则不复也。"

半夏泻心汤　仲景　治寒下之早，胸满而不痛者为痞，身寒而呕，饮食不下，非柴胡症。

半夏　黄芩　黄连　甘草　人参　干姜　大枣

本方除人参，再加甘草，名甘草泻心汤。

本方加生姜，名生姜泻心汤。凡用泻心汤者，皆属误下之症，非传经热邪也。

【评析】患者发热恶寒，表解后大汗出而热仍不解，这是太阳表证转入阳明证的结果。后医见热不解而用柴葛解肌汤，不究其热果系外邪否，亦不究所系何经，真可谓粗枝大叶。服后伤及胃气，而胃气以降为和，现不能下降，于是必然上逆，触动伏饮，与虚热抟结，便形成了胸脘痞硬症状。

继而又一医见呕吐不止，以胸脘痞硬为心下急，以内结之虚热为郁郁微烦，以为是大柴胡汤证，用表里两解之法，服后不仅再伤胃气，更是泻下后伤及脾气。脾气不升，清气下溜，清气在下则生飧泄，于是下利不止。

本案的胸前板结是由于停饮与内热结聚。上焦本是清阳居所，浊阴篡踞，攻下以后，反而将清阳驱至下焦，阴阳易位，形成了上热下寒的痞证病机。这时如果不进行正确的治疗，热邪内陷就会愈来愈深，而下利也会不止，这正是《伤寒论》所说的"胸中实，下利不止者死"。

《伤寒论》第158条："伤寒中风，医反下之，其人下利，日数十行，谷不化，腹中雷鸣，心下痞硬而满，干呕心烦不得安。医见心下痞，谓病不尽，复下之，其痞益甚。此非结热，但以胃中虚，客气上逆，故使硬也。甘草泻心汤主之。"此条论述诸泻心汤病机，为误下所致。结合第157条，生姜泻心汤为伤寒汗解后变证，恰好切合本案病机。本方实为半夏泻心汤的加减变化，重用甘草，减少干姜为一两，又加生姜为四两。方中人参甘平微苦，补益胃气；芩、连苦寒，清热降逆；半夏辛温化痰；干姜辛热，温中回阳；生姜辛温，温化水饮；甘草甘平，坐镇中州，使邪不陷下，与大枣一起补益中焦，温润营阴。

本案说理明晰透彻，尤其是先生评议甘草这味药的用法，深得仲景用药心法的精髓。

误下胀满

何挺芳患伤寒病，服表散药而头痛、身痛、发热、恶寒诸症已除，可知表邪固解，唯大小便不利，咳唾多涎。医者不察，拘于伤寒法中有表邪既除，里邪可下之说，误与承气一服，遂至通腹反满，呕逆上气。前医再视，骇然辞去。余视口不渴，身不热，且脉来弦滑，知无热邪实结在里，不过痰饮阻滞肠胃。承气苦寒，徒损胃气，以致传化失常，湿邪不走，痰饮愈逆，故胃气愈乱，胀满愈增也。当取五苓散，重桂化气利湿，加入陈、半、甘遂，和中逐饮。一剂二便俱通，病者立时精神爽利，未劳再剂而愈。盖气化湿走。又病机中当以小便不通之为标急也。

五苓散　仲景

猪苓　泽泻　茯苓　白术　官桂

【评析】本案为伤寒证寒邪损及脾阳，邪去正未复，气化不利，因而导致饮停中焦、大小便不利。

伤寒病治疗成法中虽然有表邪既除则里邪可下的说法，但这是对于热邪燥结的内实证而言。本案既然属于脾阳虚弱，如果恣意投用承气汤，必然形成中焦清阳沉降、浊阴逆上、腹满呕逆的局面。此时如用温化水饮的方法，便可阴霾四散，拨云见日。《素问·标本病传论》说"小大不利，治其标"，于是用五苓散加陈皮、半夏、甘遂，果然效如桴鼓。

本方肉桂辛甘，气味雄厚，重用以温化下焦水饮；白术苦甘温，健脾利湿，茯苓甘淡平，淡渗利湿，猪苓甘淡平、泽泻甘淡寒，利水下行，陈皮苦辛温，芳香开胃，半夏辛温，宽胸化饮。水饮为有形之邪，阻滞于下焦，小腹胀满症状为急，急则治其标，于是再加甘遂，苦寒攻逐宿饮。

《伤寒论》原文所书的"桂枝"，原来只是写作"桂"字，也就是今天的肉桂，后世传抄中改为"桂枝"，这是我们在学习《伤寒论》时应该注意的。

口渴症状有重要的诊断意义，比如，口渴引饮多为下焦水饮内停，口不渴为中焦水饮湿邪所致，烦渴引饮为内热壅盛，口渴不饮多为中焦湿热，也有瘀血的情况，口渴夜甚为热伏阴分，等等，都应该留意。

误治传经

龚初福，初起畏寒发热，腹痛而呕。医以柴胡、当归之属治之，更加大热。继以藿香、砂仁温中之药，愈加沉重，以致人事昏聩，言语声微，通身如火，然发热犹衣被不离，四肢时冷，有如疟状，时忽痛泻，昼夜不寐。欲服归脾、理中，药未决，与余商。余诊之曰：此症全为药误。病之初起，原是太阳腑证，若以五苓散投之，得非对症之药乎？奈何以柴胡引入少阳，当归引入厥阴，病剧又误以藿、砂香燥之药，而劫其胆之津液，以助其火，又安得寐？而乃以久病体虚，欲服归脾、理中之剂，岂相宜耶？夫寒邪郁而成热，颠倒错误，已成坏症，理宜急通经络。而兼以直降其郁火，庶几寒去而热除，热除而人事清，人事清而寤寐安矣。以仲景附子泻心汤，附子以通经，芩、连以降火，正合其宜。乃渠犹畏芩、连之凉，竟不肯服。力争之，一剂大便下泄，小便红赤。再剂诸症悉除。唯不寐，加入温胆汤，四剂而痊。

附子泻心汤

大黄　黄连　黄芩　附子

温胆汤

陈皮　茯苓　竹茹　半夏　甘草　枳实　或加姜、枣

【评析】表邪未解，经误汗、误吐、误下后，外邪乘虚内陷，这种情况在临床上并不少见。《伤寒论》中就有很多误汗、误吐、误下的条文。

诚如谢映庐先生所言，本案初起如果用五苓散解表化湿，正为合辙。可惜前医反而用柴胡、当归等药。柴胡本来可以提热外出，然而此时并没有内热可以透出。当归补血活血，但药性油润滑肠，对腹中痰湿宿饮无益，反而引起泄泻，于是外邪乘虚而入。邪郁于内，发泄无路，更加大热。而前医一误再误，又以藿、砂温燥劫夺津液，因此内火炽盛，外邪愈益深陷，形成了病情更加沉重的危局。"言语声微"为热盛伤气，"人事昏聩"、"昼夜不寐"为痰热内扰心神，"通身如火"为内热炽盛，"发热犹衣被不离、四肢时冷、有如疟状"，为痰湿闭阻、阳气不得宣发，"时忽痛泻"为风邪化热，邪陷于内。此时内则一派火象，外则阳气不得宣泄，本案选附子泻心汤，着意于《伤寒论》第155条："心下痞，而复恶寒汗出者，附子泻心汤主之。"又第151条："脉浮而紧，而复下之，紧反入里，则作痞。按之自濡，但气痞也。"邪陷作痞，饮停心下，正合病机。

本方以芩、连苦寒分清上焦中焦之内热；附子辛甘大热以鼓舞阳气，宣通经络，交通内外；再合大黄苦寒以导热下行。服两剂后，内热顿消，再以温胆汤清心化痰收功而瘥。

温胆汤出自《三因极一病证方论》，治大病后虚烦不得眠，此胆寒故也，又治惊悸。原方组成为：半夏（汤洗七次）、竹茹、枳实（麸炒，去瓤）各二两，陈皮三两，甘草一两，炙，茯苓一两半，上为锉散。每服四大钱，水一盏半，姜五片，枣一枚，煎七分，去滓，食前服。

阳邪入里

吴秀华，时值秋尽，头痛畏寒，略有潮热，食减便泄，来寓索方。予视面色晦黑，舌色干裂。因告之曰：内有湿热，外感风寒，当节口腹，免成疟痢。疏与小柴合平胃与服，病已霍然。殊伊归里，房室不谨，食物不节，疟症果起。其疟

寒少热多，自汗口渴，不能自支，自服理中丸。次日疟发颇重，延医称为热症，与石膏、知母之属。热势虽轻，却无退刻。乃热邪内陷，非热邪外解，果然里急后重，下痢红白相兼，烦渴谵语，其势转重。延予视时，人事昏惑，细按其脉，弦数劲指，重按有力，上则呕逆胸满，下则后重逼迫，中则腹痛拒按，且身虽发热，尚有头痛畏寒。此热邪内陷，气血怫郁，充斥三焦，故有谵语妄见，是表里内外交困，棘手重症矣。反覆思议，非表里交攻之法，势所难挽。与仲景治伤寒发热，汗出不解，阳邪入里，热结在里，表邪未除，里邪又急之例相符，处以大柴胡汤，寒热红白顿除，谵语亦息。仍与前汤除枳实，再进而安，后与甘寒而健。噫！圣人之法，布在方策，倘能寻其端倪，而起一生于九死者，岂非仲景之徒哉。

大柴胡汤

柴胡 半夏 黄芩 芍药 枳实 大黄 姜 枣

【评析】望闻问切，望诊居首，本案于一望之间，迅速把握病机，为中医望诊为首的意义作一示例。

"头痛畏寒"，为外有表证；"略有潮热，食减便泄"，"面色晦黑，如烟熏状，舌色干裂"，为湿热蕴蒸，遏阻气机，而且已有湿热化燥趋势。于是以小柴胡汤清热提邪，平胃散化湿理气。谁知在邪去正虚之时，患者饮食不慎，终致下利。下利后，房室不慎，脾气虚弱，下元空虚而不能升举，表卫不能卫外，风邪乘虚而入，陷于半表半里之间，正邪交争，发为疟症。

"热多寒少"可知正气尚旺，自汗口渴是表虚里热，大法应扶正祛风，辅以清热，升提举陷则表解，清气一升则泻止，一举两得。不料患者却因下利而自服理中丸，使疟加重。理中本为中焦虚寒所设，方用大辛之药干姜，守而不走，白术甘温补脾，人参甘润补胃，另加甘草甘平和中缓急，如果用于热多寒少的疟证，当然会助长邪热，于是里热愈加炽盛。后医不识正虚邪陷而风热内闭的病机，误以"自汗口渴"为"大汗大渴"，错认为是阳明实热，取石膏、知母重坠苦寒之品以清热，反致风热被遏伏于内，不得发散，于是"热势虽轻，却无退刻"。

时值秋尽，正是金气清肃敛降，木气被遏，热邪疏泄无路，厥阴肝木又主藏血，此时由于风热被遏伏于内，火灼动血，就会发为痢疾，导致"里急后重，下痢红白相兼，烦渴谵语，其势转重"，以至形成燥结。

先生诊时，"上则呕逆胸满，下则后重逼迫，中则腹痛拒按"，脉则"弦数劲指，重按有力"，都是热邪内陷，化热成实，内有燥结的表现。此时"尚有头痛畏寒"，表邪依然存在可知，于是选大柴胡汤攻结提热，表里两解。方中柴胡透热外出，黄芩苦寒清热，枳实降气和胃，大黄荡涤燥结，半夏、生姜辛散以和胃化饮，大枣、芍药补血养阴。仅服用两剂即愈，后因火邪内盛，灼耗津液，又用甘寒药清润养阴而收功。

失表发黄 二条

仁元，佣工也，躬耕田亩，年及半百。时值暑月，发热畏寒，未药已痊，渐次肢体怠惰，头腰重坠，通身带浮，面色黄，唇舌指爪皆白，二便如常，告于余。余曰：此乃太阳病未经发表，邪陷肌肤之中，非湿热发黄之证也。次早诊脉，按得三部浮紧而数，时或喘咳。复告余曰：已服黄疸草药，头上如蒙，腰间愈重，四肢忽麻，胸前时紧。余曰：昨之所拟，更无疑矣。以仲景麻黄汤加厚朴，连服四剂，每剂令啜热稀粥以助药力。俱得微汗，头腰方轻，症稍减，然脉象仍如前。与五积散一料，药完而病愈矣。

五积散

白芷　陈皮　厚朴　当归　川芎　芍药　茯苓　桔梗　苍术　枳壳　半夏　麻黄　干姜　肉桂　甘草　葱　枣

麻黄汤

麻黄　杏仁　桂枝　甘草

【评析】古训劳力之人多伤气，劳心之人多耗血。夏天烈日下劳作，偶感暑湿外邪，于是发热畏寒，这是内损于气而外伤于暑的缘故。辛苦劳力之人多体魄强健、肌腠坚实，但是年近半百，阴气自半，风水居于表，正气困顿，不能卫外发越邪气，因而陷入肌肤之中。

"二便如常"，可知病不在里；"通身带浮"，"唇舌指爪皆白"，则是暑湿外闭，内外不能宣通；而"肢体怠惰，头腰重坠"为湿闭于表，耗损正气。可知本案虽然面色发黄，却并不是身目俱黄的黄疸症。第二天就诊前曾服用黄疸草药，无非分利消导、泻火祛湿之药。此病本需宣散开泄，现在却降之又降，体内闭塞更加严重，服后"头上如蒙，腰间愈重，四肢忽麻，胸中时紧"，这是湿邪外闭，不能宣通。

大凡邪陷肌肤，治疗正法，当以解表发散，且患者脉浮紧，显然有邪束闭于外，因而用麻黄汤以宣通内外。患者有喘咳而加厚朴，使汗徐徐而出。连服四剂，俱得微汗，内外宣通，然后以五积散一料连服。麻、桂、芷、芎、葱解表，陈、朴、苍、桔、枳壳祛湿除痰，归、枣、芍、草和中补虚，久服而愈。

五积散出自《太平惠民和剂局方》，主"调中顺气，除风冷，化痰饮。治脾胃宿冷，腹胁胀痛，胸膈停痰，呕逆恶心，或外感风寒，内伤生冷，心腹痞闷，头目昏痛，肩背拘急，肢体怠惰，寒热往来，饮食不进，及妇人血气不调，心腹撮痛，经候不调，或闭不通，并宜服之"。

《医方集解》云："此阴阳表里通用之剂也。麻黄、桂枝所以解表散寒；甘草、芍药所以和中止痛；苍术、厚朴平胃土而祛湿；陈皮、半夏行逆气而除痰；芎、归、姜、芷入血分而祛寒湿；枳壳、桔梗利胸膈而清寒热；茯苓泻热利水，宁心益脾。所以为解表温中除湿之剂，去痰消痞调经之方也。一方统治多病，唯治法者变而通之。"

王富春，新婚匝月，得太阳伤寒病，头痛、发热、畏寒。误用补剂，邪无出路，遍身骨节疼痛，满头大汗热蒸，其面目如橘色之黄，其小便如栀子之汁。所服皆清补疏利，势愈迫切，诸医技穷，始延余诊。幸脉无阴象，腹无满结，胸无呕哕。谓曰：此症虽危，吾一剂立愈。其家且疑且信，服之果然。原仲景《伤寒论》中有太阳病失汗，一身尽痛，头汗发热而黄者，有麻黄连翘赤小豆汤之例。盖发汗利水，令郁拂之邪表里两解之意耳。

【评析】新婚不久，下元空虚，复外感伤寒，治法自然应该用发汗祛邪解表辅以扶正进行治疗，但前医不知这个道理，却以为下元亏虚而误用补剂，致使邪无出路，郁而化热，结果导致骨节疼痛，大汗如蒸，面目橘黄，小便赤红，一派湿热壅盛之象。后来各医虽然改用疏利清热的方法治疗，怎奈清热和补益兼用，必然进一退二，负薪救火，结果"势愈迫切，诸医技穷"。

本病以太阳伤寒病未能及时发表散邪，反而投以温补，致使热邪内蒸，湿热内聚。此时治疗的关键在于宣肺解表，清热利湿。由于本案病程短暂，正气尚存，所以先生应允一剂必愈。于是以麻黄辛苦温、杏仁苦温开宣肺卫，辅以生姜辛散解表，大枣甘温益脾，甘草甘平托邪外出，连翘苦微寒、赤小豆甘酸微寒，清利湿热，生梓白皮苦寒养阴祛热。《神农本草经》记载连翘和梓白皮均有养阴功效，用于本案正为合宜。

阴阳易症

王富春愈后，其妻一日微觉飒飒寒热，少腹疼痛，小水紧急，欲解不出，痛甚牵引腰胯，两目花乱，头重莫举。其家见症急厉，告诸母家，诸医群集，曰寒、曰火，莫辨其症。余曰：小腹痛引腰胯，小便不利，头重，眼中生花，岂非阴阳易之症乎？处逍遥汤，调烧裈散，药下果验。

按：阴阳易症，男病新瘥与女交，其病遂遗于女；女病新瘥与男交，其病遂遗于男，故名。裈，裤裆也。

男澍再识

柯韵伯先生云：此证无内外因，本非伤寒，而冠以伤寒者，原其因也。因淫情之不禁，而余邪得以乘其隙而移患于无病之人，顿令一身之精气神形皆受欲火之害，是不病于伤寒，而病于阴阳之易，故未可以男女分名也。夫邪之所凑，其气必虚，阴虚而淫邪凑之，故少气飒飒寒热，不能运躯，头重不举，身体皆重。精神散乱，故眼中生花。邪中于阴，故阴中拘挛，痛引腰胯，少腹里急，小便不利耳。谅非草木之味所能愈，仍须阴阳感召之理以制之，斯裈裆之以意相求也。裈裆者，男女阴阳之卫。阴阳之以息相吹、气相聚、精相向者也。卫乎外者，自能清乎内。感于无形，以之治有形。故取其近阴处烧而服之，形气邪感得其隐曲，小便自利，乃清阳出上窍，浊阴归下窍，而诸症悉除矣。然女病可服男裈，男病亦可服女裈，仍合阴阳交易之理，格物之义。至秽之品，为至奇之方。愚谓前贤用药奥旨，非立言阐发之，乌能使后人测其端倪，知所取法而推行之也。

男澍再识

麻黄连翘赤小豆汤

麻黄　连翘　杏仁　甘草　赤小豆　姜　枣

逍遥散　局方

柴胡　白芍　当归　白术　茯苓　甘草　薄荷　煨姜

【评析】在中国传统认识中，万物生长变化之理，不离阴阳五行。生病就是人体内的阴阳五行失去原有平衡，引发的一系列身体反应，而治疗疾病的过程就是用药物、针石或者其他手段改变人体内部阴阳五行的状态，以达到新的相对平衡的过程。从这个意义上来看，无论以什么方式改变了人体阴阳五行的环境状态，都会对一个人的身体状况产生一定影响，于是那些不可思议的事情，比如画符治病、念咒治病等，就不是那么难以置信了。

阴阳易病名首先出于《伤寒论》第392条："伤寒阴阳易之为病，其人身体重，少气，少腹里急，或引阴中拘挛，热上冲胸，头重不欲举，眼中生花，膝胫拘急者，烧裈散主之。"阴阳易之病机，历来注家或语焉不详，唯张志聪以督、任、冲三脉为论据论述，颇为精当。张氏所著《伤寒论集注》卷5云："伤寒差后，余热未尽，男女媾精，男病授女，女病授男，名曰阴阳易。真为病也，形气皆虚，故身体重而少气；余毒入于阴中，是以少腹里急，或引阴中拘挛；热上冲胸者，冲脉为病也，夫冲脉起于气街，至胸中而散；头重不欲举者，督脉为病也，夫督脉起于溺孔之端，合太阳而上额交巅；眼中生花者，任脉之为病也，夫任脉起于中极之下，上颐，循面，入目；膝胫拘急者，肾精竭而筋骨痿弛，《金匮要略》云：阴寒精自出，酸削不能行，凡此皆毒入前阴所致，故以烧裈散主之。"

结合《伤寒论》条文可知，伤寒余邪未尽，传至对方，致使对方下焦寒邪凝滞，于是少腹里急，或引阴中拘挛、膝胫拘急。在中医认识中，卫气自中焦升发后，先下行至下焦，然后才行升发之令。下焦寒凝阻滞，于是下元阳气不能温化寒结，反被抑郁，气虚不升而身重少气。头重不举是督脉为病，眼中生花属于任脉为病，热冲胸中属于冲脉为病。《素问·骨空论》云："冲脉为病，逆气里急。"此病起于房事后下元空虚，督任冲一源三歧，同起胞中，阴寒余邪侵袭下焦，三脉首当其冲。因而我们可以看出，阴阳易的鉴别点就在于督、任、冲三脉的"头重不举"、"眼中生花"和"热冲胸上"，而临床上阴阳易以前两种症状出现较多。

细揣谢甘澍的点评，阴阳易病，除了男女相易，亦有体内阴阳的互易。本来清阳居上，浊阴居下。而本案的头重眼花、体重少气、微觉飒飒寒热诸症，为气虚不升，难以卫外；少腹疼痛、小水紧急、欲解不出、痛甚牵引腰胯，为肝木郁滞不升，寒邪凝滞于下。综观病机，是阳气难升而伏于下位，这应该是阴阳易的根本病机。

《局方》云："（逍遥散）治血虚劳倦，五心烦热，肢体疼痛，头目昏重，心忡颊赤，口燥咽干，发热盗汗，减食嗜卧，及血热相搏，月水不调，脐腹胀痛，寒热如疟。又疗室女血弱阴虚，荣卫不和，咳嗽潮热，肌体羸瘦，渐成骨蒸。"

汗不得法

辛卯冬月，有同道长子患伤寒病，畏寒头痛，发热无汗。屡服发散，汗不能出，热不能止，变痉而逝。其次子旋得此症，连进发表，皮肤干涩，发热愈炽。同道骇怖请视，告余曰：明是寒邪伤营，见症俱属外感，奈何汗之不应，又岂死症耶？余曰：辨症虽真，未能相体故耳。郎君关弦尺迟，面白露筋，乃中气虚而血不足。故寒邪外感，非滋其血液，何能作汗？汗既不出，热何由解？宜与当归建中汤。同道又欲减除饴糖。余曰：建中之用，妙义正在于此。且糖乃米谷所造，所谓汗生于谷也。如法啜之，果微汗热退而安。壬辰春，复闻乃郎患中虚气痛，缘脾向虚，肝木自强，且春升木旺之际，正宜补土荣肝，反以极力消导，竟堕前功，殊可惜耳。

建中汤　仲景

桂枝　生姜　芍药　甘草　大枣　饴糖　加当归。

【评析】中医治病，相体为先。岐伯云"正气内存，邪不可干"，叶天士先生也说"病乃外加之物"，这都是值得我们临床工作中随时铭记的道理。唯有立足于体质，才能把握辨证论治的精髓。这个医案为我们再现出了一个鲜活的例子。

谢先生的同道不会辨别体质，虽然治疗方向正确，却无济于事，大儿子眼睁睁死去。随后二儿子也得同样的病，又是危急万分。先生从体质入手，辨明病机，才起九死于一生。

案中面白露筋而关脉弦，为中气虚而土虚木乘，尺脉迟为阴血不足。次子外感后，也是发热无汗。医家不知正虚无汗可发，以为外邪闭表，强行发汗。因为血汗同源，强行发汗必伤及血。血主濡之，连续发表后，营血耗伤，不能濡养则皮肤干涩。先生选小建中汤加当归，以饴糖补益中焦，因其为熟谷所化，更易补气益阴，再用桂枝汤柔润之剂发表，加当归辛助发散、苦以凉血、温补阴血，于是得微汗而安。

可惜他的同道还是没有体悟到体质的重要性，来年春天，肝木挟时令之旺气克伐脾土，因而中虚不运则腹满，肝木横逆则腹痛。本来依照他的体质，当补土以固中州，酸敛以减肝用，但这位同道却不知道扶持正气、顾护营血的重要性，反而用消导的方法治疗，于是中气损伤，破坏了体内生生之气，以致次子死去。

这里需要注意的是"阴"这个概念的演变：传统中医在论述阴阳的时候，"阴"主要是指"血"。在明清后，由于温病学说兴起，很多病在温病晚期都出现津液匮乏的表现，津液被高度重视，于是"阴"的含义就发生了变化，逐渐变成了主要是指津液。

风湿相搏

高汉章，得风湿病，遍身骨节疼痛，手不可触，近之则痛甚，微汗自出，小水不利。时当初夏，自汉返舟求治。见其身面手足俱有微肿，且天气颇热，尚重裘不脱，脉象颇大，而气不相续。其戚友满座，问是何症。予曰：此风湿为病。渠曰：凡驱风利湿之药，服之多矣，不唯无益，而反增重。答曰：夫风本外邪，当从表治，但尊体表虚，何敢发汗。又湿本内邪，须从里治，而尊体里虚，岂敢利水乎！当遵仲景法。处甘草附子汤，一剂如神。服至三剂，诸款悉愈。可见古人之法，用之得当，灵应若此。学者可不求诸古哉。

甘草附子汤

甘草　附子　桂枝　白术

【评析】此案述说表里的区别。这个人虽有风湿在里，但微汗自出，这是表卫不固。再看他身面手足俱有微肿，这是风水在表。天热重裘不脱，脉象颇大，这是气虚不能温煦。这个人本来就表卫不固，治疗时候驱风药物辛燥而耗气，利湿药物淡渗而降气，整个身体的气机既耗且降，此谓伤之又伤，故先生断定"不唯无益，而反增重"。所以选择甘草附子汤，以桂枝辛甘温走表而发表疏风，白术、甘草甘温守中以补益脾气，附子辛甘热通阳宣络，由内到外，井然有序，三剂即愈。

甘草附子汤出自《伤寒论》第175条："风湿相搏，骨节烦疼，掣痛不得屈伸，近之则痛剧，汗出短气，小便不利，恶风不欲去衣，或身微肿者，甘草附子汤主之。"

要说这第175条，离不开《伤寒论》第174条："伤寒八九日，风湿相搏，身体疼烦，不能自转侧，不呕不渴，脉浮虚而涩者，桂枝附子汤主之。若其人大便硬，小便自利者，去桂加白术汤主之。"

可以看出，桂枝附子汤、去桂加白术汤和甘草附子汤三个方剂都是以附子为主要线索。

首先我们看桂枝附子汤证，风善行而数变、易于化热，湿却重浊黏滞，风湿相搏于表，风邪被湿邪阻滞，不能遂其走窜之性，郁滞于内，于是身体疼烦。烦是因为风邪化热的缘故。不呕说明中焦没有痰饮，不渴是下焦没有水饮。既然中焦、下焦没有问题，就直接用桂枝附子汤发散风湿之邪，而不必再杂他药。本方以桂枝辛温发散风邪，以附子辛热猛悍善走之性驱除寒湿，甘草、生姜、大枣益气养营之品培固中州，以助药力。

接下来，我们再看看上条的去桂加白术汤证。大便硬也是脾虚的一种表现，小便自利是脾气不足，气化不利。卫气由中焦产生后，先到下焦，经过膀胱气化后输布全身。这时如果阳气虚弱，就不能蒸腾膀胱气化的水液，就会小便自利。在这种情况下发散风湿，需要顾护脾营，于是就要去掉辛温发散的桂枝，用白术健脾利湿、温养正气，以达到疏风化湿的目的。

最后，看甘草附子汤。在第175条中我们可以看到，风湿相搏，骨节疼烦，掣痛不得屈伸，近之则痛剧为风邪盛。肺主气，通调水道。汗出短气、小便不利为气虚；恶风不欲去衣为表卫不固，风邪袭表；或身微肿，也是脾不能运化水湿的气虚表现。所以用桂枝辛甘发散去风，附子辛热猛悍，善走以去寒湿，白术甘温健脾利湿，辅以甘草补中益气。

这三个方剂，都是以附子、甘草为主药加减出来的。一个偏风，故用桂枝；一个偏湿，故用白术；一个风湿并重，于是桂枝、白术并用。

湿热内攻

张怀久乃郎，年方及冠，遍身忽发疮疹，形如麻粒。询诸疡科，内以凉血托里之剂，外以药汤沐浴，其疮尽伏，以致湿热内攻，恶寒发热，头痛身疼，此表邪确据。延医又误为疟症，投以清脾饮服之。此误认为半表半里，以致寒不成寒，热不成热，人事昏惑，绝粒不进，乃叩于余。脉颇浮数，问之不应，扪之身热，视之唇舌俱淡。此风热内蕴，抑遏于中，若不外达，势必内攻脏腑，机窍尽闭而毙。当与升阳之药，提出肌表。与升阳散火汤二剂，遍身发热，躁扰不安。其家惊惶，促余再视。其身虽热，而问之能答，则神识将清，且粥饮亦进，则胃气有权。余曰：吉也。夫躁扰不安者，正邪气外达之征，明日毒气外出，则内可安。更与辛凉解表之法，以人参败毒散二剂，果然疮疹尽皆发出，形如绿豆粒。再与前法，疮皆灌脓结痂而安。仍与清散药而健。须知此症若不如此施治，脏腑能堪此毒乎？

升阳散火汤　东垣

葛根　羌活　防风　升麻　甘草生、炙　柴胡　独活　人参　白芍　姜　枣

人参败毒散　活人

人参　羌活　独活　柴胡　前胡　川芎　枳壳　桔梗　茯苓　甘草　薄荷
生姜

【评析】身发疮疹，理应温托发表而出。医者因外有疮疹，于是用托里之药，又辅以凉血之品，这是釜底抽薪。另外，用药汤沐浴，又是围追堵截，结果使邪无出路，伏于体内。

这里有个问题，分明是风热之邪内陷，为何谢先生拟题为湿热内攻，湿是从哪里来的？这是因为正虚而气怯，不独风热之邪陷入，连同沐浴时候的湿邪也会

一起陷入，于是就有了恶寒发热、头痛身疼的症状，这正是湿热之邪闭表的表现。因为误认为风邪伏于半表半里之间，服清脾饮辛散耗气、苦寒沉降，湿热更陷，于是导致人事昏惑、绝粒不进，这是湿热蒙蔽心神。身热而唇舌俱淡，外不显热色，是邪伏于内。因脉浮数，病邪有外出之机，故以升阳散火汤治之。升阳散火汤是《脾胃论》中的方剂。方中柴胡苦辛走少阳，升麻辛甘走脾胃以透热外出，邪陷必用炙甘草培土托邪，生甘草清热泻火，加羌、独、防等辛温风药，一来发散风邪，二来以风药胜湿。邪热内盛，以人参甘寒、白芍甘酸补阴，葛根甘凉引阴津上承，生姜辛温、大枣甘温顾护脾营。人参甘寒，传统上用以补血益气，而近世以来仅仅用以补气。服用两剂后，火毒由内发出，于是遍身发热、躁扰不安，但是这时神智渐清、胃气恢复，正气又拥有战场的优势，再用人参败毒散两剂托里发表，以透散余邪。

人参败毒散首见于《太平惠民和剂局方》，后被朱肱收录进《类证活人书》，主治"伤寒时气，头痛项强，壮热恶寒，身体烦疼，及寒壅咳嗽，鼻塞声重，呕哕寒热"。该方主要特点在于风药伍以人参，广泛的被应用于虚人外感中，一直到清代喻嘉言，在临床实践中由此方领悟到"逆流挽舟法"，揭示了这个方剂更广泛的用途。

《寓意草·论治伤寒药中宜用人参之法以解世俗之惑》云："伤寒病有宜用人参入药者，其辨不可不明。若元气素弱之人，药虽外行，气从中馁，轻者半出不出，留连为困；重者随元气缩入，发热无休。所以虚弱之体，必用人参三、五、七分，入表药中，少助元气，以为驱邪之主，使邪气得药，一涌而出，全非补养虚弱之意也。"

同病异治

许庆承之子及黄起生之弟，年俱二十，同患瘟疫，医进达原饮、大柴胡汤，潮热不息，燥渴反加，因而下利谵语。许氏子病经两旬，身体倦怠，两目赤涩，谵语声高，脉来数急，知其下多亡阴。所幸小水甚长，足征下源未绝。与犀角地黄汤加蔗汁、梨汁、乌梅甘酸救阴之法，频进而安。黄氏弟悉同此证，但此病不过三日，即身重如山，躯骸疼痛，谵语重复，声微息短，脉来鼓指无力。此病虽未久，然表里有交困之象，阴阳有立绝之势。急进十全大补汤，重加附子，二十剂始安。夫同一潮热燥渴，同一谵语下利，而用药角立，毫厘千里，岂易言哉。

犀角地黄汤

犀角 地黄 白芍 丹皮 或加芩、连。

十全大补汤

地黄 当归 川芎 芍药 人参 白术 茯苓 甘草 黄芪 肉桂

【评析】瘟疫，这里指具有较强传染性的温病。谢先生活跃在温病学派兴盛的时候，世居于江西，与温病兴盛的江苏隔着安徽、浙江。虽然有两省之隔，但是日常诊病也多逢吴医，以至于《谢映庐医案》中多次提及吴医如何如何，可见当时温病学派对于各地中医的影响。谢先生从家学，以传统的方式学习中医，对于温病他直言不擅，故而其后有一温病医案，剖析病机后勉强以伤寒法治之而愈。谢先生的儿子谢甘澍，不仅尽得其衣钵，而且温病功底不弱，可谓青出于蓝。了解了这些，我们对于本案归入伤寒门也就不足为奇了。

温病易于伤津耗气，下利更容易伤及阴分，阴虚则阳亢，所以两案都有潮热燥渴、津液干涸、下利谵语。两人同病却不同治，这是源于患者体质的不同。虽然病状相似，但是病机却大不相同。

许某身体强健，虽然病了两旬——一旬是十天，依然肾气不衰。下利日久，阴津耗伤，阳热上亢，于是见"两目赤涩，谵语声高，脉来数急"证候，但这时候虽然"谵语"、"身体倦怠"，却依旧"声高"，可见禀赋厚重。因而以生地黄甘寒凉心血，丹皮辛苦寒去心火，白芍甘酸养阴和肝血，生犀角酸咸寒清心凉血，辅以蔗汁、梨汁之甘凉，乌梅甘酸化阴，补益阴津。《本经》载犀角除不迷或厌寐，当然也有入心窍、开神智的作用。

反观黄某，才病了三天，就已经邪盛正衰，"身重如山，躯骸疼痛"，是热炽盛而气大虚。虽然和许某一样有谵语，但却谵语而"重复"，并且"声微息短"，是正气败坏的征兆。《伤寒论》"实则谵语，虚则郑声"，"脉来鼓指"是阴虚阳亢，"无力"是气虚，这是阴阳两虚的征兆。外有温热之邪不解，内有正气虚羸，故而说"表里有交困之象"；在上则因热而伤气，在下则因利而伤阴，上热下寒，水火不能相交，因而讲"阴阳有立绝之势"。有形之阴难于速补，无形之气急当速固。所以用四物、四君补益气血，黄芪甘温补气，同时还有后面"温热传变"案中益肺以行治节之意；肉桂、附子引火归原，鼓舞肾气，温暖下焦。补正祛邪，连用二十剂方才病愈。

风温 答问附

　　家万生廷诏之子，春杪远归，头痛寒热，默默欲睡，医者不知风温之症当用清凉之法，误作伤寒之病，而以辛温之药，渐至神识昏迷，谵语不食，大便不通，小溲或遗，与水则啜一口，与粥亦啜一口。延余两门人同治，汪生争用附子、干姜，陈生争用芒硝、大黄。两争莫决，急延余视。两生俱称脉象模糊，余诊亦然。及抉齿视，舌白干刺，唇虽干而色稍淡，脉与症参，病邪不在脏腑，仅在三焦。因谓汪生曰：尔以为诸虚乘寒，有神虚谵语之例耶，但舌不应干刺。又谓陈生曰：尔以为三阳传经，有胃实谵语之条耶，然舌色不应尽白。究竟温脏攻腑，俱属偾事。盖此症乃风温热邪蒙闭上焦气分，致令肺气痹极，古称郁冒者即此症也。但有入气入血之分，若入血分，则邪在膻中之内，此则仅入气分耳。夫肺主气，气阻血亦不行，故脉模糊，然亦重按触指；上焦不清，则胞中之络外蒙闭，故神昏谵语也。浮障之邪，唯与轻清味淡之药，可行去也。汪生问：小便自遗如何？答曰：曷不闻肺与膀胱司气化，热甚而阴挺失职乎？陈生又问：大便不通如何？曰：肺与大肠相表里，且天气不布，地道亦阻之说，吾已讲明有素，何遽忘耶？两生愕然。促以疏方，佥用杏仁、杷叶、知母、通草、蒌皮、山栀皮、竺黄、灯草。药下安睡，大便果通。次早复视，能述病苦。再加琥珀镇心安神而安，仍以清肺药而健。

　　越日，两生叩曰：风温邪入气分之治，既闻命矣，但未知邪入血分当以何法治之？答曰：若邪入血分，则入胞络之内，舌胎当必黑刺，而凉膈、导赤、黄连阿胶鸡子之属养阴退阳之法，按症举用，以积热藉以宣散，而心胸和畅，脉渐以生。又曰：风温初起，脉症如何，治当何法？曰：温症甚该，凡春温、温热、湿温、暑温、风温，以及温疫、大头瘟，皆不可汗，故书曰温邪忌汗也。今仅举风温之症言之。发热头痛，状似伤寒，但自汗身重多眠。夫身重似伤寒，然寒应无汗；自汗似伤风，而风应身轻，此当辨也。且鼻息多鼾睡，语言多难出，脉象尺寸当俱浮，唇口齿舌当不润，无非风温酝酿之机，此当辨也。总由表邪蓄热，故曰风温。治之之法，当与辛凉解表，如葛根、薄荷、防风、杏仁、连翘、通草、白薇、甘草之属，内清经络，外彻肌肤，清温而不阻风之出路，驱风而不助温之暴虐，庶内外之邪表里两解，为清散法也。若犯香、苏、羌、独、葱、姜、陈、半，是以温治温，故在禁耳。两生退而喜曰：既闻风温入气入血之治，又闻诸温忌汗之理，真所谓闻一得三。

【评析】 汪生认为，默默欲睡是本素虚寒，病久耗散，于是神虚谵语，为少阴病，用理中汤加减，但是舌干刺为热盛津伤，显然不合病机。陈生认为，患者外感寒邪，郁热渐起，传为阳明腑实证，用承气汤急下，但是热盛中焦的舌苔应该是黄色，也是矛盾。患者发病时间为春末，又有默默欲睡，舌白干，应属风温无疑。《伤寒论》第6条曰："风温之为病，脉阴阳俱浮，自汗出，身重多眠睡，鼻息必鼾，语言难出。"舌白而薄者，外感风寒也，常见于伤寒初起；舌白干薄者，肺津伤也，多见于温病初犯。至于舌刺难做定论，《望诊遵经》言"舌常有刺也。无刺者，气衰也。刺大刺多者，邪气实。刺微刺少者，正气虚"，故难一律判定。此属温病气分不传血分，留恋三焦，所以先生断曰："不在脏腑，仅在三焦。"患者舌白为中焦无热，是温邪留恋于气分。依照温病成法："邪气流连于气分者，可冀战汗而解，法宜益胃。"又，"气病不传血分，而邪留三焦，治则宜上下分消。"故言"浮障之邪，唯与轻清味淡之药"，在上以轻清之药生津泄热，使上者上之。在下辅以味淡之药益胃养津，淡渗走泄。枇叶苦辛寒、蒌皮凉润、山栀皮苦寒，且用皮者通于肺卫，以清肃肺金，杏仁苦温开宣肺卫，又为子实可润可下，通草甘淡微寒益胃，知母、天竺黄甘寒化痰。

临床上对温病的判断，首重时间，其次是特异性症状，比如初起有"咽痛、咽痒"多属温病，咽主天气，温邪一般先犯肺卫，再向下传阳明气分，如有逆传，则直入心包。总而言之，卫气营血以三焦为纲目，而伤寒则首先犯太阳膀胱经，依次传变六经。又，温邪极易耗伤津液，故而多有津液亏损的症状，均可鉴别。

热病身重，伤寒身轻。"身重"为热郁或者热邪耗气的结果。

"偾（fèn）事"典出《礼记·大学》："一家仁，一国兴仁；一家让，一国兴让；一家贪戾，一国作乱。其机如此，此谓一言偾事，一人定国。"也就是败坏事情的意思。

夏伤于暑

傅瑞廷，六月新婚后，触暑病热，头脑大痛，误用补剂，大热焦渴，医以瘟疫热症治之，凡清解疏利、升散养阴之药，治经数月，而病不瘳。节届大雪，始延余诊。视其形瘦面垢，身热谵语，自汗多渴，头痛有如刀劈，脉来长而不洪。是时医巫浩费，家计已索。病者因头痛难任，其叔孔翁曰：尚可治否？余曰：可治。亲友咸问病名，余语以暑邪之症。众诧为不然。问曰：何以知之？余曰：以气虚身热，谵语自汗，合于面之垢、脉之长而知之也。因请用药。余曰：甘寒解暑之剂，唯有天生白虎一方。旋重价觅至二枚，先将一枚破而与之。病者心躁口干，见辄鲸吞虎嗜，顿觉神清气爽，因再求瓜。家人止之。余更与之，食毕汗收渴止，头痛如失。但暑邪虽解，而阴气被阳热之伤尚未复也，夜仍微热，咽微干，睡不寐。仿仲景少阴病咽干口燥、不得卧之例，处黄连阿胶鸡子汤三服而健。

黄连阿胶鸡子汤

黄连　黄芩　芍药

上三味煎，去滓，入阿胶烊尽，少冷，入鸡子黄搅匀，服。

【评析】夏暑发自阳明，多夹湿犯人，叶天士引张凤奎云："暑邪首用辛凉，继用甘寒，再用酸泄酸敛，不必用下。"称其要言不烦，可为成规。患者因为误治，温补使邪无出路，反而进入阳明气分，于是"大热焦渴"。至于"清解疏利、升散养阴"，均为风热邪所设，自然效果不显著，于是病情一直缠绵到大雪节气还是不能痊愈。所幸患者体质强劲，暑邪并没有进入血分。面垢是阳明暑热蒸腾，浊阴上腾，蒙蔽头面，也可以说肺金失养，头目轻窍被邪热蒙蔽；谵语是阳明气分热盛；头痛、自汗为邪气犹在表，即卫分、气分，没有进入营血，所以治疗的时候，只需要解表发散暑邪就可以了。

这一案中，难在辨病。关于暑温与风寒的区别，叶天士在《三时伏气外感篇·暑病》中有如下论述："夏令受热，昏迷若惊，此为暑厥，即热气闭塞孔窍所致，其邪入络，与中络同法。牛黄丸、至宝丹芳香利窍可效。神苏以后用清凉血分，如连翘心、竹叶心、玄参、细生地、二冬之属。此证初起，大忌风药。初病暑热伤气，竹叶石膏汤或清肺轻剂。大凡热深厥深，四肢逆冷，但看面垢齿燥、二便不通或泻不爽为是，大忌误认伤寒也。"

暑邪消退后，"夜仍微热，咽微干，睡不寐"，是余热未尽，伏留于阴分，因而用黄连阿胶汤。本方出自《伤寒论》第303条："少阴病，得之二三日以上，心中烦，不得卧，黄连阿胶汤主之。"方中芩、连苦寒，分清上中两焦余热，阿胶甘平补血润燥，白芍酸敛益津，鸡子色黄，取天地混沌，固补中土，又可激发先天元气。

温热传变

车觐廷妻，傅羽仪令爱也。初日恶寒发热，次日大热不寒，饮水不辍，唇焦红，舌燥裂，大便闭，胸前板痛，烦躁莫当。余诊之，脉纯躁无静，刚劲冲指，谓曰：此乃温热病，非伤寒症也。若伤寒症，从皮毛而入，由传变渐入于胃，结成可下之症。至温热病，从口鼻而入，不由传变，直入而附近于胃，结成大下之症。其来路异，其去路一也。然此症才二日，即一团邪热内结，如火燎原，其势已极，亦温热病之最速者。须防物极则反，或有痉厥之变，稍迟有朽肠腐胃之事矣，是所谓急症急攻，无庸迁缓。疏方以凉膈散，大黄重用。药方煎时，掀衣发狂，怒目而视，牙关略紧，面红目赤，扬手掷足，乃邪火一概上冲，莫可止遏之势。忙进前药，灌至半，势稍平。剂终，人事略醒，自索前药，以其滓再煎服之，随取前方再进一剂，其病悉清。

讵调摄不善，半月后因口角盛怒，时见微热。初不以为意，倏于某日申酉刻自觉难支，晬时声音悉闭，奄奄一息。问其苦否，但点额摇头，可见心地尚明，唯哑不能声耳。尤有奇者，腰以上发热去被，扬手摸胸；腰以下畏寒厚覆，两足僵直。医数辈，未敢下药。举家慌甚，羽兄即夜来请，余念知己之女，戴月而往。诊脉寸部浮数，尺中紧涩，似乎上下阻截。因其症从未经见，方非易拟，然目睹其状，心甚怜之，兼之房中稚子失乳，老姑抚孙相哭，吾大为踌躇，默以其症证诸经旨，以冀一悟。其夫含泪问曰：前日重恙，幸叨再造，今复病此，先生亦蹙额无法耶？答曰：斯疾大奇大疑，泛泛一视，难明其理。吾正在谛审，且止啼哭，吾自当竭诚以报知己。因环步思议，已而笑谓曰：此症虽奇，吾得之矣。窃思人身之气，全赖肺以运之，今上下不通，无非治节不行，失其常度，而为上热下寒之症。其上热下寒之由，盖前此温邪未得清解，今复加感冒，又值大怒，其气愈阻，愈阻愈结，其气遂横于胸。其热邪因气不流行，仍亲乎上，热多动，必扰其血，故见上热去被之症。其寒邪新感，亦因气不流行，仍亲乎下，寒多静，必滞其血，故见下寒僵硬之症。总因气结于胸，不能周流，以故旧热新寒，各随上下而相亲，热自热，寒自寒，俨然分疆界焉。曰：此先生大开生路之论，未知古圣亦有此论否？余曰：大哉问也，吾为子悉言之。尝读经曰：气并于阳，血并于阴。此上下相亲之义也。曰：其声哑如何？曰：夫声音发于肺，肺为娇脏，最易受伤，今气已结，更被热邪伤之，又被寒邪塞之，欲其出声，其可得乎。譬之钟磬，内以物塞之，外虽重敲，冀其响不可得。是其病之所受，全在于肺，法宜先开肺气而祛寒，使气宣通，热得下流，而胸结可散，后泻其蕴热，则肺可清，而壅塞自除。时际鸡鸣，疏方先以乌药顺气散一剂，以开肺气而祛寒。比晓，遍体微汗，下身发热减盖，脚可屈伸，胸前亦宽。唯声音虽出，犹不清，时仍哑。日出，进泻白散合白虎加桂枝汤，此方足以泻热而清肺，一剂潮热悉退，声音清亮。前后两剂，病如冰释。后以保肺生津之药调理而健。

白虎汤

石膏　知母　甘草　粳米

凉膈散

连翘　甘草　薄荷　大黄　栀子　竹叶　芒硝　黄芩　蜂蜜

乌药顺气散

乌药　橘红　麻黄　川芎　白芷　桔梗　枳壳　僵蚕　干姜　甘草　加葱、姜。

泻白散

桑白皮　甘草　地骨皮　粳米

【评析】病乃外加之物，体质状况才是治疗疾病的关键。患者身体素亏，冬不藏精，初病即直入阳明气分，故而唇焦舌烂、烦躁便闭；温邪伤中气，热邪陷入，于是胸前板结。显是热盛于内、弥漫上中两焦。若津液内枯则易风动于内，发为惊厥；热毒不去，则有朽肠腐胃之事。

凉膈散出自《局方》，主治"上中二焦热邪炽盛，头昏目赤，烦躁口渴，胸膈烦热，口舌生疮，咽喉肿痛，睡卧不宁，谵语狂妄，便秘溲赤，以及小儿惊风、重舌、木舌、牙痛、翳障、瘟喉属热火盛者"。本方功效以泻火通便、清上泄下为主，方以连翘甘凉清心肺，辅以竹叶甘淡清心除烦、薄荷甘凉以透郁热，黄芩、栀子苦寒清泄气分之热，大黄苦寒、芒硝咸寒开大肠以泄胸膈郁热，甘草甘温、蜂蜜甘凉润燥并顾护中州。

肺为相傅之官，主治节，喜清肃，外为寒闭，内以热壅，故而不行其令。治节不行则上下不通、上热下寒。肺为什么主治节呢？我们都知道，卫气与营气均出自中焦，卫气下行至下焦然后气化而出，营气上行至上焦然后疏布全身，这与地气上为云、天气下为雨是相应的。而营阴津液就是依靠肺来收摄输布全身的，天为阳，地为阴，阳动阴从，天气不行，地气自然壅塞不畅，所以肺是全身气机上下流通从而气化得以进行的关键。

人体中金木关系是升降关系，木气要升，但不能无限制的升，于是肺金居于上焦以制木；金气要降，但是不能一降到底，于是肝木居下焦以托举肺金。中医立足于取类比象，在这个医案中可见一斑。

乌药顺气散出自《三因方》，主治"风气不顺，手脚偏枯，流注经络，并湿毒进袭，腿膝挛痹，筋骨疼痛，头目旋晕；瘫痪，语言謇涩，筋脉拘挛；脚气，步履艰难，脚膝软弱；妇人血风，老人冷气，上攻胸臆，两胁刺痛，心腹膨胀，吐泻肠鸣"。功效"疏风顺气"。本方以辛温发散为主，辅以苦降肺气。方中乌药、川芎、葱、白芷辛温，开解理气；麻黄、橘红辛温而苦，开宣肺气；枳壳苦酸微寒、桔梗苦辛平，疏降肺气；僵蚕辛咸平入肺经，祛风走表；干姜辛热，宣散水气而散寒；甘草甘平，健脾益营托邪。

善后用泻白散与白虎汤，均以泄热清肺、润肺保津为主，各家论述俱在不赘。

咳嗽失血二条

李赓飏先生，苦诵读，馆僧寺，冬月衣被单薄，就炉向火，而严寒外束，虚热内蕴，渐致咳嗽吐血。医者见其神形不足，谬称痨损，日与养阴之药，遂至胸紧减食，卧床不起。余诊其脉，六部俱紧，重按无力，略有弦意，并无数大之象，密室中揭帐诊脉，犹云恶风，被褥垫盖，尚背心寒凛。按脉据症，明是风寒两伤营卫之病，若不疏泄腠理，则肺气愈郁，邪无出路，法当夺其汗，则血可止。经曰：夺血者无汗，夺汗者无血。奈体质孱弱，加以劳心过度，不敢峻行麻黄。然肺气久闭，营分之邪，非麻黄何以驱逐。考古治虚人外感法，莫出东垣围范，因思麻黄人参芍药汤，原治虚人吐血、内蕴虚热、外感寒邪之方。按方与服，一剂微汗血止，再剂神爽思食，改进异功合生脉调理而安，亦仿古治血症以胃药收功之意也。然余窃为偶中。厥后曾经数人恶寒脉紧、咳嗽痰血者，悉遵此法，皆获全效。可见古人制方之妙，医者平时不可不详考也。

麻黄人参芍药汤

麻黄　芍药　黄芪　当归　甘草　人参　麦冬　五味　桂枝

异功散

人参　茯苓　白术　甘草　陈皮

生脉散

人参　麦冬　五味

徐晓窗，年逾五十，形伟体强，忽患潮热咳血。楚南诸医，咸称血因火动，叠进寒凉，渐至胸紧头疼，不能自支，于是检囊归家，坐以待毙。延医数手，无非养阴清火，迫至饮食愈减，咳红日促。予按脉象紧数之至，且病经数月，而形神未衰，声音犹重，肌肤虽热，而厚衣不除，久病面色苍黑，额痛时如锥刺。内外谛审，并无内伤确据，一派外感明征。伏思表邪入阴，扰乱营血，必当提出阳分，庶几营内可安。乃以参苏饮除半夏，加入止嗽散，与服二剂，助以热粥，始得微汗，似觉头疼稍减，潮热颇息。以后加减出入，不越二方，或增金钗、麦冬，或参泻白散。调理一月，药仅十服，沉病竟起，未尝稍费思索也。

附 后李维翰先生，畏寒发热，脉紧无汗，咳嗽失红之症。医治弗效，慕名虔请。及余疏方，畏而不服，细为讲论，疑团稍释。奈前医纷纷，既不识表邪入阴之症，又不解夺汗无血之义，中坚阻之。而余独吹无和，以致热肠不投，越月见讣音悬市，自恨遇而不遇，抚躬一叹而已。

参苏饮

人参　紫苏　陈皮　枳壳　前胡　半夏　干葛　木香　甘草　桔梗　茯苓　姜　枣

止嗽散

桔梗　甘草　橘红　百部　白前　紫菀

泻白散 方见前本门温热传变。

【评析】 李赓飏案与徐晓窗案，一虚一实。一为劳心耗血，继而外寒束闭，遂咳嗽失血，一为诸医误治，迁延时日。虽两案都用养阴清火之法，却只是隔靴搔痒，并无疗效。

第一案中，血汗同源，夺血者无汗，谢先生用东垣麻黄人参芍药汤开表解寒，宣肺平热。第二案中，仅仅是前医误治，并没有损及血分，故而用参苏饮加减治疗。

两案虽有虚实的区别，但均为寒邪闭表，脉象俱紧，为什么第一案与第二案用方不同？

让我们先分析第一案。李案"密室中揭帐诊脉，犹云恶风，被褥垫盖，尚背心寒凛"，寒邪闭表，显然无疑，如果没有脉象"六部俱紧，重按无力"，那就应该按照《伤寒论》第46条的大法治疗（"太阳病，脉浮紧，无汗，发热，身疼痛，八九日不解，表证仍在，此当发其汗。服药已微除，其人发烦，目瞑，剧者必衄，衄乃解。所以然者，阳气重故也。麻黄汤主之。"）咳血与衄血虽然表现不同，但是病机相同，治法也应无异，然而案中脉象却是重按无力，于是使用了李东垣的麻黄人参芍药汤。该方用麻黄汤去杏仁，以当归辛温益营，助麻、桂发汗解表，散解血分之寒邪，以黄芪、甘草益气升阳，生脉散（即人参、麦冬、五味子）益气生津补肺，芍药补阴凉血。

再看第二案。徐案虽"脉象紧数之至"，但并无恶寒证候，而"额痛时如锥刺"，显见风邪袭表，而非寒邪束闭。额头属阳明经所过，预示迁延日久，风邪已有入里趋势。所以说"表邪入里，扰乱营血"。其治法不外乎提出表邪，"庶几营内可安"。方用紫苏饮，其中紫苏配伍生姜以发汗解表，葛根辛凉透热提邪，人参、甘草补气扶正，枳壳、陈皮、木香、茯苓化痰理气，桔梗、前胡疏风止咳，再合止嗽散，以桔梗、橘红祛痰，百部润肺止咳，白前止咳化痰，紫菀润肺利痰，甘草和中。总之，不论是麻黄汤还是麻黄人参芍药汤，均是麻桂同用，作用于表。参苏饮则紫苏、干葛、生姜、前胡均入肺、脾、胃经，是从内向外宣发，重在祛风，这与麻桂解表散寒的病位层次自然不同。

麻黄人参芍药汤出于《脾胃论》，现摘录如下：

戊申有一贫士，七月中病，脾胃虚弱，气促憔悴，因与人参芍药汤。

人参芍药汤：麦门冬（二分）　当归身　人参（以上各三分）　炙甘草　白芍药　黄芪（以上各一钱）　五味子（五个）

上件㕮咀，分作二服，每服用水二盏，煎至一盏，去渣，稍热服。

既愈。继而冬居旷室，卧热炕，而吐血数次。予谓此人久虚弱，附脐有形，而有大热在内，上气不足，阳气外虚，当补表之阳气，泻里之虚热。冬居旷室，衣服复单薄，是重虚其阳。表有大寒，壅遏里热，火邪不得舒伸，故血出于口。因思仲景太阳伤寒一证，当以麻黄汤发汗，而不与之，遂成衄血，却与之立愈，与此甚同，因与麻黄人参芍药汤。

麻黄人参芍药汤：人参（益三焦元气不足而实其表也）　麦门冬（以上各三分）　桂枝（以补表虚）　当归身（和血养血，各五分）　麻黄（去其外寒）　炙甘草（补其脾）　白芍药　黄芪（以上各一钱）　五味子（二个，安肺气）

上件㕮咀，都作一服，水三盏，煮麻黄一味，令沸，去沫，至二盏，入余药，同煎。至一盏，去渣，热服，临卧。

又，仲景太阳伤寒一证指的是第55条："伤寒脉浮紧，不发汗，因致衄者，麻黄汤主之。"寒邪束闭肺卫，内郁之热无法发散，肺之窍开于鼻，于是热从衄解。若热不解，灼伤肺络，就会引起咳嗽咯血。

人参芍药汤案中由于没有外邪，故不用麻黄、桂枝。次案东垣用麻、桂与黄芪配伍，在虚人外感的治疗上开了一个万世法门，对临床具有很重要的意义，应该引起我们的注意，并学习掌握运用。

温热不治 二条

黄成斋学博，外艰解组后，忧思百倍，今春面色如赭，坐谈口秽，神情张皇，若有所失，盖显孤阳不生之机。予见而骇之，曰：足下神形面色，阳气独治，无阴以守，然尚不倦，得毋出于强勉乎？渠曰：不然。又曰：人身负阴抱阳，阴阳交恋不露，所以生生不息。今神形相失，急当潜心静养，庶几亢阳自返，所谓静则阴生也。渠曰：唯唯。厥后闻伊不但应酬不节，抑且多方会计，延至秋深，忽潮热不退。自拟因食物未节，屡进消导发散，因而汗出呕逆，乃邀余治。

余固早知其病必重也。视之，汗大如雨，身热烙手，舌胎满黄，口秽难闻，抑且绝粒不进，彻宵不寐，热微则神识稍清，热甚则神乱妄言，及诊其脉，洪大躁疾非常。余以谊关世好，而又金丹莫觅，直以病在不治之例辞之。

盖《内经·素问》云：有病温者，汗出辄复热，而脉躁疾，不为汗衰，狂言不能食，病名阴阳交，交者死也。人所以汗出者，皆生于谷，谷生精气，今邪气交争于骨肉而得汗者，是邪却而精胜也。精胜则当能食而不复热，复热者邪气也，汗者精气也。今汗出而辄复热者，是邪气胜也。不能食者，精无俾也。病而留者，其寿可立而倾也。此《素问》之言，已属吻合矣。又《灵枢》云：热病已得汗，而脉尚躁盛者死。今脉不与汗相应，此不胜其病也。狂言者是失志，失志者死。今见三死，不见一生，虽愈必死也。况叔和云：汗后脉静，身凉则安，汗后脉躁，热盛必难。余以揣摩有素，莫敢援手。盖攻邪保精，两难立法耳。

闻余告辞后，旋延二医，商从表里两解。未逾日，气高不返而逝，惜哉。设当日春升相见之时，肯听予言，急捣养阴镇阳之药，转刚为柔，归于中和，加以潜心静养，虽有此番病累，绝无汗后洪大躁疾之脉矣。笔此以为养生者鉴，并为业医者鉴也。

车启南之子，年方二十，发热头痛，服表散药，汗出淋漓，而热反炽，更狂言乱语，口渴，粥饮不进。其戚友知医者多，特邀余诊之。脉洪大急疾异常，尺肤烁指，余知此症为阴阳交矣，坚辞不治。门人在旁，嘱其不可用药。余出复延二医相商，与竹叶石膏汤，众皆谓可，未晚果卒。

次早，门人问曰：昨车姓之病，愚辈视之颇轻，而先生直云不治者，何也。答曰：此症《内经》明有开示一款，云有病温者，汗出辄复热，而脉躁疾，不为汗衰，狂言不能食，病名阴阳交，交者死也。盖谓阴阳交尽也。凡治温症，若得战汗，理当脉静身凉，伤寒汗后亦然。今大汗既出，而热反炽，是汗为阴气之亡，而热为阳气之丧。夫汗为阴液，阴气既出，而孤阳独亢，因显躁疾之脉，已属不治。再加狂言乱语，是心肾阴精绝于内，神明越于外，合于脉之躁疾，其何以施救援乎？若能饮食入胃，游溢精气，或使精生于谷，尚可幸图于万一。今口虽渴，而粥饮不入，合于脉之躁疾，全失和缓之象，又无胃气矣。所谓今见三死，不见一生，虽愈必死也。吾济身肩是任，可不见及此乎？门人促余笔之，以为后学之训。

【评析】以上二案都是古称为阴阳交而不可治的案例，其证为汗出复热、脉躁疾不为汗出而衰减，以及狂言不能食。其所以不治的原因，是汗出而热退，邪气随汗出而消散，精气随汗出也耗散。此时能食则精气得以恢复，这是正常情况。如果汗后又发热汗出，是精气衰败，不能托散邪气。能食则正气可得充养，不能食是胃气不足，难以产生水谷之气，邪胜正败无疑。

由此可知，凡是损及精气神的病证，都是很难治疗的危证，这是中医诊治的一条基本指导原则。经常见到有些人对于中医有一种误解，以为中医没有治不好的的病证，每每听到别人说中医也有治不好的病就义愤填膺，怒不可遏，这是因为他们对于中医的体质学说还是没有深入理解的缘故。其实，中医经典的可贵之处正是在于认识人体，认识生命，从而能够更好地治疗疾病和预防疾病的发生，指导我们正确的合乎天人关系规律的生活。而作为一个临床工作者，深入学习中医经典理论的体质学说并且运用到日常临床实践中去，实在是一项重要的任务。

述　治

述治张高腾兄暑温病书

予临斯症时，病已四五日矣。

某月十一日，睹神呆色垢，烦冤莫耐，潮热微而恶寒，脉小数促，舌赤唇燥，溺短而艰，是暑温之邪深陷于营，势非易治。姑与淡渗轻清之药，而溺愈不通，脉现涩小。因思温邪固不可缓图，而淋秘尤当急治，且数脉转涩，下元阴必不充，仿滋阴化气之法，下午随疏滋肾丸作汤亟进，溺始得长。

次日便泄溺短，更用五苓散加知母、木瓜，而二便无恙。

十三日复诊，其寒热烦冤之状仍若，脉仍小数促，盖温邪虽陷于营，其去路已非从下，必当提出于表，方为合法。遂给兰草分消饮连服，而恶寒发热之恙稍减其半。

十五日复诊，脉舒不促，但数小不长，谅非滋阴清热之法不可。连日服之，而寒热更减二三，神始清，耳始聪，唯烦冤之状尚未能解。

十八日，脉转迟数，舌清唇红，但指尖时微冷，天庭倏潮热而不自觉。盖温邪虽从表达，然脉象迟为阳虚，数断阴亢，是身中素虚之阴阳，尤当亟调。夫养正邪自除，理所有也。因订附桂八味，连服二日，而脉皆平，诸病稍退。自云嗳气犹带地黄之味，意拟丹泽之寒乎，故改附桂理阴煎。脉来数多迟少，固知剂中过助其阳。

念日更用柔阴扶阳之药，一服而寐已安。是日再视，二便窘寐如常，是暑温之邪已解。但脉来右犹带迟，左犹带数，口甘唇红，当从中治。似此阴阳两虚之体，寒热错杂余邪，最宜斟酌，非刚不足以涤秽，非柔何以济其刚。孔氏曰：宽以济猛，猛以济宽，政是以和。不侫谨以治国之法，而通于治病，可乎？其药味必嘉言所谓能变胃，而不受胃变者宜之，故疏连理汤与服。连进二日，所喜药与病机相投，但未知鄙见有悖于理否。至善后之治，犹未敢臆揣。缘一病变不常，四方水土有异。谨陈颠末，附质慧眼采鉴。而善后之法，是有望于高明焉。后闻病者至家，仍以理中加枸杞，服旬余而安。

【评析】从原文语气推敲，本文应该是谢先生在治疗张高腾暑温病即将痊愈之际，在病案中回顾、总结性质的结语。看来本病经过颇费周折，我们可以分为以下几个阶段阅读。

"某月十一日……势非易治。"神呆色垢，为暑温见证。暑属火邪，与心同气，所以表现为烦冤异常，舌赤唇燥，尿短而艰涩不利。潮热微而恶寒，暑邪已经内陷营阴可知。

"姑与淡渗轻清之药……而二便无恙。"因其尿短并且不利，因而先给予淡渗轻清的方法，服后反而尿愈不通，事急矣。依据脉转涩推断，这是下元阴虚导致膀胱气化不及，因而发生了尿闭。于是改用滋阴化气之法，给予滋肾丸改汤剂频服，结果小便得以渐渐通畅。第二日泄泻，又引起尿短，这是湿邪壅塞的表现，于是又采取开支河以引流的方法，用五苓散利湿健脾，加知母以滋肾阴，木瓜以补胃液，二味并用以滋养化源。

"十三日复诊……而恶寒发热之恙稍减其半。"小便虽然通利，发热烦躁依然如故，脉象小数促是内热郁闭沉陷之象，于是给兰草分消饮以芳化利湿，而发热减其半，即"入营犹可透热转气"之意。

"十五日复诊……唯烦冤之状尚未能解。"昨日的小数促之脉已经舒解透达，但是脉象短而不足满部，是阴虚热郁之象，因此再予滋阴清热法，发热果然递减，神识始清楚，但烦冤懊恼依然不解。

"十八日……一服而寐已安。"天庭即前额，在不觉之间潮热微汗出，是营分热邪已经透出的表现。"脉转迟数"，是时有迟数的意思，说明阴虚已经伤及阳分，呈现阴阳两虚的病机。于是给予桂附八味汤以阴阳并补。连服两日诸症皆减，但嗳气且有药味，似乎药味过于寒润，于是再改为附桂理阴煎，用柔润的熟地黄伍以刚燥的干姜。服后脉象转为数多迟少，知干姜过于助阳而不宜，念日即廿日去干姜，改为扶阳之品，口服一次便入寐安然，烦冤消失。

"是日再视……是有望于高明焉。"当日再诊，暑邪已解，只是脉象有右迟左数的感觉，口中甜味而口唇却发红。唇红脉数为阴虚，口甘脉迟为阳弱。阴虚则热郁，阳虚则湿聚，二者相反。此类情况，唯有从脾胃升降入手，才能阴升阳降而复其常，所以说"当从中治"。补阴则脾肾阳滞而生湿，补阳则肺胃津散而热盛，所以又说"似此阴阳两虚之体，寒热错杂余邪，最宜斟酌"。先生又引用喻嘉言"非刚不足以涤秽，非柔何以济其刚"，选方连理汤。方中黄连苦降清热，干姜辛燥温阳，又以人参、白术补益脾胃，甘草和中。

"后闻病者至家，仍以理中加枸杞，服旬余而安。"患者服用连理汤以后，应是日渐恢复。至回家后最终以理中汤加枸杞，仍然是沿用刚柔相济的路子，最后收功。

本案曲折缠绵，足可见温病治疗的复杂不易，又可见谢先生于危证急症之从容应对，步步为营，丝毫不紊。

附：　　　　　　　一　得　集

阳症似阴

　　熊清平乃郎，将冠得温热病，自以感冒法治之，已不中病。延医更谓阴虚，投以六味地黄汤，益不中病。迁延旬日，胸腹饱胀，稍按甚痛，潮热渐退，四肢冰冷，手足爪甲皆黑，舌胎干燥，口不知渴，与之以水则咽，大便五日未通，小便赤涩而少，咽喉肿塞，口不能言，耳聋不知所问，六脉举按皆无。医者不审热深厥深之旨，郁热蓄盛，脉反滞涩之变，热甚神昏，口不知渴之情，复不将望闻问切四字校勘，仅守发厥脉伏之假象，冒为真据，且将胸腹饱胀为阴寒上逆，而可按拒按置之不辨。咽喉肿塞，妄为虚阳上浮。而色之赤白，口气温冷，又置之不辨。又以大便燥结，谬为阴凝不化，而痞满实坚全具，又置之不察。直将一切内热明证概为假热，竟用四逆汤，附子用到一两。清夫妇疑而未进，就正于余。

　　内外一探，知为温热重病，阳邪亢热已极，反兼寒化，如酷暑雨雹之象，势亦在危。而细勘详询，明是在表失表，在里失里，酿成极重热症。再诊其脉，举按虽无，而沉候至骨，劲指甚坚，根蒂未绝，喜其可治。因谓曰：此大热症也。遂疏黄连解毒汤合普济消毒饮，重加大黄，嘱其日夜两剂，务俾大便通则火不伏，而厥可回，脉可出。清因二医一用附子、干姜，一用黄连、大黄，冰炭莫辨，无所适从。然其妇急欲将余方购药，而清究不能决，更延一医，匆匆一视，又谓为阴毒。其妇曰：生死有数，若服谢先生药，死亦无恨。清因妻意甚坚，勉为煎就，意仍狐疑。其妇强为徐灌，约二时之久，一剂已终，小水甚长，即索水饮。清见人事略醒，复煎一剂。是夜连得大利，果厥回脉出。次早复视，更以凉膈散，重服清胃药而健。

　　后置酒于家道谢。清因述曰：众医谓为阴寒。独先生断为阳热，小儿几希之命，固蒙再造，但承赐妙方，若非内子坚意，几乎误矣。余惊疑之，嫂何以独信予也。适其妇出房道谢。其妇曰：先生初视之时，面有忧色，是忧其难治也。及诊毕而踌躇深思，是思其可治也。至再诊而面忽有喜色，是喜其得法也。且审症而战战兢兢，疏方乃洋洋溢溢，是直无所疑也。先生慎重若斯，无疑若斯，予复何疑。余闻言深为叹服。夫医家望闻问切，而望居其首，业医者往往忽之。今熊妇竟能望医之神色而知医，吾辈昧昧，不且有愧乎。

黄连解毒汤

黄连　黄芩　黄柏　栀子　等分

普济消毒饮　东垣

黄芩　黄连　甘草　玄参　连翘　板蓝根　马勃　牛蒡子

薄荷　僵蚕　升麻　柴胡　桔梗　陈皮

凉膈散　方见前本门温热传变。

【评析】热深厥深的热厥病证，见于《伤寒论》，说起来似乎不难辨识，但是在实际上却并非如此简单，本案即为这种情况。

本案初起为温病，无非咽干身热，阴虚予发表之法，自治不对证，又误予六味地黄丸滋腻填补，导致胸腹饱胀按痛，邪热被封闭于内，故舌苔干燥，四肢冰冷，六脉举按皆无，但是大便不通，小便赤涩，咽喉壅塞，显见热深厥深的热厥病证，方用黄连解毒汤以苦寒降火，合普济消毒饮以透发内热，加大黄以泄热。果然一剂服下厥回脉出，人事清醒，改用凉膈散而愈。神圣工巧，切居其末。中医讲究望神，未料其妇于临危之际察言观色，竟然也料事如神！

水气头汗

尝读医门八法云：伤风自汗，用桂枝汤，伤暑自汗，则不可用。又曰：人知发汗退热之法，而不知敛汗退热之法。敛也者，非五味、酸枣之类，是谓致病有因，出汗有由，治得其法，自敛耳。

如傅金生一症，时当暑月，天气亢燥，饮水过多，得胸痛病，大汗呕吐不止。视之口不渴，脉不躁。投以温胃之剂，胸痛遂愈，而呕吐未除，自汗头眩加甚。其父来寓更方，余以昨剂颇效，原方加黄芪与服。服后亦不见躁，唯汗出抹拭不逮，稍动则眩晕难支，心下悸动。举家咸以为脱。吾许以一剂立愈，以半夏五钱，茯苓三钱，生姜一片，令即煎服。少顷汗收呕止，头眩心悸顿除。

　　盖缘饮水过多，水停心下，火位不安，故惕惕悸动。本仅当心下作痞，兹以阳气素虚，更重为心下作痛。所以前投温胃之剂，助阳消寒，其痛自除，但水饮犹未下耳。水气上逆，则呕吐不止，水气上干，则汗眩难支，举以小半夏加茯苓汤行水散逆，使水下行，则呕、悸、汗、眩俱止，所谓治得其法，汗自敛耳。由此益悟认证宜真，而辨证宜细也。

　　试观瘀血证亦头汗出，然必小便不利，而目珠先黄。又邪在少阳亦头汗出，虽有呕吐、目眩、胸满之兼症，然必有寒热往来之本症。至于伤暑自汗，郁热陷里自汗，阳明燥热自汗，三阳合病自汗，更有中寒冷汗，表虚自汗，阳脱自汗，汗多亡阳，与夫惊恐房劳，风湿漏风，产褥津脱，以及盗汗诸症，凡阴虚阳胜，阳虚阴乘，种种汗出不一，各有兼症不同。且头与身皆汗，又与独见头汗迥异，乌可概指为虚脱耶。此余趋庭传受心法，今并志之。

小半夏加茯苓汤　　《三因》名大半夏汤

半夏　茯苓　生姜

　　本方除茯苓，名小半夏汤，治支饮呕吐不渴，亦治黄疸。

　　本方除茯苓、生姜，加人参、白蜜，名大半夏汤。治反胃食入即吐。李东垣曰：辛药生姜之类治呕吐，但治上焦气壅表实之病。若胃虚谷气不行，胸中闭塞而呕者，唯宜益胃、推扬谷气而已，勿作表实，用辛药泻之。故服小半夏汤不愈者，服大半夏汤立愈。此仲景心法也。

　　【评析】暑月阳热蒸腾于外，阴寒潜伏于内。本案初起，口渴引饮，饮水过多，以致水气难以宣化，水饮盘踞于胸脘，因而胸痛，大汗呕吐。胸痛为阴居胸中之阳位，大汗为阳气散越而不收摄，呕吐是由于水饮盘踞，胃气无以通降所致。

　　本案起于"时当暑月，天气亢燥，饮水过多"，证见动则眩晕，心下悸动，显见水气凌心证象，故以小半夏汤宽胸化饮，加茯苓而获效。

　　案中茯苓淡渗利湿，潜降浊逆，从阳引阴，故而风痰眩晕可用。《伤寒论》云："伤寒若吐若下后，心下逆满，气上冲胸，起则头眩，脉沉紧，发汗则动经，身为振振摇者，茯苓桂枝白术甘草汤主之。"吐下之后阳虚水停。饮停于中则心下逆满，气上冲胸；阳虚饮逆于上，浊阴蒙蔽清空之窍，则为头眩。如果再经误汗，重伤其阳，不仅水饮更难运化，而且经气虚衰可以导致身振振摇。成无己言：阳不足者，补之以甘，茯苓、白术生津液而益阳也；里气逆者，散之以辛，桂枝、甘草行阳散气；茯苓甘淡平，淡能利湿通窍，甘平助阳补阳，故能益脾逐水，生津导气。

伤暑自汗

丁麒寿，时当暑月，腹痛泄泻，自汗神疲。叠进温补，遂至二便窘急，日益危笃。适一邻医，年六十余，谓病经数日，汗出不知几斛，兼之四肢逆冷，法在不治，且补剂服至附子、鹿茸，仍无寸效，今脉绝，无可为也。其家固贫，医药已难继矣，又听邻医之言，遂无复再生之想。奈病人呻吟在床，不忍坐视。遥闻先君善治危症，托人求诊，适应酬未暇，命余前视。诊得脉虚，重按若无，审得额汗溺短，气虚烦渴，背微恶寒，四肢逆冷。余笑曰：此伤暑也，安得以阳虚目之。经云："气虚身寒，得之伤寒。气虚身热，得之伤暑。"今症见烦渴溺短，气促脉虚，伤暑奚疑。议进清暑益气合桂枝汤一剂，嘱其即服可效。前医执余方私语病家，曰：年少之医，孟浪殊甚，临危之症，犹谓伤暑。今汗出淋漓，收敛尚恐不及，反用升、柴、桂枝以发汗，非速其毙耶。其家虽疑，缘病由奔走日中而起，信余不谬。

即进一剂，病势减半。继进二剂，兼吞消暑丸一两，腹中呱呱有声，二便一时通利，汗收渴止，烦退而安。复将原方除桂枝，二剂全愈。越三日来寓酬谢，始述前医之非。予不禁为之一快。

夫暑属阳邪，心属离火，故伤暑必先入心。心主血脉，故脉虚大，不足重按。意在邻医不知浮中沉三取之法。且暑脉多芤，状如葱管，浮沉二候易见，中取正在空处，故断为脉绝。余用参、芪、归、术合生脉散，养心而裕脉，固土以保金。其暑热伤津，故口渴溺短，饮水过多，停聚中院。误进温补收敛之药，故二便不利，水气上涌，宜其头汗如雨。余二剂中兼吞消暑丸，虽曰消暑，亦仿小半夏加茯苓汤，治水气头汗之意一也。方中升、柴、葛、泽升清降浊，譬之云行雨施，然后沟渎自通，注之不盈，而额汗自收矣。

清暑益气汤　东垣

黄芪　人参　白术　苍术　神曲　青皮　陈皮　甘草　麦冬　五味　当归

黄柏　泽泻　升麻　葛根　姜　枣

　　【评析】本案的自汗证，以"时当暑月"，气虚脉虚，尿短烦渴，诊其病机为伤暑，用李东垣清暑益气汤；又以腹痛泄泻、四肢逆冷，合以桂枝汤温阳调和营卫。所谓治病之难在于识病，诸多病症，为医者不可不详审。

　　清暑益气汤出自东垣先生的《脾胃论·长夏湿热胃困尤甚用清暑益气汤论》：

　　《刺志论》云：气虚身热，得之伤暑，热伤气故也。《痿论》云：有所远行劳倦，逢大热而渴，渴则阳气内伐，内伐则热舍于肾。肾者，水脏也。今水不能胜火，则骨枯而髓虚，足不任身，发为骨痿。故《下经》曰：骨痿者，生于大热也。此湿热成痿，令人骨乏无力，故治痿独取于阳明。

　　时当长夏，湿热大胜，蒸蒸而炽，人感之多四肢困倦，精神短少，懒于动作，胸满气促，肢节沉疼；或气高而喘，身热而烦，心下膨痞，小便黄而数，大便溏而频，或痢出黄如糜，或如泔色；或渴或不渴，不思饮食，自汗体重；或汗少者，血先病而气不病也。其脉中得洪缓，若湿气相搏，必加之以迟。迟，病虽互换少差，其天暑湿令则一也。宜以清燥之剂治之。

　　《内经》曰：阳气者，卫外而为固也，炅则气泄。今暑邪干卫，故身热自汗，以黄芪甘温补之为君；人参、橘皮、当归、甘草甘微温，补中益气为臣；苍术、白术、泽泻渗利而除湿，升麻、葛根甘苦平，善解肌热，又以风胜湿也。湿胜则食不消而作痞满，故炒曲甘辛，青皮辛温，消食快气；肾恶燥，急食辛以润之，故以黄柏苦辛寒，借甘味泻热补水虚者滋其化源；以人参、五味子、麦门冬酸甘微寒，救天暑之伤于庚金为佐。名曰清暑益气汤。

　　由上文我们可以看出，清暑益气汤用于脾胃虚弱人长夏季节的暑湿证，其证先因饮食不节、思虑劳倦而脾胃内伤，继而外受暑邪而发。

　　东垣先生启中医内伤病治疗之发端，其后又有薛立斋、张景岳、孙一奎、周慎斋、胡慎柔等人传承并将其发展，成为中医一大门。《脾胃论》为其代表作之一。该书讲述了脾胃内伤的根本病机，提出了辨证原则以及治疗大法，其中的方剂补中益气汤、清暑益气汤、升阳除湿汤等一直经常在临床应用，尤其是滋肾丸，更可谓临时权变之法而遗惠千古，永垂不朽。

（孙乃雄）

中风门_{虚风、肝风附}

牙紧舌胀

　　傅品金先生尊壶，于归后节届大暑，天气炎蒸，一日群坐中堂，忽身冷怯寒，遍体麻木，进房加衣，犹然不足，唤婢取被盖卧，遂昏迷不醒，牙紧手撒，舌胀出于齿外，喉间微有曳锯声。急延乡医诊治，进姜附之药。因牙紧未得下，复用通关散吹鼻，未能得嚏。其医见病危急，束手而去，曰：此脱绝之症，不可救矣。举族群集，皆曰：今年新生一种哑症，概不可治，此病近之。

　　余至视之，既非木舌，又非裹舌，明是中风之病。但喑厥风痱之症，从未闻有舌胀出于齿外者，殆经所谓廉泉穴虚，风邪上入耶。夫廉泉，舌根小孔也，人之津唾出焉。此女必然痰涎素蓄，风从廉泉内入，内涎召外风，外风挟内涎，结聚于心胞络中。又舌为心苗，是胞络之风涎，仰从廉泉上壅，遂舌胀牙紧矣。擎齿视之，舌胀满口，黏涎壅塞，汤水难入，呼吸难通，危在顷刻，虽有神丹，其何以下。然出奇之病，非出奇之方必不能济。因自计曰：无病忽畏寒麻木，是外风内入之征。风为清邪，清邪中上，故见牙紧舌胀之症，今病最急处，尤在上也。经曰：病之高者，因而越之。非涌剂不可。考矾性涌吐风涎最捷，且居室易得，于是取白矾一块，开水调化，鹅翎蘸水，擎齿渗入，深探喉中，立时即呕出痰涎，舌即微缩开声，起身下床，自谓丑态难堪，盖不自知其病至斯极也。嗟乎，以几死之症，旋得回生，族众称以为神。余曰：非神术，实心术也。然此不过暂开其闭，尚未尽扫其根。随观其舌下根两旁，竟生两小泡，状如虾眼，明若水晶。问之，别无所苦，唯是身不知热，大便数日未通。因用疏风化痰之药，比日饮食亦进。次早复身麻舌大，昏迷不苏。余至，遂与稀涎散调灌，下喉即呕，涎出即苏。惜乎未得大吐，兼之大便未通，内中必有结聚胶凝难解之涎，恐非攻剂不足以劫饮通幽。然宜温通，最忌苦寒。遂进雄黄解毒丸十粒，热水调服，连泻二次，随饮冷茶立止。自云轻快如常，遂不肯吃药。虽吐下兼用，犹然未尽病情。越数日，复发如前，仍用稀涎散调灌立苏。梳洗如旧，厚衣不除，足知风涎尚未尽扫。于是制霹雳劫巢之药频服，汗出知热，减衣而安。然舌下虾眼，犹然未除，与白矾、肉桂末放于舌下，一宿遂消。盖桂能散风，矾能散痰故耳。后因瓜果无忌，晕腥杂进，复发前疾，仍与前药而痊。细思此症固奇，而治法亦奇。因详录此案，并记其方于左。

附　后九月，治范室，年近三十，悉同此症，未费思索，直与稀涎散灌之即吐。复进霹雳劫巢汤，戒口慎寒，病随药愈。因此益悟实邪盘踞上焦胀闭之症，随其上而治之可也。如风热、痰饮、填食、喉风、胃痛，以及卒忤、中恶、魇梦、中毒之类，古人曾有瓜蒂散、稀涎散、葱豉汤、淡盐汤、莱菔子末、生姜汁、葱白酒、雄黄丸等。古之成方，随症施治，历历可纪。尤有寒痰闭塞，以及中脏脱绝之症，古人曾有橘红半夏汤、人参附子汤。因痰筑喉间，稍为变通，随灌随吐，痰随药出，又随吐随灌，拭出其痰，少顷痰开下药，随症处方，其人立苏。此皆古人之成法，皆可效为变通者。由是观之，吐法所关甚巨。奈何近时医家，每将此法置之高阁，似乎汗下和温之外，更无吐法可施，以致危迫之际，坐以待毙者固多，即轻者转重，重者愈危，亦复不少。今勘破迷途，尚赖同道好生之士，会而参之为幸。

自制霹雳劫巢汤

草乌　牙皂　麻黄　细辛　僵蚕　全蝎　南星　半夏　雄黄　姜汁　竹沥

如便闭加玄明粉，如口臭加石膏，大解后除牙皂，加白术、茯苓，以不畏寒为度。

稀涎散

皂角四挺，去皮弦，炙白矾一两，或加藜芦。

考古简便方云：治重舌、木舌，肿满强硬，或疼不止，不能言语，宜用粗针线扎箸头上刺患处，甚者数十刺。只针舌尖及舌两傍、舌中心及舌下俱不可针，犯之令出血不止。而刺出之血，以红色者为毒轻，紫色者重，黑色者最危。仍以蒲黄研末擦舌上，即消。舌或胀大肿硬，即时气绝，名为翣舌。翣，衫，入声。翣，蔽棺之饰，谓如翣之蔽手棺上也。用皂矾不拘多少，焙新瓦上，以火煅成红色为度，放地候冷，研细，搽舌上立愈。重舌、木舌皆效。舌肿满不能出声，以梅花冰片研烂敷之，或以食盐、百草霜共为末，井水调敷即效。

男澍谨识

【评析】陈修园《医学三字经》云："人百病，首中风，卒然得，八方通，开与闭，大不同。"中风之症，古称大证，历代医家皆列为第一重证而高度重视。后世医家有真中风和类中风之争者，实皆所论之标本和侧重点不同而已。平素如有五脏不平，虚风内扰，则多易感召外风侵入。

本案患者即素蕴痰热，风从廉泉而入，"内涎召外风，外风挟内涎"，因而发为牙紧舌胀之中风闭证。经云"其高者，因而越之"，故以白矾调水，探喉取痰，果然痰涎呕出后当即取效，而舌缩开声。然伏痰内蕴日久，大便数日未通，故仍反复发作，继用疏风化痰及雄黄解毒丸通腑泄浊，以除病根。文后所附谢先生自创霹雳劫巢汤，则以草乌之性味辛烈雄悍，佐以麻黄、细辛之辛燥通阳破阴，又以天南星、牙皂、半夏、竹沥、姜汁豁痰，全蝎、僵蚕息风祛痰，雄黄搜风辟秽，共奏豁痰搜风之效。

牙紧咽肿

傅妇，叶孕四月，恶寒体木，咽肿牙紧，付外科医治，内服外敷，直至声音不出，汤水难入。危急之顷，商治于余，其意中仍泥为痈毒之病，其延余者，欲决生死，非求治也。诊得脉来浮滑，身中麻木畏寒，悉是风痰为病。盖风邪中上，故多有咽喉上痹之症，此与前案治品翁内人牙紧舌胀相符。余令将外敷之药洗去，先与稀涎散调水灌之，涎出口开。更有奇者，视其舌下另生一齿，观者数十人，咸称从未见闻。其齿大如枣核，摸之棱指，按之似痛，遂以白矾、肉桂末点于舌下齿旁，立时取落，敲之即碎，外黄内白，遂乃开声。疏以驱风消痰之方，二剂而痊，胎亦无恙。然意谓向治品兄内人舌下之虾眼固奇，今治惠先兄室人舌下之鬼齿，则又更奇矣。究皆风涎所生，可见风无定体，其为病之变态，人难测识，类多如此。

附方

防风　荆芥　薄荷　胆星　桔梗　僵蚕　白芷　矾石　甘草　姜汁　竹沥

稀涎散　方见前本门牙紧舌胀。

【评析】麻木本为临床常见之症，一般而言，麻多属气虚为患，而木多为风痰瘀血。患者脉象浮滑，浮为风，病在上、在表，滑为痰象。风为阳邪，与痰热互结，蒙蔽上之清窍，故发为牙紧咽肿，治疗当以清热豁痰为关键。

稀涎散有多种版本，组方不尽相同，但不离半夏、皂角、藜芦及明矾等味，方药虽然略有不同，而辛苦豁痰宣泄的方法却无二致。如金元四大家之一的张子和即擅用汗、吐、下三法，谓"汗吐下三法该尽治病"。他在《儒门事亲》中称，稀涎散主治"膈实中满，痰厥失音，牙关紧闭，如丧神守者"。

出奇之病，须用出奇之方。本案方中桂能散风，矾能消痰，故用之即安。稀涎散类探吐方在前案牙紧舌胀以及痛厥门中食、风火门牙关紧闭、缠喉风，痰饮门咽喉壅塞诸案都曾经用过，宜参看。临床所见，稀涎散多用于风痰阻闭中风不语以及喉痹（即急性扁桃体炎）等症的急救。谢先生用瓜蒂散、稀涎散、葱豉汤、淡盐汤、莱菔子末、生姜汁、葱白酒、雄黄丸等探吐方的经验，应该引起今天足够的重视。

至于其后用药，则以荆芥、防风发散风寒，白芷、僵蚕温凉相配而消肿散结，桔梗载药上行，以开喉痹，胆南星清热涤痰，矾石消痰逐水，甘草解毒，兼以顾护中州，姜汁、竹沥合用者，乃古方治痰在经络髓窍之一贯用法。风无定体，痰多怪病，此案亦可见一斑。

偏头风痛

汪亮辉，年逾五十，患偏头风症，自汗不止，脑中觉有冷涕一阵，自鼻而出。医人不识，与苍耳散，盖错认鼻渊症也。汗愈大，涕愈冷，痛愈甚，又与真武汤，盖误作阳虚头痛也，渐至火升便艰。更医，又与茶调散，满头筋胀，二便阻滞。盖不识虚实内外之风故也。考虚风内动之症，仲景以后，罕识其旨。唯近代天士叶氏，养肝息风，颇得其法。今此症脉左浮大，风居空窍，扰乱不息，头汗不止，是为内风虚风可知矣。夫风气通于肝，必养肝之中佐驱风之品。然头脑空窍，隙隙颇多，最难尽逐。必兼佐以堵塞之义，则空窍之风，无隙可乘。乃仿《金匮》侯氏黑散，内取桂枝、牡蛎、菊花驱风填窍，更取叶氏养肝息风之法，如首乌、黑芝麻、金钗、钩藤、桑叶、荷叶之属，不数剂诸病如失。此症余经验颇多，向未发明。学者鉴此，当知治法矣。

【评析】此案偏头风痛最易辨为风寒与阳虚之证。乍一看"偏头风症，自汗不止，脑中觉有冷涕一阵，自鼻而出"，似乎风寒表证；再看"汗愈大，涕愈冷，痛愈甚"，似乎阳虚内寒之证。当此虚虚实实之际，方显医者辨证功力。

本案辨证治疗颇有巧思，一妙在辨证得宜。虽云"高巅之上，唯风可至"，谢先生却独具慧眼，既不认为风寒，也不认为阳虚，而是抓住"脉左浮大，头汗不止"之主症，缜密分析病机。人体左侧为肝肾气化之基，为阴血之本。左脉浮大者，浮不仅为风，亦为虚，大则为虚，为阴虚阳浮，阳不敛阴，所以"自汗不止"，最终得出"肝虚内风"之正确结论。

二妙在用药得宜。侯氏黑散出自《金匮要略》，组成为菊花、细辛、防风、白术、人参、当归、川芎、茯苓、桔梗、干姜、矾石、牡蛎、桂枝等，主治"中风四肢烦重，心中恶寒不足者"，《外台》用以治疗风癫。菊花秋生，得金水之精，制火而平木，木平则风息，火降则热除，故以为君。防风、细辛以祛风散寒，人参、白术以补气，黄芩以清肺热，当归、川芎养血，茯苓通心气而行脾湿，桔梗和膈气，姜、桂助阳分而达四肢，牡蛎、白矾酸敛涩收，又化顽痰。加酒服者，以行药势也。组方的关键在于疏风与填窍并行，边疏风，边填窍，使风无空隙可留。本门后案肠风下血也曾用本方。学习侯氏黑散当结合《金匮要略》风引汤，比较两方临证应用之异同。我治中风后遗症针药结合，亦曾有此二方的验案数则。古方的临床疗效不可忽视。

脑鸣肢痹

赵近仁，年将五十，须鬓已苍。左臂自肩臑肘胛，麻木不舒，脑中鸣响。医者见其满面油光，饮食如常，辄称其气血之华。谁识真阳外露，肝风内鼓。所服之药，不出独活寄生汤之法，欲为驱风，适以招风，乃由平时不讲内外之风故耳。即有进以八珍之属，冀其血行风灭，无如杯水车薪，不济所事。且值冬初，寒风凛冽，木叶尽脱之际，渐显头眩、耳鸣、肢堕等症。余诊脉象缓大，知水不濡木，肝风始张，肾气将腾，卒倒、痱中之日来矣。授以河间地黄饮子加鹿茸，大剂煎服，欲其火归水中，水能生木。兼制扶桑丸，用以流利关节，祛湿润燥。服至腊月，肢体劲强，神采内蓄，自觉神魂返宅。适因岁暮，停药未进，故头眩虽息，而脑鸣未止。应知髓海难充，亦功亏一篑之过耳。

地黄饮子

地黄　巴戟　山萸　苁蓉　附子　肉桂　石斛　茯苓　菖蒲　远志　麦冬
薄荷　五味　姜　枣

【评析】改革开放以来，随着物质生活水平的提高，脑中风的发病率逐渐提高。临证常见一些老年人两颧潮红、油光满面，人美其气色颇佳，孰知此乃肝肾阴亏、阴虚风动之中风先兆。人身的气化升降，左为血分，肝肾所司；右为气分，脾肺所主。中风偏枯，其病机不外人体两侧阴阳气血失去平衡所致。临证所见，发于左者大多体型偏瘦而面色潮红，发于右者大多体型丰胖而惰急嗜卧，这是由于先天禀赋有左右气血的偏盛偏衰造成的。本案病发于左而须鬓早苍，素体阴亏可知。病机为肝风内动，虚阳上扰，所以有脑鸣、肢痹症状。独活寄生汤补气血，散寒湿，其性多燥，于本案显然不宜。

地黄饮子出自刘河间《宣明论方》，主治："舌喑不能言，足废不能行，此谓少阴气厥不至，急当温之，名曰痱证。"其组方特点是滋肾阴、温肾阳，阴中求阳，由下而上，开窍启闭，方义有金匮肾气丸的影子，主治下元亏虚、痰浊上泛的喑痱、厥逆、语声不出、足废不用等症。"喑"即舌强不能言，"痱"即足废不能用。本案谢先生再加一味血肉有情之品鹿茸，直入督脉以填充髓海。扶桑丸系出胡僧所传古方，由黑芝麻、嫩桑叶二味炼蜜为丸，具有滋养肝肾、祛风乌发之作用。本门还有"喑厥风痱"一案，亦用地黄饮子治之，宜互参。

肠风下血

王惠阶，年壮形伟，大便下血，医治半载，以平素嗜酒，无不利湿清热以止血，如地愉、柏叶、姜、连之类，服之不应，厥后补中、胃风、四神之属，投亦罔效，求治于余。诊脉小弦，大便或溏或泄，不及至圊，每多自遗。其血清淡，间有鲜色，更有奇者，腹中无痛，但觉愊愊有声鼓动。因悟此必虚风内扰，以风属无形有声，与经旨久风成飧泄吻合。且脉弦者，肝象也，肝风内动，血不能藏故耳。因与玉屏风，重防风，加白术，乃扶土制木之意，更加葛根，辛甘属阳，鼓舞胃气，荷叶仰盂象震，挺达肝风，迭投多剂。其症一日或减，越日复增，轻重无常。予思虚风内动，按症投剂，疾不能瘳者，何故？潜思累夕，不得其解。忽记经有虚风邪害空窍之语。盖风居肠间，尽是空窍之地，非补填窍隧，旧风虽出，新风复入，无所底止，故暂退而复进。乃从《金匮》侯氏黑散驱风堵截之义悟出治法，填塞空窍，将原方加入龙骨、石脂，兼吞景岳玉关丸。不数日果获全瘳。

侯氏黑散

菊花　防风　白术　桔梗　人参　茯苓　当归　川芎　干姜　桂枝　细辛牡蛎　矾石　黄芩

玉关丸

灰面　枯矾　文蛤　五味　诃子

【评析】《伤寒论·伤寒例》云："始表中风寒，入里则不消矣。"风邪初始伤于皮毛，久则稽留于体内不出，为祸非浅。"邪风害空窍"，凡五官、肠胃、子宫、肛门皆是风邪为患之所。人知风邪可致鼻涕、咽痛、咳嗽、自汗等症，而不知风邪内陷亦可导致手足心热、困倦乏力、月经前期、量多以及腹泻便溏、便血。本案便是风邪内陷于下焦肠道致便血之证。

《张氏医通·下血》云："盖肠风所下之血，清而色鲜，四射如溅，乃风性使然，《素问》所谓久风入中，则是肠风飧泄是也……"又云："肠风下血，其血另作一派溅出，远射四散如筛，肠中作痛，乃阳明气冲热毒所作也……色鲜紫者为热伤阴络……色稀淡者为脾虚……色瘀晦者为积血……"大法："下血虽曰大肠积热，亦当分虚实，不可纯用寒凉，必加辛散为主。久之不愈，宜理胃气，兼升举药，故大便下血多以胃药收功，不可使用苦寒。"

患者下血色清淡而急迫，质淡为虚，急迫属风，风木没有克乘脾土，转而向下行疏泄之令，故而无痛。根据上述石顽老人所引大法，谢先生初用玉屏风，重用白术，加葛根、荷叶，虽因脾虚而设，但未用苦寒，且辛散不足，故而病症增减无常。后以侯氏黑散祛风填窍，加龙骨、石脂及玉关丸者，乃散涩宣收并用之意。玉关丸出自《景岳全书》，原方主治"肠风血脱，崩漏带浊，诸药难效者，以及久泻久痢，滑泄不止者"，用于此案，斯为正治。

喑厥风痱

俞昌太，初病恶寒发热，继则热而不寒，喜睡羞明，二便略通。医以为外感，进败毒散，症变热炽谵语。又以为瘟疫，投达原饮，症变神识昏迷。更医，断为虚脱，与理中汤，舌胎干黑，肢体若僵，绝食不进。家人治棺待毙，姑延一诊，以决卒期。诊得左脉沉缓，右脉数急，面黑目赤，昏昏嘿嘿，耳聋不知所问，上部扪之觉热，下部扪之觉冷。统计之，有似水衰火炎之象。细视左肢微肿，扪之觉有痛色，于是知为风邪所中，误治而至此也。法参喑厥风痱之例，以地黄饮子，服至二日方醒，七日全愈。

地黄饮子　方见前本门脑鸣肢痹。

【评析】考《伤寒论》第 3 条："太阳病，或已发热，或未发热，必恶寒、体痛、呕逆，脉阴阳俱紧者，名为伤寒。"第 4 条："伤寒一日，太阳受之。脉若静者，为不传；颇欲吐，若躁烦，脉数急者，为传也。"第 5 条："伤寒二三日，阳明少阳证不见者，为不传也。"案中"恶寒发热"应属太阳伤寒，"继则热而不寒"，显然已经传入阳明经。寒邪闭郁，正气郁而化火，壮火食气，于是困乏嗜睡；木主生发，其气温升，受寒邪遏制，则木火内郁，于是畏光羞明。幸好患者虽然年老，但体质尚佳，外邪传经后并没有出现阳明腑实证。这时候以为仍是表证而用败毒散，却是刻舟求剑了。败毒散辛温发散不效，阳明燥热反增；转而求诸达原饮，苦寒辛燥并用，仍然无效，并且导致热更重而蒙蔽心神；再用理中汤大辛大热之药，内热壅盛至极。左升右降，左肢微肿是气不升，且上热下寒，正如先生所见，有似水衰火炎之象。从本论治，所以用地黄甘寒补水益精，五味酸温、麦冬甘凉，补金生水，山萸肉酸温，敛肝护阴以息内风，茯苓甘淡、石斛甘寒，补胃生津，苁蓉咸温、附子辛热、肉桂辛甘，温养下元，菖蒲苦微温、远志辛苦微温，祛痰且芳香可通心窍，巴戟天辛甘温，祛肝肾风邪，薄荷辛凉以疏解郁热，姜、枣配桂、附又可去内伏之寒邪，同时茯苓有从阳引阴之功，桂、附有引火归原之效。

四肢抽搐 二条

何允中，年二十，两腿疮毒，脓水淋漓，医治半载，内服外敷，愈加浮烂。一日忽微热，身体抽掣，两目上瞪，喉中痰响，全似小儿惊风之形。请余视之。方诊脉，其老妪捧药一碗，辛散异常。诊毕，问所捧何药。系大秦艽汤也。余掷之于地。遂疏理阴煎加黄芪、附子，大剂与之。连服两剂，而眼已不戴，身已不强。随服十全大补汤数十剂，疮毒全愈。然此症实有天幸，倘不遇余，大秦艽汤已投之矣。盖医者只知风邪为害，不知风从何来。彼其阴血先已失守，津液枯涸，筋脉不荣，阳气不藏，是为阴阳两竭之候。此际收摄已晚，尚堪辛散耶。况古云：治风先治血，血行风自灭。不但疮家，凡误汗、失血、泄泻、痘疹，以及产后、老弱、小儿诸人，此症最多，皆当审察。

十全大补汤　方见卷一伤寒门同病异治。

理阴煎　方见卷二虚寒门误表戴阳。

【评析】本案属于血燥生风之例，非真中风证，而前医以为中风，误治以至于此。半载之疾，以病程日久计，也应为气血耗散而血燥风动无疑了。大秦艽汤出自刘完素《素问病机气宜保命集》，其组成为川芎、独活、当归、白芍、石膏、甘草、秦艽、羌活、防风、白芷、黄芩、白术、茯苓、生地、熟地、细辛等，其方意是在四君子补气、四物养血的基础上加祛风清热之剂，主治中风"外无六经之形证，内无便溺之阻隔，手足不能运动，舌强不语"之中经络症，用之适当，诚有良效。然终究有辛散之风药，于素体阴亏之证究非所宜。先生认为："盖医者只知风邪为害，不知风从何来……收摄已晚，尚堪辛散耶。""治风先治血，血行风自灭"，故书理阴煎加黄芪、附子巫治。此案血虚为本，邪风为假象，虚虚实实，最易混淆。当此人鬼关头，谢先生独具慧眼，生死立判。其论述风药之禁，谓"凡误汗、失血、泄泻、痘疹，以及产后、老弱、小儿诸人，此症最多，皆当审察"，实属确论，当为好为辛燥妄用风药者诫！

理阴煎出自《景岳全书》，主治"脾肾阴阳两虚，喘满，呕逆，泻痢，腹痛，经迟"。功效"滋补脾阴，温运胃阳，托散表邪"。本方属于刚柔相济之法，在临床中具有广泛的用途。

吴承先令爱，体素羸弱，勤于针黹，忽浑身战慄，牙关紧急，舌可略露，口不能言，时露抽搐角弓之状，寒热悉无，小水仍利。疏风解表之药不效，病经两日，其势渐危。诸医见大便未通，欲行攻下，未决。余至，众皆推治。诊之，脉来缓大，方思议间，手足抽搐，角弓反张，牙关紧急，两目翻视。诸医告退。窃此症其来甚暴，应知暴病非阳，且无寒热，决非三阳实邪。若果外邪固闭，其人早已昏迷不醒，安得清明若是。此必血虚风中，筋脉痿疭无疑。与大剂十全大补汤，重肉桂、加附子，急进，抉齿灌入，俾得略睡，其势稍止。昼夜一周，进药三剂，乃得口开能言。然犹微搐，共进十余剂始安。

【评析】本案的辨证关键，一是"体素羸弱，勤于针黹"，这是发病的重要条件；二是"此症其来甚暴"，暴病非阳，断定绝非三阳实邪；痿疭是神识尚清，而不是昏迷不醒，断定"此必血虚风中，筋脉痿疭无疑"。其治疗方法，既然病机是血虚中风，就用气血双补的十全大补汤为主，重用肉桂以疏风温经；病情急骤，属阴非热，于是再加附子以温阳散寒，宣通经脉。

　　附　厥后，郭永明老年独子，稚龄体弱，深夜看戏回家，立时即病，悉同此症，明是血虚风中。余与前药，畏不敢进，竟争疏风化痰，兼进法司符水。分明可生之症，竟至不起，诚可惜也。须知阳邪之发，其来必渐，阴邪之发，其来必骤，人鬼关头，先具成见，况闭症多握拳，脱症多撒手。又凡中症，有中腑、中脏、中血脉、中经络之殊，有真中、类中之别。若不平时领会，岂不害人于冥冥中耶。

　　十全大补汤　方见卷一伤寒门同病异治。

【评析】治病之难，难在识病。如果不是平时揣摩有素，临证时就可能手忙脚乱。治疗的方向稍偏还是小事，南辕北辙就会铸成大错了。"暴病非阳，久病非阴"，"阳邪之发，其来必渐，阴邪之发，其来必骤"，是临床中一个重要的判断原则，应该时刻记取。

肝风胎痫

　　傅海翁之媳，于归匝月，时值暮春，忽然仆地，眼翻口噤，两手握固，半晌方醒，已而复发。他医认为痰火闭窍，进大黄、槟榔、菖蒲、桃仁之属。治经半月不痊，众皆束手，延余诊治。

见其唇红面赤，脉沉实而滑，问得饮食间微若有呕，因称贺。海翁惊问。余曰：令媳之症乃胎痫，怀孕使然，因其体素有火，即误服破泻之药，而体坚病实，亦无大碍，不治并亦无妨，但得药早愈，免合室惊惶耳。因以四物加枯芩、半夏与之，仍然发闭。病者瞑目，口中呓语曰：我要银子还，不然，我要索尔命。众议此必邪祟所侵。又见其两手撮空，循衣摸床，皆曰：昨谢某在此，妄言胎痫，今已将危，何不延他一视。慌忙来寓，急延余往。余曰：早言胎痫小恙，何必如此大惊。此女肝家枯燥，此刻胎中正肝经主事，肝藏魂，血燥神魂不安，所以目中见鬼，口中乱语。又肝属木，木喜摇，所以手循摸耳。今吾以收魂药招之镇之，的可痊愈。疏方与服，数日未发，然不可停药，停药数日，往往复发如前，竟服至足月方已。后获弄璋，肥大之甚，母子均安，众称良治。

附方

首乌　胡麻　茯神　枣仁　钩藤　小麦　菊花　法夏　麦冬　金银汤代水煎。

大凡中风、中痰、气厥、血厥，病虽起于仓卒，决无屡发不愈。兼之妇科患此，即不论脉与症，亦当拟度其胎，况有脉可凭，有症可据，有因可问，是以预许为胎病之疾。今方中具有收魂、养神、镇惊、消痰、补虚、润燥种种妙用，全无方书所用胎药，一概出乎心裁。

男澍谨识

【评析】本案患者乃血虚体质，内风导致了胎痫。胎痫又称子痫，属于妊娠期癫痫一类病症。滑为孕脉，沉实而滑，是肝血虚而痰热内蕴的表现。"肝藏魂，血燥神魂不安，所以目中见鬼，口中乱语。又肝属木，木喜摇，所以手循摸耳。"因而用四物养血，黄芩清热，半夏化痰。半夏为妊娠期慎用之剂，今人多畏用，其实，"有故无殒，亦无殒也"，虽屡经用药而母子平安，足资借鉴。

附方是善后之法。方用首乌、胡麻滋阴润燥，养肝肾精血，钩藤、菊花平肝息风，茯神、枣仁、麦冬滋阴养心安神，且茯神与半夏共用，有健脾化痰之效，小麦补中气而制肝逆，以金银汤代水煎者，制约诸药之温燥，兼以凉胎中热毒，热去则胎安。根据前人经验，本病发生在胎孕期，由于血虚生风所致，虽然养血补阴可以消除症状，但由于胎儿不断汲取母体营养，造成血燥生风病机，所以停药即复，难以彻底治愈，必须产后方可彻底痊愈。

肝风眩晕

姜吉甫翁令正，据述今春分娩，得子甚小，患胎风症，不育。今秋燥气异常，患咳者比比，及大雪，正值肾阴当权，得咳嗽气促畏寒之恙，每临夜两颧赤如火烙，认为寒邪外束。与以疏散之药，数日未效，然亦不介意。偶于五鼓时忽然眩晕，四肢如麻，倏时冰冷，人事默默，胸紧气促，喉内痰鸣，逾时方醒，醒而复发。医者认为虚寒痰厥，进附、杞、陈、半之剂，未中。

余见其形体清瘦，脉来弦数劲指，问知数日不寐，寐则口中乱语，且睡中每多惊怖，如坠于地，唇舌二便如常。因谓曰：尊阃之体，肝火太旺，以致血燥无以荫胞，所以胎小而多风。即今之病，亦属肝风之症。夫人之一身，心高肾下，水火固不相射，然须相济。经曰：君火之下，阴精乘之。今元阴浇薄，何供所乘，所以火愈炎、木愈燥、风愈张，风火相煽，心主缭乱，而人事眩晕矣。

治法发散、攻下、温补诸方，皆不相宜。发散而火愈升，攻下而阴愈亡，温补而阳愈亢。即补水之剂，亦后来调养之法，施于此际，殊属迂远。大约木喜条达，风宜静镇，火宜滋润，遂其生发之性，不令抑郁枯槁，使守其常而不变。吉翁闻余议，颇不以为非，促令疏方，连进数剂而愈。

附方

当归　白芍　丹参　丹皮　桑叶　川贝　柴胡　薄荷　枣仁　黑麻　洋参　麦冬　天冬　甘草　金银煎汤。

越旬日，人事清健，诸病顿除，更委善后之法。余诊毕论云：尊阃玉体清瘦，脉来尺涩关弦，夫涩者，血虚也，弦者，肝燥也。至于形质，在五行之中，禀木火而生者，其为人也性急，主正直，主多惊，主多怒，主善忧，主善敏，种种不一。大抵木有凋谢之日，又有生发之期；火有遏止之时，又有炎威之候。而火生乎木，木又畏火。前此之眩冒，肝风张也。吾不用驱风之药，但取养肝润燥之品，既已呈效。今嘱善后，所云补水之剂，可参用矣。诚能怡情善养，药饵平调，滋润苞根，不使枯槁作燃，即保无虞。管见酌方。后如叶梦，即当赐音召诊。

附方

地黄　人参　麦冬　茯神　当归　生芍　枸杞　葳蕤　阿胶

【评析】胎儿弱小不能存活，是母体血虚不能荣养，说明患者素禀木火体质。产后气血大伤，自当温养。但养生讲究顺应天时，春夏养阳，秋冬养阴。秋天气候异常，燥气猛烈，更应该时时注意顾护肺阴。不尔，冬天外寒束闭，火气聚于内，销铄津液，就造成了以上症状。

传统医学的生理中，心与肾犹如离坎二卦，心为火，但一点真阴居其中，肾为水，却一点真火在其间。心火需要下行，肾水需要上升，这样心肾相交的状态，称为水火既济。而水生木以济心火，尚需引土克制，使水专心生木，万物不克不生也。同理，金木生火、火金生水、水火生土、木土生金。大约五行六淫都有各自的特性，中国传统医学就是建立在这个基础上的。不能深刻体会并熟练应用这些原则特性，就很难进入传统医学的殿堂。

临证之际，辨证最难。感受外邪，风寒"怫郁"肌表，亦会出现面色红赤，如《伤寒论》第48条"设面色缘缘正赤者，阳气怫郁在表，当解之熏之"，正是此例。前医不辨，一见"两颧赤如火烙"，即轻率地"认为寒邪外束"，而未重视其"每临夜"发作，此为阴虚关键，误"以疏散之药"，以实治虚，遂致变症百出。谢先生观其"形体清瘦"，瘦人多火，清瘦者，水常不足，此为肝肾阴血不足之质。再加上"脉来弦数劲指"，弦为肝脉，数为火邪，劲指为水不足而火有余。经云"诸风掉眩，皆属于肝"，肝肾阴液不足而虚风扰动，故发为眩晕之症。至此，病机已无疑矣。

患者误进风药，遂致阴虚阳亢，肝阳暴涨，故治标之疏散风火与治本之补阴固精合为一方。方以归、芍、黑芝麻补血，丹皮、桑叶凉肝，柴胡舒肝，川贝润肺平肝，天冬、麦冬润泽益肺，甘草补脾益营，酸枣仁、丹参凉心安神，标本兼治。善后更以柔润补阴之法，终收全功。

肝风撮指

杨桂生，初起呕吐，继而呵欠甚长，腹中绞痛，难以名状。身摇心振，十指紧撮，自谓爪掐肉痛，头汗气蒸如雨，发经片时，已而复发。日延数医，用尽驱风化痰之药，而无效验，咸谓方书罕见，决无治法。

余诊其脉，沉伏中忽显弦数，弦数中忽然沉伏。诊毕，一医旁问曰：先生，此何病也？余曰：木强土弱，肝风病耳。试观疟之初发，始必呵欠，今呕吐、呵欠、腹痛，显系土衰，木往乘之，所以胃中不能容谷，肝阴被火所劫，是以筋急而牵引撮紧。但肝为刚脏，一切逐风辛散之药，反能助火劫阴，岂非愈加其病？况风热虽一，而木属有二。若病在少阳甲木之风热，固当仿小柴胡之制，今病在厥阴乙木之风热，又当变通小柴胡之制，仿喻嘉言先生所谓丹田有热、胸中有寒之例治之，二剂而愈。

附方

桂枝　白芍　柴胡　姜夏　黄连　干姜　胆草　山栀　甘草

【评析】人身五行，难得平和。木能疏土，木强而土弱，则木常乘之，因而肝脾不和为临床之常见证型。本案患者为肝强脾虚之质，肝为厥阴，包藏相火，脾虚肝乘则寒热错杂，腹中绞痛为寒凝气阻，头汗如雨为胆经伏热。"胃中不能容谷，肝阴被火所劫，是以筋急而牵引撮紧"。肝为刚脏，体阴而用阳，阴虚则"身摇心振，十指紧撮"。"沉伏中忽显弦数，弦数中忽然沉伏"，乃寒热起伏之象。所以用小柴胡汤合黄连汤加减化裁。方以柴胡提出郁热，桂枝疏肝散邪，白芍柔肝，半夏、黄连降逆止呕，干姜温脾化饮，甘草和中缓急，胆草、山栀苦寒泻火。观此案亦知谢先生精于伤寒方药，并能融会贯通之，一纸处方而桂枝汤、小柴胡汤、柴胡桂枝干姜汤、栀子甘草汤等方意皆见，又岂仅"变通小柴胡之制"乎？非平素精熟于胸中者，何至于此！

附：　　　　一　得　集

四肢拘挛

周秋帆茂才内人，怀孕数月，一日周身痛痹，四肢拘挛。肌肤及手指掌皮数变如蛇蜕之形，惊痛交并，恐成废疾。余诊脉得浮大，按浮为风，大为虚，此营卫不固，血虚风袭之候也。原中风有中腑、中脏、中经络血脉之分，故见症各著其形。今起居如故，饮食如常，外无六经之形症，内无便溺之阻格，唯苦肢节间病，风中血脉奚疑。处以当归四逆汤，当归重用，佐以一派祛风之味。连四剂而愈。

当归四逆汤　方见卷二虚寒门寒毒中脏。

【评析】痹证有多种，此案痛痹当为血虚寒盛所致。寒性凝滞而牵引，故"四肢拘挛"。《伤寒论》第351条当归四逆汤主治"手足厥冷，脉细欲绝者"，本案病机实与此同。诊得"脉浮大"者，"浮为风，大为虚"，怀孕期间，"营卫不固，血虚风袭之候也"。当归四逆汤即桂枝汤去生姜，倍大枣，加当归、通草、细辛。当归甘温，养血和血；桂枝辛温，温经散寒；细辛温经散寒，助桂枝温通血脉；白芍养血和营，助当归补益营血；通草以畅血行；大枣、甘草益气健脾养血，大枣既合归、芍以补营血，又防桂枝、细辛燥烈大过而伤及阴血，甘草兼调药性而为使药。全方温阳与散寒并用，养血与通脉兼施，温而不燥，补而不滞，正符本案病机。妇人以血为本，尤其妊娠期间，不可过用损耗之剂，故当归重用，佐祛风之味，速战速决而中病即止。

　　　　　　　　　　　　　　　　　　　　　　　　　　　　　（赵红军）

头 痛 门

肝肾阴虚

黄锦盛，头左大痛，医以为偏头风，凡疏风清火之药，服之其疼愈甚。观其脉盛筋强，纵欲必多，以致水因下竭，而火愈上炽。宜养肝以息风，滋阴以潜阳，仿仲景济阴复脉之例，参入嘉言蓄鱼置介之法，与何首乌、阿胶、胡麻、麦冬、白芍、菊花、桑叶、牡蛎、龟板，药下其痛立止。唯其房劳不节，加以服药不坚，宜其愈而复发也。凡阴虚头痛之症，法当准此。

【评析】人身左为肝肾所主，以阴血为本。患者脉盛筋强，是先天禀赋丰厚。但恃其体健，纵欲必多，阴易耗散，阳常秉令，以致水不涵木。所谓乙癸同源，木生于水，现肾水虚竭，肝木遂失其所养而为病。前医不查左右之分、虚实之别，率意投以疏风清火之药，是以实治虚也。疏风清火之药性多燥烈，故导致阴血耗伤而疼痛亦甚。处以滋阴潜阳、蓄鱼置介之法，药用首乌、阿胶、龟板滋肝肾阴血，胡麻、麦冬滋阴润燥，白芍柔肝，牡蛎收敛，桑叶、菊花凉肝息风，药证相应，故其痛立止。忆昔年吾曾治一冯姓青年，少年纵欲过度，以至颜面潮红，头痛腰痛皆发于左，即用此法取效。

中风门有"偏头风痛"汪亮辉案，以及"肠风下血"王惠阶案，谢先生以侯氏黑散取效，可与本案参照学习。

蓄鱼置介之法见于俞嘉言《寓意草》一书中"论金道宾真阳上脱之症"及"金道宾后案"两案，值得效法。

清阳不升

曾魁星，六月由家赴湾，舟中被风寒所客，恶寒头痛。连进发表，头痛愈甚。又与归、附、芎、芷之属，痛愈不耐，呻吟床褥，同事中见表之加重，补又加重，且有呻吟不已之状，莫敢措手。余诊之，脉来浮缓，二便胸腹如常，问其所苦，仅云头痛，问其畏寒，亦唯点额，又问饮食若何，则曰腹中难过，得食稍可，又不能多食，所以呻吟也。余曰：此中气大虚，清阳不升，浊阴不降，以致头疼不息。过辛过温，非中虚所宜。本宜补中益气，则清阳可升，浊阴自降，而头患自除，中虚自实。但因前药辛温过亢，肾水被劫，故舌苔满黄，小水短赤，故用益气聪明汤，果一剂而愈。可见医贵精思，不可拘泥也。

益气聪明汤

黄芪　人参　白芍　甘草　黄柏　蔓荆　升麻　葛根

【评析】本案与上案全在外感与内伤之辨。风药可以升阳，补气亦可升阳，全在辨虚实二字。医者以外感治内伤，犯虚虚实实之戒。"脉来浮缓"者，浮为虚，为病邪趋上，缓为风，为中气不足。询得"腹中难过，得食稍可，又不能多食"者，此更为中虚之明证。因中虚，故索食而得食稍可，但得食后浊阴不降，清阳不升，故又"头疼不息"。当此时也，本当用补中，因肾水乏、虚火亢，故变通处之。益气聪明汤从补中益气汤变来，"益气"者，本方有补益中气作用，"聪明"者，为使视听灵敏、聪颖智慧之意。本方多治五官之疾，李东垣本人在当时即以擅治耳鼻喉科闻名。方用黄芪、人参、炙甘草补中益气，升麻、葛根升发清阳。因"过辛过温，非中虚所宜"，故去柴胡之劫阴；归、橘温燥，加蔓荆、葛根凉而升散，不致助火；白芍酸敛固阴，佐黄柏之寒以泻浮游之火。如此则"清阳可升，浊阴自降，而头患自除"，故一剂速效。若拘于痛证无补法者，误矣，可见谢先生深得东垣心法。

痰火上攻

傅璜生，苦头痛，呕吐黄水胶痰，口渴喜饮热汤，发热恶寒。诊得寸口洪滑，此诸逆冲上，皆属于火之症。因令先服滚痰丸，继服小承气，一剂头痛如失，呕吐亦止。外症反加热象，目赤鼻干，小水短赤，咽喉作痛，口渴喜热。细察之，悉属阳明之火，其喜热饮者，同气相求之义，有非中寒者比。遂与竹叶石膏汤加茶叶，一剂诸症方清，后与六味丸调理而痊。可见医之为道，权变在人，倘入庸手，见其恶寒呕吐，错认外感，误投散剂，其火岂不愈升乎。又如口渴喜热属寒之论，要未可胶柱而鼓瑟也。

【评析】头痛而吐痰，是痰证的表现。呕吐黄水胶痰，是热痰的证候。因体内郁火邪热伤及阴液，故痰结聚似胶。本案辨证的疑似点在于"口渴喜饮热汤，发热恶寒"二句，初看似为内外皆寒，谢先生细察其蛛丝马迹，诊其脉"寸口洪滑"，滑为痰，洪为火，此为痰热郁闭于肺胃之象。痰热郁闭则营卫之气不行，故此"发热恶寒"实非风寒外感，最终得出"寒为假象，痰热为本"的结论。由于痰火互结，火逆冲上引发头痛，经攻下痰浊后，气机得以宣通，因而邪热外发，反见种种热象。于是舍症从脉，用竹叶石膏汤清解痰热，六味丸滋阴养液以善后。谢先生所论"喜热饮者，同气相求之意"，与末句批驳俗医一概认为"口渴喜热属寒"，尤为点睛之笔，有重要的临床意义。我曾多次以葛根芩连汤治愈自诉怕冷畏寒、不能食凉的腹泻，但看其舌脉则显示热象，故仍用之而获痊愈。

附　后治张宇山，卒然头痛，因前医误服附桂、理中等药，以致日晡尤甚。诊得寸口洪大，令服大柴胡，倍加大黄，兼进滚痰丸，加茶叶，二剂而愈。按此二症，乃实热挟风寒痰火上攻之患也。

滚痰丸

青礞石　大黄　黄芩　沉香

小承气汤

大黄　厚朴　枳实

竹叶石膏汤　方见卷一伤寒门阳症似阴。

【评析】"百病皆因痰作祟"，痰之为病，随气升降，致病广泛，变化多端，既是病之标，又可以为病之本。滚痰丸又称礞石滚痰丸，出《丹溪心法》，主治热痰胶结诸证。方中大黄、黄芩皆苦寒之品，既以清热，又具荡涤之功；沉香行气，取"人之气道贵乎顺，故善治痰者，不治痰而治气"之意；青礞石质坚而重，经火硝煅后，尤能攻逐陈积伏匿之痰。诸药合用，旨在泻火逐痰，专治实热老痰及顽痰结聚，药简效宏，为治痰名方。方名"滚痰"者，旨在治病求本，斩草除根。今人多畏其峻而鲜有用之者。本方毕竟是苦寒攻逐之剂，临床运用时一定要抓住"痰热胶结"这一根本病机，见舌红、舌苔垢腻而厚、脉滑数有力者，方可用之。见效后须中病即止，不可多服，对于身体虚弱者，则当慎用。急则治其标，缓则治其本，本案仍当滋阴养液以善后。

《证治准绳》在滚痰丸条下论云：痰之为病，或偏头风，或雷头风；或太阳头痛，眩晕如坐舟车，精神恍惚；或口眼眴动，或眉棱耳轮俱痒，或颔腮四肢游风肿硬，似疼非疼；或浑身燥痒，搔之则隐疹随生，皮毛烘热，色如锦斑；或齿颊似痒似痛而无定所，满口牙浮，痛痒不一；或嗳气吞酸，鼻闻焦臭，喉间豆腥气，心烦鼻塞；咽嗌不利，咯之不出，咽之不下，或因喷嚏而出，或因举动而吐，其痰如墨，又如破絮，或如桃胶，或如蚬肉；或心下如停冰铁，闭滞妨闷，嗳嚏连声，状如膈气；或寝梦刑戮刀兵剑戟，或梦入人家，四壁围绕，暂得一窦，百计得出，则不知何所；或梦在烧人地上，四面烟火枯骨，焦气扑鼻，无路可出；或不因触发忿怒悲啼下泪而窘；或时郊行，忽见天边两月交辉，或见金光数道，回头无有；或足膝酸软，或骨节腰肾疼痛，呼吸难任；或四肢肌骨间痛如击戳，乍起乍止，并无常所；或不时手臂麻疼，状如风湿，或卧如芒刺不安，或如毛虫所螫，或四肢不举，或手足重滞；或眼如姜螫，胶黏痒涩，开合甚难；或阴晴交变之时，胸痞气结闭而不发，则齿痒咽痛，口糜舌烂，及其奋然而发，则喷嚏连声，初则涕唾稠黏，次则清水如注；或眼前黑暗，脑后风声，耳内蝉鸣，眼眴肉跳。治之者或曰腠理不密，风府受邪；或曰上盛下虚，或曰虚，或曰寒，或曰发邪。病势之来，则胸腹间有二气交扭，噎塞烦郁，有如烟上冲头面烘热，眼花耳鸣，痰涎涕泪，并从肺胃间涌起，凛然毛竖，喷嚏千百，然后遍身烦躁，则去衣冻体，稍止片时，或春、秋乍凉之时，多加衣衾，亦得暂缓，或顿饮冰水而定，或痛一醉而宁，终不能逐去病根。

可见痰多怪病，诚不谬也。

述　　治

与龚渔庄先生论头风原委治法书

头风一症，古无确论。原风虽属阳邪，实有内外之分、浅深之别，病多委曲，治少精详，且更混列于头痛门，悖谬不可胜纪。唯近代叶氏、黄氏始有头风失明之说。仆鉴头风害目之流弊，颇得其旨，知眼科内外诸障，即方脉科之内外头风也。日者，仁兄语以头风之病，欲为急治，且谓多因饮食失宜，烦劳过度，以致内风为患。足下虽未习医，不啻深于医理者。及今诊脉，益信不诬。

盖头痛一症，或风、或火、或寒、或痰，而脉遂成或浮、或数、或紧、或滑之形。今脉来主绪清晰，丝毫不紊，且来去应指纯静，在叔和则谓六阴永寿之征，在《太素》则称脉清品贵之验，正岐伯所言众脉不见，众凶弗闻。然脉既无病，则内无实据之风、火、寒、痰可知，而其所以头痛者，诚以萦思过度，加以夜坐气升，扰动肝阳，化风内起。夫肝为刚脏，体阴而用阳。又经言：肝为将军之官，谋虑出焉。内因之病，当从此脏悟之。夫肝喜疏泄，故常有梦遗精泄之症。又上盛而下必虚，故见有足寒筋惕之症。且肝阳既已化风内动，必乘阳明而走空窍，故兼有牙龈牵痛之症。窃拟头形象天，为精虚之界，唯风得以居之。夫肝阳伏，则风息而镇静，肝阳升，则风旋而鼓舞。足下之头痛时止时发者，关乎肝阳升伏之故也。《内经》以目为肝窍，内风日旋，肝阴日耗，神水消烁，清窍遂蒙，阳亢阴涸，其明渐丧。然则头风害目之弊，亟宜除之。

仆尝揆人身一小天地。天地不外阴阳以为运用，人身不外水火以为健行。审症当求虚实，治法必从标本。足下水非不足，火非有余，只因肝阳上行逆僭，不肯下伏潜藏。至于用药大旨，不过和肝息风、育阴潜阳已耳。然犹有权宜者，务在识机观变，巧施手眼。风若鼓时，乃标重于本，则兼治标以固本，凡轻清甘缓抑扬之味，不得不为酌投。风若静时，乃本重于标，则当固本以除标，凡介类沉潜柔濡之品，不得不为亟进。审度于可否之间，权衡于化裁之内。必使肾阴上注，肝阳下降，庶几清空之窍，永保光明之旧矣。辱承下问，敢抒蠡测。唯仁兄鉴之。

【评析】传统养生讲求日出而作，日入而息。人体本身就是一个小宇宙，人体的生命活动必须和大宇宙同步进行，才能够顺应天地之道以求永年。

俗语说人如盏灯，子午二时当给灯添油。子时一阳生，午时一阴生，阴阳往返循环，生命才得以生生不息。《内经》上说阳入于阴人就睡着了，阳出于阴人就醒来了，如果不能在子时以前入睡，通宵达旦地干工作或者游玩，那么身上的阳气还没有得到休息就转入下一个循环，这样做的结果就是生命的逐渐透支，这也就是谢先生所说的"水非不足，火非有余，只因肝阳上行逆僭，不肯下伏潜藏"。

　　头痛原有外感内伤之别、虚实寒热之异，外风与内风有别，治标与治本各异，谢先生论"风若鼓时，乃标重于本，则兼治标以固本……风若静时，乃本重于标，则当固本以除标，凡介类沉潜柔濡之品"，以人身阴阳之理与肝脏之阴虚阳亢论其病机，深得五行脏腑病机之妙。读此论可结合中风门之偏头风痛案与本门肝肾阴亏案，以领会谢先生肝肾证治之旨。

附：　　　　　一　得　集

眉棱骨痛

　　夫病有未经临治之症，亦必有未经用过之方。果症奇耶，抑方奇耶。总之，内外之因，变幻不一。未经临治之症，汗、吐、下、消、和、温、清、补八法，凡未经主用者，皆当触类旁通，分经别络为之主用其间，而收捷效者，乃曰善。

　　壬子冬，临治林用礼，心腹气痛，牵引头巅，绵绵半载，犹可治事。偶因用椒炒鸡两块，下咽头痛如破，神昏气喘，不敢稍动。诊得脉如平人，不疾不徐，唯眉棱骨内痛如刀刺，天明痛发，至午如刺，至夜如失。余临症十余载，未尝一遇，即平日所读书中，亦不见载，惭愧实甚。勉从厥阳上冒，鸡性助肝之旨，且痛甚于左眉骨，用息风和阳，两剂不效。更进清肝凉血之剂，亦如故。窃思痛发天明，正肝木旺于寅卯，显属肝火为患，治之不中肯綮，其理安在。

　　复将三阳头痛疆界辨别，计眉棱骨属阳明，阳明者胃府也。经曰：葛根阳明药，柴胡少阳药，于太阳有何涉乎？此三阳之药，治三阳之病，稍逊毫厘，尚无干涉。今眉棱骨痛，果阳明胃火，而主治厥阴，宜乎罔效。乃疏以石膏、石斛、生地、丹皮之属，佐以葛根为使，服之果获痊愈。余甚愕然，怪其速愈也。一日，检阅诸书，适见《张氏医通》于头痛门中，集有眉棱骨痛一条，分虚实两途，并用选奇汤，虚加归、芍，实加葛、膏。又曰：虚而痛者，天明时发，实而痛者，昼静夜剧。此虽与余治验痛发天明属热稍异，足征先贤纂述，用心颇苦。想张氏当日集头痛诸症，特拈出眉棱骨痛一条，多属阳明风热之语，以一时之心裁，启后人之端绪者，多也。若曰分门别汇之症，先贤皆经临治，溯百岁之师，未尝尽遇也。所谓审机之士，不拘于文，通变之才，自符千古，亦视乎人之心思耳。

【评析】本案初起治疗无效，是因为错误判断眉棱骨疼痛为内风所致，因而虽然数易治法，结果仍然无效。后面用葛根辛凉解表，石膏、石斛清解阳明里热，丹皮清血分郁热，佐以生地补精凉血，终获痊愈。

太阳经与少阳经过眉，而在面诊理论中眉又属于阳明，因而眉棱骨痛各家治法不尽相同。其实，头属于清空之窍，唯风可至，因此在疏风的基础上，兼顾患者的体质偏向就可以治愈。

（赵红军）

卷　二

虚　寒　门

寒毒中脏

汤胜参，傍山而居，其地甚小，以农为业。时值暑月，其家腹痛呕吐，老幼相似，已亡数口。病之传染，沿门合境，而邻族中死者病者，更复不少。其戚友以为天灾流行，不相探问，近地诸医，咸远迹不至。及胜参自病，医巫交错，身已将危，始托友求治于余。

至其村，满目凄凉，览其病，舌红口渴，目泛神昏。因问初起若何。其家哭云：起先腹痛呕吐，身热肢厥。余曰：此阴毒也，服何药而至此？乃将前医之方递出，悉柴胡、香薷、芩、连之属。余曰：是矣。不待诊脉，先取药至，疏以附子理中汤，随进附子理中丸，于是汤丸互进，昼夜不辍。次早复视，其浊阴驳劣之逆，赖以潜消，但微阳复返之象，尚属游移，遍身小泡攒发，肤腠濈濈自汗，溅溅发热，脉来浮大，舌赤无津。转方以八味地黄汤加黄芪、五味，大剂缓进。昼夜再周，方得起坐思食，肤泡渐退，遍身复发小硬疖，肤无空隙，乃阴浊之毒内伏而外出也。仍与八味小剂频服。于是合村颠连之家，悉求治于余。

初起者多腹痛、呕恶、发热、恶寒之候，给以藿香正气散，加附桂温中而通阳。有阴寒极甚而格药不入者，与之白通汤，加猪胆汁引导而通阳。有阴寒入于血脉，厥逆无汗者，投以当归四逆汤，加附子、吴萸温经而通阳。种种治法，随症而施。

匝月以来，虽皆安好，然愈而复发，病风尚炽，细揣必有其故。因忆临治以来，各家之茶皆混浊不清，初意以为不洁，久而疑之，因令取冷水一碗，视之其色混浊，尝之其气冷劣，而味苦硬。因叹曰：此地毒也，岂天灾乎。即问水从何出。众曰：屋后山下有土井一孔，历有年矣。亲往视之，满井混浊。余曰：毒也。试问时值六月，本当清泉澄映，况一向酷暑未雨，若非地毒，此水安得混耶。众皆醒悟，咸谓从无混水，今若此，或者山上旧冬所葬新冢之碍乎。嗟嗟乡愚，昔清今浊，显然不识，其斯地之数乎。盖六月天时，阴气在下，人身阴气在内，再逢山脉之变，阴毒侵脏，酿成种种寒症，急令他处掘地取水，并制贯仲、甘草、雄黄、黄土，各用斤许，煎汤一斛，与之皆啜。更经半月，病风遂息。由此观之，凡为医者，水土不可不辨。

　　附　右案方成，有二三同道来寓索览。览毕，问曰：如斯治病，用心苦矣。但胜参之病，子视其舌红口渴，目泛神昏，人多认为阳毒，何能直指为阴毒，而又敢急进附子、干姜乎？答曰：大凡治病，必当始终审察，看书尤宜上下留心。盖此症全因误治而致，非病势之自然也。余初望之际，亦尚骇疑，不得不以问字继之。据述初起腹痛呕吐，身热肢厥，则厥之来也，不为不暴矣。经曰：暴病非阳。其厥为阴厥，已无疑义。况前医既误认其症，肆进苦寒攻散，重竭其阳，逼其虚阳外越，故舌红口渴，目泛神昏，势将立竭，不得不以大剂姜、附急挽残阳而驱阴浊，舍此安从治哉。今诸君仅观俚案明言显语，漫不加察，其何以得经文之妙意乎？又问曰：子辨症敏捷，足征渊源有自，肯与传欤？答曰：自古伤寒诸书，原有内外深浅伤中之别，岂无传乎？要知此症初起，原属内伤直中之例，故厥之来也暴。若外感伤寒传变之症，乃热深厥深，热微厥微，其厥之来也必渐。此阴厥阳厥，最紧关头，务在揣摩有素，庶危迫之顷，一问了然。余于斯道，虽上古经典疑关，达微通元之功，自知未足，而阴阳二义，以静而求，颇为得心。同道曰：适来观案，既得治病之要，复得辨证之诀，更知博古静求之功，请录之以质来者。

　　记读《景岳全书》，有括沙新按云：向予荆人，年及四旬，于八月终初寒之时，偶因暴雨后中阴寒沙毒之气，忽于二鼓时，上为呕恶，下为胸腹搅痛，势不可当。时值暮夜，药饵不及，因以盐汤探吐之。痛不为减，遂连吐数次。其气愈升，其痛愈剧，因而上塞咽喉，甚至声不能出，水药毫不可入，危在顷刻间矣。余忽忆幼时曾得秘传括沙法。乃择一光滑细磁碗，别用热汤一钟，入香油一二匙，却将碗口蘸油汤内，令其暖而且滑。乃两手覆执其碗，于病者背心，轻轻向下刮之，以渐加重。碗干而寒，则再浸再刮。良久，觉胸中胀滞渐有下行之意，稍见宽舒，始能出声。顷之，腹中大响，遂大泻如倾，其痛遂减，幸而得活。泻后得睡一饭顷，复通身瘙痒之极，随发出疙瘩风饼如钱大者不计其数，至四鼓而退。愈后细穷其义。盖于五脏之系，咸附于背，故向下刮之，则邪气亦随而降。凡毒气上行则逆，下行则顺，改逆为顺，所以得愈。虽近有两臂刮法之法，亦能治痛，然毒深病急者，非治背不可也。至若风饼疙瘩之由，正以寒毒之气充塞表里，经脏俱闭，故致危剧。令其脏毒既解，然后经气得行，而表里俱散也。可见寒邪外感之毒，凡脏气未调，则表亦不解，表邪未散，则脏必不和，此其表里相关，义自如此。故治分缓急，权衡在人矣。愚窃思寒毒中脏，脏为里，所以里气不达，外受之邪，表亦不散，非温经通脉，鲜克有济。足与是案互相发明，故特录出以公诸世。

男澍谨识

附子理中汤

附子　干姜　人参　白术　甘草

四逆汤

附子　干姜　甘草　冷服。

白通汤

附子　干姜　葱白　或加人尿、猪胆汁。

当归四逆汤

当归　桂枝　芍药　细辛　甘草　通草　大枣　或加吴萸、生姜。

以上皆仲景方。

藿香正气散　局方

藿香　白芷　茯苓　橘皮　厚朴　白术　紫苏　半夏　桔梗　大腹皮　甘草
姜　枣

八味地黄汤

熟地　山药　茯苓　泽泻　山茱萸　丹皮　附子　肉桂

【评析】暴病非阳，久病非阴，这是喻嘉言在《寓意草》一书中对于《内经》病机理论一个概括性的说法。暴病是指骤然发病，久病是指缓慢发病。凡是突然起病的疾患，大多是六淫侵袭或者情志骤变，导致阳气阻遏，不得宣通流布，因而表现为畏寒厥冷症状。凡是缓慢起病的疾病，由于气机郁滞，易于导致郁而化热的结果。

夏日天气炎热蒸腾，全身汗出，结果造成了体内阳气的耗散，形成阴寒在内的状况。人与天地间道理完全相同，所以夏天泉水清冽，冬天泉水反温。万物生长就依靠这种阳热之气，但是过犹不及，纯阳而无阴守藏，就是《易》所说的"亢龙有悔"。因此，自然界中地气上为云，以资天用，天气下为雨，以助地收藏，《经》曰"雨通肾气"，就是这个道理。酷热蒸腾，日久不雨，天地不相交互，于是厥阳独上，阴浊而不藏，导致泉水浑浊。

案中患者饮用阴寒之水，与时令暑热的内寒叠加，寒上加寒，除了腹痛呕吐、身热肢厥症状外，自然有虚阳上浮的热证表现，因而前医误用柴胡透热，香薷发汗，芩、连清火。谢先生在获悉病情后，急用附子理中汤。以干姜、附子回阳，人参、白术补气健脾，甘草调和姜、附与参、术，使姜附稍缓而作用持久。

用药后阴寒稍解，但是虚阳还是没有完全潜藏回去，于是用八味丸中桂、附引火归原，六味地黄补水之源，加黄芪补气固表，五味子敛降肺气。

白通汤出自《伤寒论》第314条、第315条，按照病机来分析，前一条是阳虚引起的下利，后一条用白通汤后下利不止，下焦虚寒，虚阳上越，于是加猪胆汁引阳热药入下焦阴寒之中。

当归四逆汤是取桂枝汤调和营卫，加当归补血，细辛宣通。通草即现在的木通，用以通经。若厥阴寒邪凝聚，加吴茱萸辛苦热，温中散寒，疏肝下气而止痛。

藿香正气散出自《局方》，原方主治为："外感风寒，内伤食滞，或内伤寒湿，夏伤暑湿，山岚瘴疟诸症。"功效是"芳香化湿，解表和中"。方中藿香、紫苏、白芷辛温芳香，化湿理气，橘皮、厚朴、大腹皮辛苦温入络，温除胀，茯苓淡渗助阳，白术健脾祛湿，半夏辛温燥湿豁痰，桔梗苦辛平宣肺排痰，甘草甘温托举中气，姜枣和营。

内寒外热

胡生考成，夜半潮热，头脑晕痛，脉来浮数，舌心带燥，似表有热邪。然其平时面色失华，声音不扬，知为中虚之体，不敢清散，姑以六君去术加金钗与之。是夜潮热愈炽，口出谵语。次早再诊，脉仍浮数，目赤舌刺，汗出透衣，开目谵语，昏不知人，小水赤色，大便不通。种种见症，颇似实热。但潮热虽重，尚可覆被，舌虽干刺，不喜冷水，与粥一杯，便如虎嗜，再啜发呕。参诸平时声色，而又发自半夜，知其表虽热而里实寒。若果阳明实热见此症候，便扬手掷足，安得覆被昏睡耶，又安得渴不消水啜粥辄呕耶。昔喻嘉言有谓热邪既盛，真阳复虚，此是真阳既虚，而热邪复盛耳，授以益元汤。原方中姜、附、参、草、艾叶、葱白回阳补虚，合乎甘温能除大热之旨；浮火之泛，有黄连折之；阴气下竭，有知母滋之。且二味苦寒，更藉以制姜、附之猛烈，庶于口干舌刺之症，服之坦然无碍。若夫大汗伤津，有麦冬、五味生精敛液，仍以姜、枣和谐营卫，更入童便冷服者，犹恐格阳之症，拒药不入，合乎热因寒用。其始则同，其终则异，统而言之，究归清补之药耳。一剂诸款悉减，再剂热退身凉，但愈后难健，调理之药，大剂养荣汤，叠服数十剂，始获如原。盖由少年禀赋不足故耳。

益元汤　活人

附子　艾叶　干姜　麦冬　五味　知母　黄连　人参　甘草　姜　枣　童便
葱白　冷服。

【评析】头脑晕痛、脉来浮数似乎可以解释为表证，但是患者还有夜半潮热、舌心带燥，显然是中焦脾虚寒、胃燥热，这样来看，头脑晕痛是浊阴不降，脉浮为热，脉数为虚。结合患者平素中虚体质，病机属于虚寒无疑。方用六君子汤温中补虚，去掉白术，是因为嫌其耗散，加石斛甘微寒以清热养津。舌心带燥为内有痰饮，值得注意的是，临床上胃热和胃中痰饮是可以并存的。案中饥饿与稍食即呕并见是胃气虚无以运化的表现。

初诊用六君加减，意在平调缓进，但是药轻病重，虚阳上浮，于是改用益元汤甘温苦寒并用，以人参、甘草、大枣益气养血，干姜、附子、葱白、艾叶通阳散寒，又以黄连清心，童便咸寒，引导虚火下潜，知母、麦冬、五味子清肺敛阴。

益元汤出自朱肱《类证活人书》，《伤寒六书》谓本方"治有患身热头疼全无，不烦便作躁闷，面赤，饮水不得入口。庸医不识，呼为热证，而用凉药，误死者多矣。殊不知，元气虚弱是无根虚火泛上，名曰戴阳证。"

误表戴阳 二条

陈怡太，年老体弱，辛苦劳力之人，得伤风小病，头身作痛，发热畏寒，医者不以劳力伤风之例施治，乃以败毒散二服，遂变大汗如雨，舌干如刺，满面赤色，神志昏惑，问其小便不利，大解不通，俨似极热之症。余固知为误治所致。老年阴气既衰，误汗愈涸，故舌刺口渴，而泉源既竭，二便必变。诊脉洪大，按之寂然，虽无急疾之象，然恐误表戴阳于面，元气随汗立散。意欲行真武坐镇之法，但津液内竭，难受辛温之亢味。将欲与生脉救阴之意，而甘酸之药，其何以回垂绝之元阳。继思独阳不生，盖阳无阴，则孤阳失所，而飞越戴出矣，必得扶阳之药，而兼济阴可也。处古益元汤回阳生阴，药一下咽，果获熟睡，舌刺少减。再剂，热退身凉，汗收食进。与理阴煎数服而康。

理阴煎

熟地　黑姜　当归　炙草

许晴霁室人，患伤风咳嗽，诸医投以疏风清肺之药，渐至潮热口渴，尚不知误，更以柴、葛、知母、花粉之属进之，遂变面红目赤，舌刺无津，渴汗齐来，谵语无次。余临其帷，视之骇怖。固知其阳已戴于上也，而前医本所素信，匆匆复至，惘惘一视，尚谓传经热症，急取雪水服之。盖仅知其上热，而不知其下寒也，知其脉洪，而不知其大空也。因令煎龙眼汤斤许，遂疏八味汤合生脉散，是晚进药不辍。次早复视，俾无根飞越孤阳，才得退藏于穴。复追进附桂理阴煎，数十剂全愈。

八味汤　方见前本门寒毒中脏。

生脉散

人参　麦冬　五味

【评析】劳力的人气虚，劳心的人血虚。陈怡太案以老年之体劳力，气虚不耐发散，败毒散二贴，就导致了戴阳的变证。《内经》曰：年四十而阴气自半也，起居衰也。患者阴阳皆虚衰，真武、生脉难投。方用益元汤清热而潜降浮阳，又以大辛大热温补元阳，最后以理阴煎于阴中收摄阳气以善后。

许晴霁室人案，阳虚体质，发散之后，渴而汗出，致使阳浮于上，又散热补阴杂投，于是上更热、下更寒，戴阳于面。本案用龙眼汤，取归脾汤意补血安神，八味丸补阴，生脉散补肺生水，桂附八味汤补阴求阳，引火归原以收功。

两人的病，前者为暴转，后者为渐进，因而用药也有区别。

误表亡阳 二条

陈南圃先生，由京归里，舟泊浒湾，忽觉浑身麻痹，自服灵宝如意丸，得稍安，日西浑身大热，谵语无伦。昏夜邀视，见其面色如妆朱红，热势沸腾，脉虽鼓指，重按全无。上身躁扰，下半僵冷，知为肾气素虚，真阳浮越肌表，恐其战汗不止，藩篱洞开，势必飞越而亡。宜用表里先后救援之法。因处大剂真武汤与之，坐镇北方，以安肾气。饮毕，复预煎黄芪二两，附子二两，五味、龙骨、牡蛎各五钱，沉香、肉桂各一钱，此蓄鱼置介之法，以救既散之阳。后药方煎，人事已清。亥刻果然浑身战慄，魄汗不止，叉手冒心。即将预煎之药，亟为啜尽，俾得战止汗收。盖未绝之阳，先已安堵，而既散之阳，复以驱追。千金之身，救援有数，诚非偶然。重服养荣汤而健。

真武汤

附子　白术　茯苓　白芍　生姜

人参养荣汤

人参　白术　黄芪　甘草　陈皮　桂心　地黄　五味　茯苓　远志　白芍

当归　姜　枣

陈甫三内人，洒淅恶寒，倏忽潮热。时值夏初，疫症流行。余诊其脉，缓大而空，舌白苔滑，又询其素有肠风便血，经不及期，且外虽肥盛，内实不足，察脉审症，知中气大虚，病从饮食劳倦中来，乃外耗于卫、内夺于营之症。与东垣益气汤托里散邪之法，畏不敢服。更医谓是疫邪初起，当服达原饮，服后大热谵语。又见大便不通，更与大柴胡汤，连进二剂，症变热炽躁扰，张目不眠，谵语发狂，且甚有力。医见其表里皆热，更疏白虎合承气一方。甫三素与余契，药虽煎成，疑未敢服，就正于余。

余视其目红面赤，乱言无伦，及诊脉下指洪大，按指索然，此五脏空虚，血气离守之验。是日午刻，以人参养荣汤武火急煎，药才下咽，时忽咬齿，两手撮空。余甚怵惕。盖昆仑飞焰，挽救弗及，旁怨莫解。但审症既真，自当极力处治。时方申刻，又将原方四倍，加入附子二两，入釜急煎。逾时服毕，谵语未息，而发狂少止，似寐非寐，与粥一杯，大呕稠痰，其色青碧，是又不得不先救胃阳。戌刻，复煎附桂理中一剂，药未下咽，寒战咬牙，肉𥆧筋惕，此假热一去，真寒便生之应也，只恐油汗一出，孤阳立越，幸药已备，亟与进服。亥刻果汗厥齐来，又与理中一剂，遂得安眠片刻，汗收肢温。复与粥饮不呕，差喜阴阳两交，胃气稍苏，余亦安睡。次早视之，阳已不戴，脉亦有根，然昏迷困惫，犹言见鬼，目尚赤，口尚干，此阴火未熄，虚阳未返，津液未生，神魂未敛，以归脾汤吞八味丸。数日喜获生全，但口苦少寐，与归脾汤加山栀、丹皮，大便已闭十五日，至此始得一通。盖胃气素虚，仓廪空乏，经血不荣之故。更与十全大补汤，服半月方健。

愈后，窃自笑昔吴又可先生治温疫热邪内盛，一日三变，急症急攻之条，数日之法，一日行之。余今治虚寒真阳外越，一日三变，有急症急补之验，亦数日之法，一日行之。症治不同，用意则一。学者当于读书之余，亟将阴阳真假之辨，逆从反正之法，殚力追寻，极穷其奥，日常闭目凝神，讨求至理，有如悬镜当空，妖魔悉显，庶几胸有定见，不为假症所惑，于以扶危拯溺，救世之慈航也。

八味丸　方见前本门寒毒中脏。

归脾汤

人参　白术　茯神　枣仁　黄芪　当归　远志　木香　甘草　龙眼　姜　枣

十全大补汤　方见卷一伤寒门同病异治。

人参养荣汤　方见前本门误表亡阳。

【评析】陈南圆案，判断为阳虚亡阳的根据，关键是"脉虽鼓指，重按全无"。因为新病未久，津液未伤，故用真武汤安肾气，与前面陈怡太久病、津液内竭不同。战汗的结果无非邪去正虚或邪胜正亡两种，温病各家多有论述，素为温病学派所重视。

同为误汗亡阳，陈甫三内人案与前案有什么不同？陈南圃案因为误汗导致亡阳，所以用真武汤利水温阳，又用蓄鱼置介法收摄浮阳。陈甫三内人案素有肠风便血，月经不及期，谢先生又谓其"中气大虚，病从饮食劳倦中来，乃外耗于卫、内夺于营之症"，可知属于气血虚弱、劳倦内伤之人。因畏惧，不敢服用补中益气汤，反而误服达原饮、大柴胡汤。发汗后，证变亡阳，于是"诊脉下指洪大，按指索然"，这与陈南圃案相似，但是亡阳的同时，还有亡血气的因素，所以方用人参养荣汤加附子。下一步，服用养荣汤后，虽然发狂少止，但大呕稠痰，其色青碧，知原来胃阳虚弱，于是改用桂附理中汤散寒救阳，待病情好转，终于以归脾汤、八味地黄汤收功，仍是温补气血中兼顾阴液之意。

人参养荣汤出自《局方》，主治"发热恶寒，肢体瘦倦，食少作泻，色枯气短，毛发脱落，小便赤涩，发汗过多，身振振摇，筋惕肉瞤"。功效：益气补血。柯琴说："古人治气虚以四君，治血虚以四物，气血俱虚者以八珍，更加黄芪、肉桂，名十全大补，宜乎万举万当也。而用之有不获效者，盖补气而不用行气之品，则气虚之甚者，几无气以运动；补血而仍用行血之品，则血虚之甚者，更无血以流行。故加陈皮以行气，而补气者悉得效其用；去川芎行血之味，而补血者因以奏其功。此善治者，只一加一减，便能转旋造化之机也。然气可召而至，血易亏而难成。苟不有以求其血脉之主而养之，则营气终归不足。故倍人参为君，而佐以远志之苦，先入心以安神定志，使甘温之品始得化而为血，以奉生身。又心苦缓，必得五味子之酸以收神明，使营行脉中而流于四脏。名之曰养荣，不必仍以十全之名，而收效有如此者。"

误表气脱

陈祥光，老年劳力感寒。医者不究其内伤色脉，拘定潮热咳嗽，日与外感之药，极力疏散。乃至气急神昏，烦冤莫耐，与之以水，可饮一杯，与之以食，仅尝一口，问其头痛，则云头痛，问其胸紧，便云胸紧。此气脱神昏，与热盛神昏者迥然不同。余察其形羸色晦，黏涎满口，二便如常，按脉冲指，忽散如汤沸腾，知为虚阳上攻，脱绝之候。急与大剂附桂理阴煎，吞黑锡丸数钱，得安卧，重服前药而健。

附　后其乃媳小产后感冒寒热咳嗽。余视其面白唇燥，脉来虚大，其热忽有忽无，此产后血虚感寒。与补中益气加熟地、姜炭。其家咸议恐补住寒邪瘀血。更医进发表一剂，即变气促大汗，复延余治。重见其面红目赤，耳聋谵语，脉来如汤沸腾。此阴虚阳越，势在险笃。疏与八味地黄，重附子、加五味，嘱其急服，尚可挽回。岂知复疑不决，且嫌言过激烈。旋延一医相商，妄称热入血室，竟用四物、柴胡，一剂大汗发痉而逝。岂非下井压石者耶。呜呼，病家固不识病，又不识医，医者产后药禁不明，兼症不考，两者俱昧，每致伤生，悲哉。

附桂理阴煎

附子　肉桂　地黄　干姜　当归　甘草

黑锡丸

附子　胡巴　沉香　故纸　小茴　木香　肉桂　黑铅　肉蔻霜　金铃子　阳起石　硫黄

【评析】热邪内陷心包，或阳明热盛，或暑湿蒙蔽，都能引起神昏，本案为气虚引起的神昏案例。劳力之人，平素气虚，一旦感受外邪，则气虚无力托邪外出，故而显现神气不足。如果误用寻常表散之治法，就会呈现神昏瞀闷之象。气虚神昏者心底尚清，只是无力昏睡，与热陷营分、痰火蒙蔽心包的神昏谵语或神昏不语不同，也与热势深重，来势迅猛，表现为神识不清甚至昏迷不醒，或谵语烦躁、舌謇肢厥的阳明热盛，以及暑湿蒙蔽清窍的沉困嗜睡、神识模糊、时清时昧均不同。本案病机虽然属于气虚，但是救治的方剂却不是补益气血，而是填阴回阳的桂附理阴煎，这是因为谢先生接手诊治时候，病情已经发展为虚阳上脱的危绝证，理阴煎收摄补阴，伍以桂、附引火归原，又用黑锡丹重坠下引浮阳，终于得安。

本案所附后案，寒热咳嗽，面白唇燥，脉来虚大，其体质属于气血虚弱，与补中益气汤加熟地、炮姜正为对证之法，可惜误用苦寒，终致亡阳，可知辨证论治不能不细致入微，才能够万无一失。

黑锡丹亦名黑锡丸，出自《局方》，原方主治为："脾元久冷，上实下虚，胸中痰饮，或上攻头目彻痛，目睛昏眩；及奔豚气上冲，胸腹连两胁，膨胀刺痛不可忍，气欲绝者；及阴阳气上下不升降，饮食不进，面黄羸瘦，肢体浮肿，五种水气，脚气上冲；及牙龈肿痛，满口生疮，齿欲落者；兼治脾寒心痛，冷汗不止；或卒暴中风，痰潮上膈，言语艰涩，神昏气乱，喉中痰响，状似瘫痪，曾用风药，吊吐不出者；或触冒寒邪，霍乱吐泻，手足逆冷，唇口青黑；及男子阳事痿怯，脚膝痿软，行步乏力，脐腹虚鸣，大便久滑；及妇人血海久冷，白带自下，岁久无子，血气攻注头面四肢；兼疗膈胃烦壅，痰饮虚喘，百药不愈者。真元虚惫，阳气不固，阴气逆冲，三焦不和，冷气刺痛，饮食无味，腰背沉重，膀胱久冷，夜多小便；及阴证阴毒，不省人事。"功效："克化饮食，养精神，生阳逐阴，消磨冷滞，除湿破痛，安宁五脏，调畅六腑。升降阴阳，补虚益元，坠痰。"《成方便读》论本方曰："欲补真阳之火，必先回护真阴，故硫黄、黑铅二味，皆能入肾，一补火而一补水，以之同炒，使之水火交恋，阴阳互根之意；而后一派补肾壮阳之药，暖下焦，逐寒湿，真阳返本，阴液无伤；寒则气滞，故以木香理之；虚则气泄，故以肉果固之；用川楝者，以肝肾同居下焦，肝有内火相寄，虽寒盛于下，恐肝家内郁之火不净耳。故此方治寒疝一证，亦甚得宜。"

附： 一 得 集

阳虚自汗

陈希正学博，素禀阳虚，时届秋令，偶伤于风，寒热间作，脉来浮缓，议用桂枝汤重加附子。将疏方，寒战鼓慄，热汗骤至。进药少安。越日咳嗽，知汗后腠理空疏，复召外邪，遂将原方去白芍，加荆、防。服下，汗倍于前，而寒热咳嗽悉除。后因口干鼻热，类于火气上炎，自认秋燥焚金，未审汗后津伤、辛散耗阳之理，误进甘寒一剂，熟睡良久。越时口渴，火愈上炎，又误进参叶汤一碗，继进稀粥二碗，遂至胸腹饱胀，汗出如雨。复请予视，满面红赤，脉来冲指，内外一探，阴气弥漫，知为参叶、稀粥阴壅之气无由转输，上冲心肺，从皮肤而作汗也。因悟搏激过颡、逆行在山之理，取五苓散加姜、附以进，俾得膀胱气化，小便长行，汗止胀消而安。未越日，体间又津津自汗，于是汤扑兼施，按治不辍。面红虽息，汗仍不止。经云：阳气者若天与日，失其所，则折寿而不彰。故天运常以日光明，是故阳因而上卫外者也。今汗止复出，非由腠理空疏，阳不卫外之咎欤。遂用真武，重加附子，少佐收摄之味。服下，汗虽渐止，而四肢渐厥，口渴喜饮，频引热汤自救。其间有议伏疟未分者，有议口渴服燥药大过者，纷纷聚讼。唯余独唱无和，坚执扶阳之法，复以附子四两，人参一两，浓煎汤服。服未终剂，汗收渴止厥回，诸症悉安。无何，越日汗、渴、厥逆交至，是为去而复返，必有所因。经云：欲伏其所主，必先其所因，可使气和，可使必已。兹者叠投汤剂，悉皆刚燥，予阳不违，予阴有乖，宜其退而复返也。乃进四逆汤加童便，未甚效。继进白通加猪胆汁汤，吞黑锡丸数钱。药方下咽，忽然战慄，四肤渐温，阳气得所，顷刻间诸症如失，所谓药不瞑眩，厥疾弗瘳是也。善后之法，一月未弃姜、附，并须按日两剂，迨至卧不受被，有时手掌略冷，或掌心作热，是皆阴阳和而不合之势。乃将归脾、养心、十全大补进退酌用，兼吞八味地黄丸。又遵"阴平阳秘，精神乃治"之旨，调理而后全安。

【评析】"搏激过颡"是说用大力气搏击流水，反而致使水激起高过头颡。"逆行在山"是说水在山间行进，遇到岩壁拍击，反而上逆冲起。这两个成语都是解释汗出如雨的道理。

患者阳虚的体质是本案的主线索。发汗是一个阳气升腾外越，进而耗散阳气的过程，结果自然导致了体内阴寒。夏日天热多汗的结果，就是人们往往外热内寒，外热而腠理开，易于汗出，内寒则脾胃虚寒，容易呕吐、腹泻。案中汗后误汗，更为阳虚，以致虚阳上浮而口干鼻热。反而误用甘寒养阴之品，于是体内阴寒格拒，虚阳更是上浮，用五苓散利水渗湿，另加姜、附回阳，得以暂安。但虚阳未返，自汗不断，取用真武汤回阳，辅以酸敛收摄。方中用少量收摄之品，服后汗收，但芍药之酸敛、茯苓之淡渗均助阴，不利于中焦寒湿、虚阳上浮之证。中焦转输不力，虚阳难以潜下，因此虽然汗渐收，仍然口渴、喜热饮。口渴是虚阳上浮，中焦寒湿格拒而喜热饮开破。虚阳归宅则阳虚体质显露出来，虽然虚阳稍回，但是此时阳气不能抵御外寒束闭而肢厥。于是去掉柔腻、酸敛诸药，换用附子、人参，而汗收渴止厥回。但虚阳仍然没有潜回下焦，越日厥、汗、渴复发。用四逆汤回阳、童便引阳入阴而无效，换用白通加猪胆汁汤，并吞黑锡丸后，才得虚阳归宅，诸证如失。继后调理一直以回阳为法，阳虚得到纠正后才用阴阳调和之法得痊。

本案一波三折，中间跌宕起伏，今天读之仍然惊心动魄。若无丰富的临证阅历，何以成功！

（孙乃雄）

内伤门

五心潮热

周祥彩，肌体肥盛，惯服斑龙丸。客秋在汉，连餐炙煿，复患伤风感冒，微觉咳嗽气急，自进橘附汤，得小愈，但苦头眩难支，唯坐睡片刻少可，深以暴脱为虑。医者又以内伤为词，参、芪日用，病势日增，渐至五心潮热，肌肉消瘦。一日眩晕时，忽饮龙眼汤一碗，觉少可。以后每发，悉皆倚之。病已逾年，医药日费，客囊殆尽，带棺买舟归里，坐以待毙。其戚友知余循理治病，请诊而求治焉。

见其面额黧黑，形似烟熏，唇口齿舌，干燥异常，时欲得食，食已即便，所泄完谷不化，脉虽细涩，然寸关劲指甚锐。余以千虑一得之悟，直许可治，疏方与之。时门人在旁，问曰：周兄之病，势已趋危，吾师许其可治，必有奥旨，可得闻乎？曰：此症始因饮食之火内焚，后加风寒外束，是内热而复外寒也。夫病之在身，始先居肺，肺为华盖，耸然居上。经曰：形寒饮冷则伤肺。注云：形寒伤外，饮寒伤内。今热伤于内，寒伤于外，故病咳嗽气急。此际但取辛凉解表之剂，岂不金彻水清耶。

奈何自服橘附之药，以致热邪愈固，肺失清肃，无从输泄。由是身中之气，有升无降，所谓气有余便是火，其头眩难支者，气升火亦升也。医者不揣病因大旨，专守眩晕为虚，日进参、芪、龙眼，愈加锢闭，无一外隙可通，火既无出，只得奔走空窍。夫大肠者，肺之合也，下利奔迫，辛庚移热可知。时欲得食，消中之累又萌。至于完谷而下，固属火性急速，不及变化，正嘉言所谓其土已为火焚之焦土，而非膏沐之沃土，安可望其生化耶。经云：暴病非阳，久病非阴，今病经年余，洞泄半载，其为阳火甚明。其火属阳，其阴必伤，急救其阴，夫复何疑，岂可再用参、芪，复蹈前辙乎？

且吾之许以可治者有二：两目尚明，瞳神光亮，上焦之阴未绝，一也；下利虽急，小水犹长，下焦之阴亦未绝，二也。况下利奔迫，胸中不实，身体和温，即五心潮热，尚未至于大热躁扰，可见所禀阴气丰厚。即肠胃空洞奔迫，而粥饮饭食，尚能继进不辍。

吾乘此一线生机，仿壮水镇阳之法，使无上僭下竭之虞，效泻南补北之意，而无金热土伤之虑。爰引一派甘寒润濡之味，清肺泻火，救阴抑阳，如仲景立黄芩汤治协热下利，虽清火迥殊，而存阴则一也。彼因胆火肆虐，移热于脾，故用苦甘之剂直清胆火而存阴。此因肺火肆虐，奔迫大肠，故取甘寒之味专清肺火而存阴。取用葳蕤为君，专清肺热，乃水出高源，象乎天也；地黄为臣，壮水保金，乃子母相生，象乎地也；佐以梨汁、蔗浆、蜂蜜、竹沥，除肠胃激烈之燥，济经络津液之枯，象乎人也。无论其邪火、正火、君火、相火、阴火、阳火，得此甘霖霡霂，如饥人求食，到口便消，吾故直许其可治也。下咽未久，便觉神魂返宅，安睡一晚。继进二剂，不饥不泄矣。至善后之法，仍从肺胃立方，节养百日，沉疴顿起。

仲景黄芩汤

黄芩　芍药　甘草　大枣

【评析】俗话说人参杀人无过，大黄救人无功。世人喜补恶泻，人之常情，每日临证中，很多患者都会问："大夫，我这是哪里虚啊？"得到气虚血虚——尤其关注于肾虚——等答案后，往往喜不自禁，反之则大失所望，可堪浩叹！本案就是这样的一个误补案例。

患者常服用斑龙丸补益奇经肾阳，导致血虚伏火。在内伤饮食之后外感风寒，自用大热之品橘附汤祛除外寒，却因阴血久耗引起了肝阳上亢。前医以虚论处，用参、芪补气，更助长了内火。肌肉属脾胃，逐渐消瘦预示着内火壅盛，沃土化为焦土。至于龙眼汤，在性温补血之余，也助内火，因此服用之后仅可缓急，不能根除。

结合患者面色焦黑、形似烟熏等一系列症状，内火为患已经呼之欲出了。于是仿仲景黄芩汤意，用一派甘寒养阴之药，沉疴顿起，继而以补养脾胃之药收功。谢先生师其法而不泥其方，可谓深得仲景之意。

寒热如疟 三条

吴俊明，年二十，咳嗽多痰，微有寒热，缠绵数月，形体日羸，举动气促，似疟非疟，似损非损。温凉补散杂投，渐至潮热，时忽畏寒，嗽痰食少，卧难熟睡。医者病家，咸言痨瘵已成，委为不治。闻余精究脉理，姑就一诊，以决死期。

因见形神衰夺，知为内损，脉得缓中一止，直以结代之脉而取法焉。此阳衰阴凝之象，营卫虚弱之征，卫阳虚则发热，营阴凝则畏寒，盖肺卫心营之机阻滞，气血不得周流，故见为结代时止之脉。谛思结代之脉，仲景原有复脉汤法，方中地黄、阿胶、麦冬，正滋肾之阴以保金，乃热之犹可也，人参、桂枝、枣仁、生姜、清酒，正益心之阳以复脉，乃寒亦通行也。用以治之，数月沉疴，一月而愈。

按结代之脉，须知必缓中一止，方为可治，若急中一止，便为三五不调，乍疏乍数，安可治乎。故古人有譬之徐行而怠，偶羁一步之语，旨哉斯言，堪为结代之脉传神矣。世人唯知仲景为治伤寒之祖，抑知更为治虚劳之祖乎。

复脉汤 仲景 一名炙甘草汤

甘草 生姜 桂枝 人参 阿胶 地黄 麦冬 麻仁 大枣 水酒

【评析】本案初期有咳嗽寒热症状，属于风邪侵于肺卫，由于温凉补散杂投，致使营凝卫虚，风邪久稽，形神大衰。复脉汤用桂枝汤调和营卫，温阳健脾，再加补阴通阳之法，以益心复脉。

脉中所行无非气血而已，我们诊脉也就是衡量患者身体中的气血阴阳在局部的表现。卫气为阳，为无形之气；营气为阴，藏于心肝，为有形之血。卫气虚衰则易郁滞而热生，营气虚衰则易遇寒凝滞。因此，营卫虚衰也就有了"阳衰阴凝"之象——结代脉。

复脉汤出自《伤寒论》，主治伤寒气阴两虚，心悸，脉结代及肺痿，心中温温液液者。《古方选注》分析本方功效曰："人参、麻仁之甘以润脾津；生地、阿胶之咸苦以滋肝液；重用地、冬浊味，恐其不能上升，故君以炙甘草之气厚、桂枝之轻扬，载引地、冬上承肺燥，佐以清酒芳香入血，引领地、冬归心复脉；仍使以姜、枣和营卫，则津液悉上供于心肺矣。脉络之病，取重心经，故又名复脉。"

　　傅妪，年逾七旬，素属阴亏，今春初起微寒微热，余以二陈加麦冬与之，一剂颇安。次日耳中忽流血水，耳傍筋痛。余曰："耳门属肾，老年下元先衰，非湿热聹耳之症，乃肾气上奔之象。《易》曰：龙战于野，其血元黄。"议早与金匮肾气汤，晚进当归、枸杞、萸肉、牡蛎、菊花、熟地，各二剂，筋痛、血水齐愈。比晚寒去热来，是为阴阳不和，致令偏寒偏热，非疟症也。法当人参养荣汤，为阴阳两补之剂，嘱之曰："药固大剂，必多服乃可。"

　　讵知只投两剂，症未增减，更医误服升、柴、陈、半之属，是夜大寒大热大汗，陡然人事昏沉，几欲脱矣。再延余诊，脉来鼓指，洪大无伦，声微息促，气高上迫，危在顷刻。细思此寒此热，固宜调阴阳，而值此气脱，又当收阳为主，以大剂六味回阳散，加芪、术、龙眼、鹿茸，连进二剂，徐徐与服。次日人事清爽，寒热亦除而健。

　　六味回阳饮

　　人参　熟地　附子　当归　黑姜　甘草

　　人参养荣汤　方见前虚寒门误表亡阳。

　　【评析】《慎柔五书·寒热论》中说："伤寒寒热往来，系邪在半表半里；内伤寒热，系气血两虚。气虚则发热，血虚则发寒。"本案正是属于内伤发热例。

　　案中傅老太年老阴虚，在初春木气生发的时候微寒微热，是水不足以生木，属于后者。故而用二陈汤调和中焦脾胃，半夏辛燥祛痰，陈皮辛温苦，芳香理气，茯苓甘淡平，淡渗助阳，麦冬甘寒微苦，滋养肺气以生肾水。

　　但是杯水车薪，第二天肾气上奔，于是早晨改以金匮肾气汤引火归原，晚上用熟地甘温补精，当归甘温微辛，补血行血，枸杞甘平、萸肉酸微温色红，俱补血，一补肝阳，一敛肝阴，牡蛎咸微寒潜阳，菊花甘苦微寒，清金制木以去相火。

　　服药后大效，但营卫不相协调，转为寒热往来。人参养荣汤取四君、四物加减，加黄芪甘温益气固表，肉桂辛甘温，去川芎之辛窜以免耗气，加陈皮辛苦温芳香理气，远志辛苦温通心络，五味子酸温收敛肺气，属阴阳平补略偏于阳之剂。

后医为求速效，用升、柴发散之剂提邪外出，陈、半辛温之剂梳理中焦，本来已经稍微潜伏的阳气又一次逆冲而上，人事昏沉，危证立见。谢先生以收阳为法，方用归、地补血益精，附子、炮姜温阳，人参补气益血，甘草缓急，另加黄芪固表，龙眼补血安神，鹿茸温固督脉之阳，大剂缓进，果臻收功。

六味回阳饮出自《景岳全书》，主治"阴阳将脱"，功效是益气回阳，养血救脱。本方是《伤寒论》四逆汤加人参补气，再加当归、熟地补益阴精，改四逆汤回阳救逆法为回阳养血救脱之法。

彭绍英，年十八，向有咳嗽，曾经失血，客腊婚毕，新正病疟，延医数手，疟未减而神大衰，咳嗽仍作。夜不得寝，每巳午时寒去热来，寒少热多，热止无汗，间日一发。迨至人事昏困，肌肤削极，饮食减少，始就余诊。

脉得浮大而空，两关甚急，余知其失血也。视其舌干发槁，面色枯焦，更知其阴虚也。因谓曰：此冬不藏精，肾水愈涸，至春地气上升，肝木发荣，全赖肾水灌其苞根，则枝叶畅茂。今水泉将竭，何供所乘，以致木郁不舒，发为寒热，渐至枯槁，岂细故哉。奈何医者以柴、芩斧斤之药，愈伐其生，见其人事昏困，凉散不效，更投补中益气，芪、术助火，其阴愈烁。今议专以滋阴为主，又忌滞濡而胃愈戕，清营为佐，更忌苦寒而阳愈损。经曰："损其肝者缓其中，损其肾者益其精"，缓肝益精四字尽之矣。随症处方，因人而施，以一派生津甘缓之药频服而健。

【评析】冬天表寒束闭，内热郁积，容易引起咳嗽失血，因而导致肺阴亏虚。患者又值新婚，肾精多耗，所以正气虚衰，虽然疟症寒少热多，间日一发，但缠绵不愈。案中医论、病机甚明，不必赘述。用药应是金水相生、甘寒养阴之品。

咳嗽喘促 四条

陈东正，辛苦劳力之人，年近五十，一向时寒时热，咳嗽气急，而苏子、桑皮、枳、桔之药，恣投屡矣。迨至两足浮肿，气急上冲，胶痰满口，卧不着席，医者见其小水涓沥，不知其肾阳不化之故，尤泥其大肠壅滞，未识其肺气不输之因，复误进滚痰丸，气愈急，痰愈鸣。及延余视，肩耸目直，脉辟辟然如弹石，势难逆挽。

余悯其贫，求生无法，辞去不忍，姑疏肾气汤，以附子为君，互进黑锡丸五钱。私与其戚徐、刘二友及乃郎曰："病本不治，只因尊翁垂危之际，尚有必求余剂死无憾之语，吾益不忍坐视其困。细按仅得一线生机，以小便不长，大解滞涩，盖上欲脱而下未遽脱也。"所订汤丸，乃郎竟复与前医相商。其医曰："前后俱秘，岂有可投补药之理？"复给丸药一包，约重两许，嘱其急服。乃郎方进药时，适徐、刘二友见而掷之，怒曰："竞闻谢氏生平谨慎，特因病势已极，故不肯担此重任，然视病反复，论症精详，足征持重有识。"遂将余订汤丸亟进。

次早复视，症未增减，脉亦如故，病之安危，犹未敢许。复将肾气汤加五味大剂以进，每剂吞黑锡丸五钱，令其昼夜三剂。是晚虽未能安枕，然辗转反侧，尚可着席，知其气已返矣。越日复诊，指下辟辟弹石之脉，方得柔软于冲和。再进三日，二便如常，卧可安枕。其后或投真武汤，或进景岳右归丸，亟培土金水三脏之本，经月之久，方得散步于外。而起一生于九死者，皆徐、刘二友之功也，乃归功于余，因为记之。

金匮肾气汤

熟地　山药　山萸　茯苓　丹皮　泽泻　附子　肉桂　车前　牛膝

黑锡丸　方见前虚寒门误表气脱。

右归丸

熟地　枸杞　山萸　山药　菟丝　鹿胶　杜仲　当归　附子　肉桂

真武汤　方见前虚寒门误表亡阳。

【评析】劳力之人伤气，又秉高年之体，咳嗽寒热，本用补土生金之法缓图即可，前医反而恣用辛散之药，导致金不生水，下元不固，气高不返。两足浮肿是肺不主令，气急上冲、胶痰满口是肾气不固，小便不长、大便滞涩是下元犹固，仍能维系住危阳，就是本案的一线生机。于是用金匮肾气丸、黑锡丹、真武汤、右归丸等潜阳回阳救逆。

金匮肾气汤属从阳引阴之法，能够收摄浮阳归宅于下元。方以大剂量生地填补肾阴，山萸肉补益肝阴，山药补益脾阴，又以丹皮清肝热，泽泻泻肾中伏热，茯苓泻脾中湿热。

右归丸与左归丸均出自张景岳的《景岳全书·新方八阵》，俱补肝肾，但是前者取补阴和阳之意，后者取补阳生阴之意。两者均用熟地甘温补精，山药甘平补土生津，山萸肉酸敛肝阴，菟丝子辛甘平，补益肾阳，鹿角胶甘咸性温，补益奇经。左归丸加龟板甘咸寒潜阳补阳，牛膝甘苦平补益肝肾，并引药入下焦。右归丸加桂、附回阳，当归补血活血，杜仲甘温微辛，炮制炒焦，焦苦入心走络，以补肝肾、强筋骨。

傅孔翁，于忧怒后旬日，鼻塞声重，咳嗽多痰，来寓索方。余知其元阳素亏，拟是肺胃虚寒，因与金水六君煎。一剂，咳嗽更盛，卧不安枕，气喘痰鸣，专人请诊。余思日间所服之药，其不疑陈皮之散，必议熟地之滞。再诊之，脉得尺部浮大而空，气促面赤，喉中痰响，元海无根，真阳上脱。急与黑锡丸，服后气略平，痰亦少止，随进大补元煎加桂、附一方。众曰："熟地滞痰，万不可用。"余曰："下部之痰，非此不可。"令服之，遂安卧，气亦归源。犹然鼻塞咳嗽，以原方加故纸而痊。

又越月，行房后入水，胁傍微痛，发热恶寒。误投发汗之药，服后身热大汗不止，囊茎俱缩，胁肋胀痛愈盛，咳嗽带红，危在顷刻。不知仲景先生有动气在下、不可发汗之戒，汗则肝肾阳亡。夫其肋痛者，肾气奔也。咳血者，龙雷动也。身热大汗，虚阳发外也。玉茎痿缩，阳气败也。法当镇摄封固，外用回阳火救之，内服黑锡丸镇纳真气，叠服后方而愈。

附方　回阳火图见卷三吐泻门阴寒直中。

人参　白术　附子　熟地　枸杞　当归　牡蛎　肉桂　沉香

金水六君煎　景岳

熟地　当归　半夏　茯苓　陈皮　甘草

大补元煎

人参　熟地　当归　山药　杜仲　山萸　枸杞　甘草

【评析】前贤云："脾胃为生痰之源，肺为贮痰之器，肾为生痰之本。"患者先有忧思伤脾，怒则气上，木火征战于上焦肺，鼻塞声重、痰多是脾虚不能运湿，咳嗽显然属于肺气不宣，因而断为肺胃虚寒。考虑到此人平素下元空虚，处方以二陈汤辛燥淡渗，助中焦之健运，另加归、地补精生血，并缓解燥性。

可是，没有料到患者元阳亏损得厉害，服后肾气上越，急用黑锡丹重镇潜阳，再用大补元煎而瘥。大补元煎用熟地甘温补肾精，山药甘平补脾阴，山萸肉酸平补肝阴，即前贤所谓补三阴之法，取人参甘微苦微温大补元气，枸杞甘平色红、当归甘辛苦温油润补血，杜仲甘温微辛，炒焦入血及下焦，补肾阳强筋骨，甘草甘温缓中，调和诸药。

读此案当知谢先生重体质辨证。"鼻塞声重"，今人概从外感论治，而不知其人元阳素亏，下元不固。人皆知脾湿肺寒生痰，不知肾虚亦可生痰；人皆知熟地滋阴，而不知熟地亦可化痰。"下部之痰，非此不可"，读此案，此理明白如晓，谢先生诚为深知景岳者。

其后，行房后下元空虚，入水后湿邪闭表。下元空虚则肝气欲升不得，徒拔肾气而肋痛，湿邪闭表则发热恶寒顿见。这时候，填精补气即可正回邪去，强为发汗反而导致肾阳衰败。外用回阳火、内服黑锡丸的同时，用参、术补气，归、地填精补血，枸杞补肝血、升肝阳，桂、附引火归原，牡蛎潜阳，沉香疏散肝郁。金水六君煎出自《景岳全书》，主治"肺肾虚寒，水泛为痰。或年迈阴虚，血气不足，外受风寒，咳嗽，呕恶多痰，喘急等症"。功效是润枯燥湿，益阴化痰。

欧生石匠，夏间咳嗽，秋初益甚，但云胸紧气促，似属伤寒感冒之症，然无寒热、舌苔之据，且声音、面色俱属不足。此劳伤中气，土不生金，金气衰馁，气耗咳嗽无疑。唯胸紧气促，参、术难以骤进，姑先与建中汤，三服稍安，再加参、芪、当归、薏苡，数剂而瘥。

建中汤　方见卷一伤寒门汗不得法。

【评析】本案谢先生以声音、面色判断为劳伤中气，土不生金，堪称望诊断病的范例。小建中汤以桂枝汤温阳益营，再加饴糖甘温补血润肺，补土生金，于虚劳咳嗽尤为正治，为治疗虚损劳伤的要剂。叶天士医案中此类甚多，尤其值得研究参考。

杨明质，三载劳损，咳嗽多痰，大便常滞，呼吸急促，卧不着席，买舟访治于余。诊得右脉数急，左脉迟软，系阴液虚也。仿古救阴液须投复脉，因与炙甘草汤，令服百剂。逾年来寓谢曰："贱躯微命，自分必死，幸叨再造，感德不朽矣。"

炙甘草汤　一名复脉汤，方见本门寒热如疟。

【评析】三载劳损，非为外感。"右脉数急，左脉迟软"者，阴精不充则迟软，阴亏火盛则数急，故用炙甘草汤滋阴复脉。令服百剂者，补阴非缓不足以见功。炙甘草汤用法，参看本门寒热如疟案及本门后附述治陈鸿儒内伤痨症。

泄泻不食

胡晓鹤孝廉尊堂，素体虚弱，频年咳嗽，众称老痨不治。今春咳嗽大作，时发潮热，泄泻不食。诸医进参、术之剂，则潮热愈增，用地黄、鹿胶之药，而泄泻、胸紧尤甚。延医数手，无非脾肾两补，迫至弗效，便引劳损、咳泻不治辞之。时值六月，始邀予诊，欲卜逝期，非求治也。

诊之脉俱迟软，时多歇止，如徐行而怠，偶羁一步之象，知为结代之脉，独左关肝部弦大不歇，有土败木贼之势。因思诸虚不足者，当补之以味，又劳者温之，损者益之，但补脾肾之法，前辙可鉴，然舍补一着，又无他法可施。因悟各脏俱虚之脉，独肝脏自盛，忽记洁古云：假令五脏胜，则各刑己胜，法当补其不胜，而泻其胜；重实其不胜，微泻其胜。此病肝木自盛，脾土不胜，法当补土制肝，直取黄芪建中汤与之。盖方中桂、芍微泻肝木之胜，甘、糖味厚，重实脾土之不胜，久病营卫行涩，正宜姜、枣通调，而姜以制木，枣能扶土也。用黄芪补肺者，盖恐脾胃一虚，肺气先绝。连进数剂，果获起死回生。但掌心微热不除，且口苦不寐，咳泻虽止，肝木犹强，原方加入丹皮，重泻肝木之胜，再进而安。

黄芪建中汤

黄芪　芍药　肉桂　甘草　煨姜　饴糖　大枣

【评析】春季咳嗽，当为木侮肺金，参、术之剂补气温升，于木有益，地黄、鹿胶补精补肾阳，有益于水，但柔腻滑肠，不利于脾虚之人。

同为结代之脉，寒热如疟，前案用炙甘草汤，而此案用黄芪建中汤者，这是什么道理呢？炙甘草汤重在调和阴阳，滋阴复脉；黄芪建中汤重在调和肝脾，补土制肝。黄芪建中汤出于《金匮要略》虚劳篇，原文是："虚劳里急，诸不足，黄芪建中汤主之。"本方的方义，谢先生之论甚精，毋需复言。

肾虚不寐

钱赞府，客秋患脱症，下元属虚，叠进芪、术、地、归、桂、附颇效。而左胁气扇，夜难成睡，至今未除，服尽归脾养心之剂不应。面色㿠白，舌尖深红，肢体怠倦，脉来虚软。此乃心、脾、肝、肾俱病，前服归脾养心之剂，未能疗及肝肾。而不寐由于气扇，气扇由于阳明脉络空虚，肝风得以内鼓，是填纳封固之法，万不可少。今议专以甘温填纳封固之品。服至十剂，饮食倍常，夜寐得安。及二十剂，左胁之气亦不鼓矣。可见医者得心应手之妙，务在分清病源而已。

附方：

熟地　白术　山萸　当归　石脂　牡蛎　枣仁　山药　肉桂　附子　甘草枸杞

【评析】面㿠白为阳虚，舌红为阴火，倦怠、脉软为脾气不充。其病根在于素体下元亏虚，久患脱证，肝风内鼓，肾精不能充养脑髓而致不寐。故用填纳封固之品，以治其本。人知养心脾可以安神，孰知肾乃"精、气、神"之根本，肝乃魂之居？故本案补益肝肾而收夜寐得安的捷效。

本方以枣仁甘平补心阴，山药甘平、白术甘苦温、甘草甘平补脾，山萸酸微温、枸杞甘平补肝，熟地甘温、当归甘苦温补肾精，肉桂辛甘温、附子辛甘热补肾阳，石脂甘涩酸温而固涩，牡蛎咸微寒而潜阳。

述治 五条

与许勋翁论失血书

常观万物生成之道，唯阴与阳而已。盖非阳无以生，非阴何以成？有阴阳即为血气，阳主气，故气全则神旺，阴主血，故血盛则形强，人生所赖，唯斯而已。尊闻玉体违和，前承不鄙，冒雨赴召。脉证相参，由来者渐，先天禀赋，已为薄弱之体，客腊分娩，调理不无失宜，心旌摇摇，内烁真阴，阴血既伤，则阳气偏盛而变为火矣，是谓虚火痨瘵之萌也。前经治数手，不过见症投剂，未探真情，见其潮热，概行清火，目睹形羸，即为补血。孰知阴精日损，食饮无味，转劳转虚，转虚转劳，脉从内变，色不外华，而鼻血辄溢，食少力稀，正大易所谓龙战于野，其血元黄，乃亢龙有悔之象，非一二法所能疗。仆虽不敏，既叨不鄙，用敢直陈颠末。稍能深信，何辞病势之重，药进数剂，当有应验之功。足下勿以愚一管之见，视为泛常，幸甚。

【评析】虽说阴阳是中医理论的根基，但是阴阳并非西方数学的正负数，它们各有其特定含义，而不是简单的对等相反概念。阳为神，为无形之物；阴为形，为有质之体。患者阴阳双虚，但宜阴中求阳、阳中求阴，不宜大填猛补。内伤一门，慎斋、慎柔诸书条分缕析，言之甚详，为学医者必读之书，足可谓我辈之师。

复冯晓南先生论气喘书

阁下病志情形，愚心洞悉，然药之不愈，何也？请推言之。盖天地阴阳之道，得其和平，则气自调而万物生，此造化生成之理也。故道家曰：分阴未尽则不仙，分阳未尽则不死，可见阳为生之本，阴实死之基。

阁下先天禀赋薄弱，而后天又暗凋残，故客冬病之将萌，即见气短喘促。一身之中，百体之内，阳气殒灭，阴气混扰，雾云遮蔽，日月无光，中州先失，脾肾两伤，以致木无所滋，金无所养。至今木帝司天之际，肝已告困，脾亦言伤，欲其不筋粗囊缩，其可得乎？设使脾气强健，尤赖施布药力以养生。今病势已剧，胃气日竭，汤药纵下，胃气不能施化，虽有神丹，亦难为力矣。所以叠进辛热之味，甘温之品，究竟呼之不应，遣之不灵。而桂附理中之补，黑锡丹之燥，两者之力量，素称猛将，今用之于此，亦毫无功。忝在相契，愚不能袖手旁观，姑为竭力疏方，稍尽知己之谊。倘能藉此挽回万一，此固愚之私愿，亦阁下之厚幸也。

【评析】先天者水与火，而本于肾，天一生水也。后天者金与木，而本于脾，脾居中州，灌溉四旁也。水不足，则后天木不能养，在春生木旺的时候反而郁曲不能生发，于是"筋粗囊缩"；中州脾胃衰败，不能运化药力，神丹无功。先天后天岂不重哉！

　　此论"阳为生之本，阴实死之基"，《济阴纲目》有一段论述可以参考，引之如下："天地为万物父母。天，大也，为阳，而运于地之外。地，居天之中，为阴，天之大气举之。日，实也，亦属阳，而运于月之外。月，缺也，属阴，禀日之光以为明者也。人身之阴气，其消长视月之盈缺。故人之生也，男子十六岁而精通，女子十四岁而经行。是有形之后，犹有待于乳哺水谷以养，阴气始成。而后可与阳气为配，方能成人，而为人之父母。古人必近至三十二十而后嫁娶，可见阴气之难于成，而古人之善于摄养也。《礼记》注曰：唯五十而后养阴者有以加。《内经》曰：年四十，阴气自半，起居衰矣。又曰：男子六十四岁而精绝，女子四十九岁而经断。夫以阴气之成，止供给得三十年之视听言动，已先亏矣。夫人之情欲无涯，以此难成易亏之阴气，若之何而可以纵恣也。经曰：阳者天气也，主外，阴者地气也，主内，故阳道实而阴道虚。又曰：至阴虚，天气绝。至阳盛，地气不足。虚与盛之所在，非吾之过论也。"可见崇阳而不抑阴本为中医经典之正论，舍此皆无知之臆说。

论治姜吉甫翁丸药善后方启

　　尊体阴阳均亏，五脏皆弱，中焦困顿，气机不宣。故以术、苓、山药，大培土气，建立中宫，以运四旁，则胀满可磨，娇金可旺。熟地、枸杞、女贞，质纯能滋阴，使水源充足，庶肾家有归藏之安。附子、肉桂、小茴，气厚能扶阳，俾火宅温煦，中州无壅塞之患。鹿茸助阳，而精府常富，鹿胶补血，则形骸自强。斯中焦运而四脏和，水火交而阴阳偶，身中元气，岂不太朴淳全乎？或议地、丹之寒，附、桂之热，抑知非刚不足以化气，非柔何以济刚，且非从阴何以引其阳，亦非从阳何以引其阴，于理固合，于法不悖。谨启其端，附呈明鉴。此番已验宿年之胀，今日之痢，缘补中固肾而解，康健月余，谅无反复。但七情之郁，脏气之衰，必养调摄。历岁一周，寒暑再经，方可无忧。倘加情志感触，不遵戒忌，轻则痰咳复起，重则胀势复萌，莫谓赠言之不详也。

　　【评析】"肾为先天之根，脾为后天之本"，阴阳互根，刚柔相济，虚劳善后，是为大法。非刚不足以化气，非柔何以济刚，且非从阴何以引其阳，亦非从阳何以引其阴，是为案中点睛之笔。

述治陈鸿儒内伤痨症

陈鸿儒，年二十，时值春月，满面青白，步履不前，咳嗽多痰，声短语促，知其内伤甚重。余念世谊，谓乃尊曰："郎君青年，当此春生，反见尪羸之象，大有可虑。"乃尊唯唯。

匝月，其病益剧，不能出户，始邀余治。诊得脉来弦数，时忽一止。自云：别无所苦，只是少腹之气不上则已，上则心中战栗，周身寒冷，片刻内外皆热，冲至咽喉，必咳嗽不安。数月以来，请医专治，服疏表药则汗多热重，服补脾药则胸紧咳促，服滋阴药则食少多痰，服降气药则气愈升逼。

余知其误，恐鄙见难以取信，因索纸书云：谨按脉来弦数停止，诀称乍疏乍数，三五不调，谓之死脉，但数而不急，此处尚可转旋。据云气上、寒热咳嗽等证，乃厥阴伤寒病也。缘阴精素弱，肾气衰微，不能领邪外达，仅依脏气推迁。《灵枢》云：厥阴之脉，自少腹上贯膈，循喉咙，病则气上冲心。唯其冲触不已，故心主不安其位，见为悸动。夫心主血脉，因营卫不调，遂悖乱失常。寒热顿起，且脉来结代矣。若逆冲咽喉，乃肺肾脉络之所，肝气乘水侮金，故为咳嗽多痰，实肝威猖獗，心主失权之象也。《内经》又谓主明则下安，主不明则十二官危，可不畏哉。今欲治此，必滋肾之阴以补金，益心之阳以复脉，非刚不足以去暴，非柔何以制刚，能识此意，方可言治。拟以炙甘草汤滋阴和阳，养肝益心，庶肝火息而不升，则心主安而血脉复其常矣，其寒热咳嗽，不治而治也。方中地黄、阿胶、麦冬、麻仁，一派柔药，济肝之刚，乃乙癸同乡，热之犹可之义也。人参、桂枝、生姜、清酒，一派刚药，去肝之暴乃木火相生，寒亦通行之义也。谨将病机传变，并用药大旨，一一陈之，愿高明垂鉴焉。

乃尊世全，见余议论精详，亟将药进。甫投三剂，诸苦减半，寒热悉瘥，药已显有明效矣。

讵知前医适至，大訾其药，阅余案，反议迂腐之言何足为信？又议痨症尚不能识，岂有厥阴伤寒之书？且议桂枝、姜、枣之药，大非痨症所宜。于是停药数日，寒热复起，诸苦复增。值余归里，复延他医，俱议桂枝、姜、酒，痨症最忌，每旦令服人乳数瓯。共家戚友，咸称稳当，按日不辍。岂知人乳滑肠腻膈，卒至食少便溏，尚不知悟，犹以养阴清肺之药，卧床滑泄，竟致不起。嗟嗟，投珠按剑，诧为不祥，道穷于遇，可慨也已。

评点：此案诊断要点，除咳嗽气喘见症外，主要在于全身虚象以及"脉来弦数，时忽一止"。故而谢先生拟《伤寒论》太阳病篇第 177 条治疗"脉结代，心动悸"之炙甘草汤滋阴和阳，服后寒热悉瘥。惜乎昧者不识，拘于痨症，忌桂、姜而用滋腻滑肠之品，终至滑泄不起。嗟嗟！

又，人乳滑肠腻膈，今人宣传牛羊鲜乳富含营养，而其实滑肠腻膈较之于人乳更甚，致使脾虚者久食往往纳呆便溏，脾虚之患者病情日增，此为当今常见现象，可堪一叹！

论王玉溪脱营失精

王玉溪先生，莅任之初，适报海寇滋扰，缉究为艰，复值饥馑凶岁，亟筹赈救，数载以来，辛苦百倍，突增太翁之变，惊忧备集，因而成病。语言恍惚，步履欹斜，颇似癫狂。春杪至家，其病益甚，走书托治于余。

因见人事瞀乱，两目左右顾盼，有时发怒，乱走胡言，然禁之即止，是不明中尚有明机也。且时以手按摩心胸，可知膻中之地，必有郁结怔忡之苦。诊脉浮大而软，夫浮软为虚，大则病进。仆合脉审症，知先生病从七情忧劳中来也，订归脾汤加龙齿、五味。

其戚友知医者多，悉皆诧异，且谓此癫狂之病，城中诸医悉称痰火闭窍，已服竹沥、铁落，火且不衰，若投人参、芪、术，则不可救。予复详为辨曰："狂之为病，阳郁太过，挟胆胃两阳之火上炎，故越人称为重阳。发之甚，则水火不避，笑骂声强，登高逾墙，迅速非常。其脉来或弦劲有力，或鼓激冲指，故有唇焦齿燥、胃实不便诸症，是以有铁落、石膏之治，乃制胆清胃，重而抑之使下也。此则不然，其有时发狂，不过有狂之意，中无所恃，故禁之则止。若谓痰火闭窍，则窍便塞矣，岂能禁之即止乎！又果重阳之病，岂无鼓指之阳脉乎！盖先生之累，始于忧思不遂，抑郁不舒，渐至心精日耗，神明丧失矣。君主之宫自燃，谋虑之舍乃枯，如木将朽，何堪斧斤。"

《内经》有言："尝贵后贱，虽不中邪，病从内生，名曰脱营；尝富后贫，名曰失精。"曰失、曰脱，收摄之法，其可缓乎？坐谈一午，众皆唯唯，孰意执

迷不返，余药未投。厥后或服当归龙荟丸，或进礞石滚痰丸，其病日笃，大便溏
泄。至六月，醴香少君抵家省视，复邀余诊。脉来如火发燃，残阳尽逼指下，乃
知心精已夺，告以事不可为。因问逝日，余以霜降为断，至期果卒。

　　【评析】经云"重阳者狂，重阴者癫"，谢先生审其脉证，"有时发怒，乱走
胡言，然禁之即止……膻中之地，必有郁结怔忡之苦。诊脉浮大而软，夫浮软为
虚"，知其为忧思郁结所致之虚证，处以归脾汤加龙齿、五味，补益心血正合其
宜。奈何庸医不识，莫非其人之命哉？预知死期者，以本病属于残阳仅存，霜降
为每年季节转换的第六气，即进入寒冬之始，自然命归黄泉了。

　　又，脱营失精之论，应同时参看杂症门颊颐浮烂之附语。

答门人问死期脉解

　　门人问曰：玉溪先生精营脱失之病，吾师朗若明镜，某等业已解悟矣。至死
期之验，犹有未明，请更示之。

　　答曰：《素问》云"脉至如火薪然，是心精之予夺也，草干而死"。又曰：
"君火之下，阴气承之。"今脉来如火薪然，然者，燃也，是洪大已极之脉也。
久病见此，乃真脏之脉尽发于外，岂非心精已夺乎？夫心为阳，夏令赤帝司权，
天时之阳犹在，是内绝而外未遽绝，非死期也。草干之时，秋令金气已深，阳气
已消，万类咸萎，残阳之脉已极，极则必尽，再合天时之阳气并消，安得生乎？

　　门人曰：唯唯。然某等尚有一疑，请并示之。经又谓脉至如弦缕，是胞精之
不足也。病善言，下霜而死。不言，可治。夫既言胞精不足，又安能善言？既能
善言，又安得主死耶？又不言为机关已阻，不曰主死，而曰可治者，何也？答
曰：读《内经》之法，当字字推想，且上古文字古奥，尤宜贯通，庶得其真。
弦缕之脉，其体虽细，最当玩其弦字。缕者，乃丝缕之谓，如弦缕，便伏有绞紧
急疾下坠之象，此心阳已有亢燠之机，故言胞精不足也。胞精不足，残阳有丧亡
之渐，神明失守之征。夫言自心发，其言必妄，善字当作妄字解，故云病善言。
下霜之时，乃冬令水帝司权，正水来克火之候，残阳岂不消灭乎？故云下霜而
死。若不妄言，则虽见胞精不足，却无神明丧失之症，城郭虽病，而君主尚安，

亟以养营补心之类，尚可频施救援之法，故云不言可治也。

某等跃然领悟。余因喜其明而复语之曰：前条盖言予夺，故必无可生之望。后条但言不足，故或有可治之症。此千古奥义，为尔辈笔之，以志一堂授受之心法云。

【评析】脉预死期，古人多有阐述，总以天地阴阳、五行生克为基本原理。有志者、医者宜深究之。

　　　　　　　　　　　　　　　　　　　　　　　　（赵红军）

痿 证 门

肺热叶焦

黄守基，年二十岁，客汉阳，当秋寒热咳嗽，足跗浮肿。延疡科医治，误用敷药，足大指溃烂沥沥。又误用燥血药，煎熬津液，勉强收功。渐至足不能移，肌肤益削，已成瘫痪。历医不瘳，皆以不痛为不治。次年六月，买舟归里，求治于余。两人抬出诊视，余视其形羸发脱，脉象细数，腿股大肉已尽，脚垂纵缓废弛。因思经云："大筋软短，小筋弛长，软短为拘，弛长为痿。"又曰："阳明虚则宗筋失润，不能束骨而利机关。法当专取阳明。"且起自秋间，寒热咳嗽，肺失清肃，误进燥药，津液枯焦，此燥气焚金，当以肺热叶焦，则生痿躄论治。盖痿者枯萎之象，非滋血液，何以得生！唯胃为生血之源，又为金之母，故曰治痿独取阳明也。况寒暑交迁，又值燥金用事，宜清金润燥，佐以甘淡益胃之药。于是以二地、二冬、石斛、薏苡、梨汁、蔗汁之属，日进大剂，按治十日，饮食稍加。改进虎潜丸，加黄芪、白术、薏苡、桑枝、茅根，补助阳明。自秋至腊，按日不歇，仅得肌肉稍充，筋骨稍束，尚未能开步。次年继进前药百日，至夏乃愈，计治一载，始获全功。

虎潜丸

黄柏　知母　地黄　虎胫　龟板　锁阳　当归　牛膝　白芍　陈皮　羊肉

【评析】张子和云："四末之疾，动而或劲为风，不仁或痛为痹，弱而不用为痿。"至于痿证的病机，又有五脏之分，但凡物热则软，寒则坚，所以痿证自然也是以热证为基本特点，而其治疗应以阳明为主，《素问·痿论》论之甚详。

本病起于秋季寒热咳嗽，日久损伤肺津肺气，致使肺气耗伤，不能通调水道，复误于燥药，燥热销铄阴津，子盗母气，致使脾胃虚弱，土不生金，渐至肌削足软，成为痿证。本案治以甘寒润燥、甘淡益胃之法，以麦冬、天冬甘寒兼苦润肺补肝，生地甘寒、熟地甘温凉血补益肾水，石斛甘微寒清胃滋阴，薏苡仁甘淡微寒舒筋利湿，另取梨汁甘凉、蔗汁甘寒滋润肺胃。纳进、胃气恢复后改虎潜丸。

虎潜丸为朱丹溪治疗痿证的著名方剂。方中以虎骨辛温、龟板甘咸寒补肾壮骨，熟地黄甘温滋肾阴，白芍苦酸微寒，滋养肝阴，当归甘温微苦、羊肉甘热补血强筋，陈皮辛苦温芳香，开胃理气，又用知母、黄柏俱苦寒不燥以清泄相火，祛除湿热。一方还有干姜，燥湿化饮之力更强。叶天士推崇本方以苦寒配伍甘温补益肝肾方法的巧思，特把本方列为一法，称之为"虎潜法"，作为治疗肝肾阴虚又兼湿热病证的主要方剂，值得研究体悟。

本案治疗方法虽然不错，但自秋至腊，还是不能开步。次年继续进药，至夏方得痿愈者，冬季为收藏之时，药力不足以生发肌肉筋脉，次年值夏季土气旺盛，温养生发，肌筋方得恢复。

火烁金伤

何国开乃媳得足痛病，医谓为血虚生风，凡疏风养血之药，自春至夏，任服无间。迨至七月燥金用事，足不能移，形体羸瘦，又加痰饮呕逆不已。此火烁金伤，兼之阳明失节，以致机关不利。与丹溪大补阴丸及虎潜合法，重加石斛、桑叶汁，三十剂全愈。

大补阴丸

黄柏　知母　地黄　龟板　猪脊髓　蜜丸。

【评析】本案春季足痛，应属肾水不足，恰值春木生发，生而不及，反用疏风药物数月。患者久服辛燥，不仅火烁金伤，耗伤津液，同时也耗散胃气，阳明日虚，因而到了七月燥金万物肃降季节，筋脉无以濡养，并发足痿、呃逆。所以用大补阴丸合虎潜丸填补肝肾阴液，加石斛清补胃阴，桑叶清肺通便。

又，燥为次寒，初秋的时候，天地间秉承夏天余气，故而发为燥火；随着秋金肃降，天地间凛冽清冷，这才是燥的本象；至于立秋之后还有一热，这是因为金气之下，火气承之，主客胜复之气罢了。

大补阴丸为朱丹溪所创，其方味简力宏，在补阴诸方中是最有填补之力的，临床中有很重要的用途。

风火内淫

傅妪，四肢疼痛，不能运动，医进驱风燥湿清火补血之剂，烦热大作，汗出淋漓，耳聋口燥，胸紧气促，四体不知痛痒。前医仍认为筋骨之病，投附子、草乌、秦艽、独活、牛膝、木瓜等药，愈治愈笃，延予商治。

乃翁问曰：服药两月。愈见沉重，果是何症？余曰：此症原由形体肥盛，素多痰火，痰火盛于内，而召风以入，风入空窍，痰火随之共入经络，初犹不觉，迨至机关不利，而痰火与风聚结一家矣。书曰：肺主周身之气。虽痰火风杂并为病，无不关乎肺脏，正《内经》所谓肺热叶焦，则生痿躄是也。夫风药多燥，岂非助热而加其痿躄乎？《内经》云：风淫于内，治以甘寒。夫甘寒清火，人所共知，而息风谁能深信？不知风走空窍，原由火召，非甘寒厚味监督其间，不能填塞其隙。

开方服二剂，潮热减半，汗止，大便艰，却无痞满，尚属枯焦，未敢议下。更方又服二剂，潮热蠲除，人事始清。但时言痛楚，非病进也，盖经脉流通之佳兆耳。复立第三方，服至五剂，手足运动，再服五剂，形骸如常，人皆谓奇，实非奇也。

后七月余访友至高姓，治一妇，悉同此症，但初起多服芪、术、龙眼等药，筋加短缩，与以前第三方，每剂加倍，半月而愈。可知医贵洞悉病情，运巧思以制方，毋按图以索骥，斯得之耳。

初方歌

风浮于内，痰火倒颠。肺热叶焦，发为痿偏。

医用辛燥，病益迍邅。古哲立法，泽枯为先。

药与病垺，庶几其痊。母具滞腻，休使油煎。

香蔬茶饭，苦茗相兼。从兹调摄，永保天年。

第一方

桂枝　白芍　槟榔　薄荷　黄芩　石膏　麦冬　芥子　甘遂　竹沥　寒水石

第二方

生地　丹皮　白芍　薄荷　枇杷叶　矾石　牙皂　石膏　芒硝　薏苡仁　胆南星　竹沥

第三方

生地　石斛　葳蕤　麦冬　薏苡仁　天冬　石膏　地骨皮　黑芝麻　竹沥蔗汁

【评析】本案属于痰火体质，而误用辛燥药物损伤津液，导致肺热叶焦，发为痿躄。初起四肢疼痛，风邪久羁，又因形肥，素多痰火，风邪入于空窍，痰火也随之进入经络，所以证见烦热大作、汗出淋漓、耳聋口燥、四肢不知痛痒等，这是风火痰湿混合为患的表现。其治疗以甘寒清热息风为原则，而甘寒之厚味又可以填补窍隧，填窍又有使邪无以藏身的意义。

第一方麦冬微苦、石膏甘寒微辛、黄芩苦寒、寒水石辛咸寒、竹沥甘苦寒，一派甘寒苦寒清热，桂枝辛温疏风，甘遂苦寒泻水逐饮，白芥子辛温祛痰通络，辅以槟榔辛苦温下气行水，白芍苦酸敛阴，辅以薄荷辛凉透热。

第二方大便艰涩，以生地、白芍甘寒滋阴为主，石膏甘凉清热，白矾酸涩搜痰泄风，牙皂辛咸泄土软坚，疏风化痰，胆南星苦辛、竹沥甘苦寒化痰豁痰，薏苡仁甘淡疏筋，滑利关节，枇杷叶苦辛寒宣肺利湿，芒硝咸寒软坚润下，丹皮辛苦寒、薄荷甘凉芳香清热透热。

第三方以填阴补血为主，方中生地、石斛、玉竹、麦冬、蔗汁甘寒补阴生津，黑芝麻甘味润燥养血，竹沥化痰，薏苡仁滑利关节，石膏清热。

表里风热

江妪，下元素虚，今秋四肢十指肿痛，手足不能运动，有时右边肿甚，即右边痛加，似恶寒，或微热，舌苔灰白，二便略通，面色枯黑，口不作渴。有以血虚为治者，有以风湿为治者，有以痰饮为治者，竟无一效。卧床贴席，转侧维艰。

其兄光裕来寓请诊。脉得弦紧而数，时劲于指，认定为表里风热之症，踌躇良久，乃得其方。病者蹙额问曰："贱躯可活否？"曰："三日之内即安。"与防风通圣散，每日连进二剂。一剂而大便通，肿消肢软。二剂连泻黑粪两次，遍体得汗，痛止身轻。次早下榻向家人云："昨服药后，懵懂一日，至晚汗出始清。今晨周身轻快。"但许久未经盥面，方取水间，乍闻余至，即出房诊脉。唯步履尚艰，犹须扶持。舌苔变黄，颇思饮茶。仍令原方再进一剂，复泻二次。下午速求止泻之药。余于原方中除硝、黄，加葛根，服之泻止渴住，安睡进食，其病如失。病者急求补养之药。令买白皮梨，每日啜四五枚，十日外，更取熟早米煮稀粥，调养两旬，诸症悉痊。

后其兄光裕来寓问曰："舍妹之病，几致废弛，先生一视，预限三日成功，果符所言，必有奥秘，可得闻乎？"

余曰："令妹之症，必先有饮食之热，后受外入之风。因其体虚，不先伤卫，所以不病身热拘急，而直入于营，发为筋挛肿痛。与身中向有之热，凝聚经络。夫风无定所，走注疼痛，或左或右，流注关节。风入既久，郁而成热，未经解散，久之必入于胃。夫阳明胃者，主束骨而利机关，阳明既病，机关不利，手足岂能运动？恶寒发热者，表邪之征也。舌苔灰白者，伏热之验也。合推此症，是上中下三焦表里俱实，有非轻剂所能疗者。又风邪散漫，非仅苦寒可以直劫，兼之下元素虚，即用重剂，又恐其放逸，更当以固护驾驭其间。由是观之，发表攻里之外，尤当寓一补字于中。然余自幼从不肯用错杂之方。追思古人表里门中成方，而得防风通圣散，此盖刘氏河间所制，虽非为此症而设，然与用旨默合，是以借之取效。"

方中麻黄、荆、防等药，能逐在表之风热从皮毛而出，石膏、硝、黄等药，能驱在里之风热从二便而出，风热深入于营，有归、芎引表之药而入于营，风热淫聚于中，有术、芍引里之药而入于中，而芎、归、术、芍，又赖以扶持正气，使上中下表里之邪悉从上中下表里而出，虽经络空隙之所，尽皆驱逐，何致久羁迁延？兼之汗不伤表，下不伤里，非比世俗补泻杂投之治，余是以知效可计日而获耳。

至病人药后而大便得通者，人皆知其攻里之验，其自云药后懵懂一日，汗后始清者，人尚不得其解。夫懵懂者，冒闷之谓，乃身中作汗使然。譬之天欲雨，必地气蒸上为云，云升于天，雨施于地，而天地清矣。所以冒闷发汗者，发表之验也。

至泻多而方仍不变，全不虑其虚者，此时补剂难投，只于原方除硝、黄，以防身中在表之气因咸寒而坠下，而加葛根升提，使身中清气上升，自然泻止渴住矣。

以后不再制方者，以病虽至重，而表里未伤，只身中风热既久，津液必然受灼，故但议梨汁粥饮灌溉之，饮食消息之。

此余自始至终，毫不紊乱如此。夫秘理深奥，化裁生心，本难言喻，今因吾兄愿闻奥秘一言，特一一剖之。

光裕曰："医理真玄，治法果奥，请为立案，因详记之。"后双某之子亦患是疾，未费深思，按法而愈。此与前治傅妪一案大同，但病变稍异，故治法略殊，学者当合观之。

防风通圣散　河间

防风　荆芥　连翘　麻黄　薄荷　川芎　当归　白芍　白术　山栀　大黄　芒硝　黄芩　石膏　桔梗　甘草　滑石　姜　枣

【评析】上案是痰火体质误用辛燥药物，导致肺热叶焦，而生痿躄；本案则十指肿痛，微有寒热，面色枯黑，显然是风邪外束，内热郁滞。故上案尊《内经》"风淫于内，治以甘寒"之旨以治之，本案则以防风通圣散宣泄表里。案中所论方义精当，可谓深得病机辨证之妙。

防风通圣散出自《宣明论方》，意在表里两解，汪昂云："此足太阳、阳明表里血气药也。防风、荆芥、薄荷、麻黄轻浮升散，解表散寒，使风热从汗出而散之于上。大黄、芒硝破结通幽；栀子、滑石降火利水，使风热从便出而泄之于下；风淫于内，肺胃受邪，桔梗、石膏清肺泻胃；风之为患，肝木受之，川芎、归、芍和血补肝；黄芩清中上之火；连翘散气聚血凝；甘草缓峻而和中（重用甘草、滑石，亦犹六一利水泻火之意）；白术健脾而燥湿。上下分消，表里交治，由于散泻之中，犹寓温养之意，所以汗不伤表，下不伤里也。"

阳强足痿 二条

吴新棋，冲年困于酒色，阳道强而不痿，股胫痿而不坚，呻吟床褥，百治不效。籍居崇邑，就治于余。余谓此症始则阳胜阴伤，金被火炼，今则矫阳独升，真阴欲尽，所进苦寒固谬，而温补尤非所宜。记古降心火益肾水法，唯三才封髓丹于此最合，按方大剂令服，喜胃气尚强，每日纳药二碗，服至六十剂，两症始痊。

因忆向治龚生，初起便血，渐至两足疲弱，不能稍移，服归、芪、参、术，其血愈下，其足愈软，买舟由抚来湾，就治于余。两脉细劲，面黑耳聋。余曰："肝血大伤，肾水将竭也。然从来补阴之药，难期速效"，疏与虎潜作汤，令服百剂，许以病根可拔。殊伊服至五十剂，脚可趋步，便血已除，吝费停药，逾年肠红复来，乃将前方再服。稍愈又停。以致便血不息，竟至不起，惜哉！世之剖腹藏珠者，可以为鉴。

虎潜丸　方见前本门肺热叶焦。

三才封髓丹　拔萃

天冬　地黄　人参　黄柏　砂仁　甘草

【评析】大凡天地之间一切事物，逢热必软，遇凉则坚，而坚韧之性为金所独擅，所以阳痿痿躄多热，所谓"阳胜则伤，金被火炼"就是这个意思。本案以封髓丹治疗阳痿胫软，实为此类病的正治。考封髓丹一方，出自元代御医许国祯所著的《御药院方》一书。该书收录了宋金元历代御药院处方，本方就是该书中著名方剂之一。原方主治"虚损"，功效"降心火，益肾水"。方中黄柏苦寒降相火以坚阴，合砂仁芳香苦温，入命门化湿热，又合甘草甘温以益营补心。后世《医学发明》以本方合三才汤，即本方加天冬甘寒补肺生水，熟地黄甘温补肾滋阴，人参甘寒微苦补益脾胃，于虚损之人更为相宜。

阳痿不起

陈鸣皋，体丰多劳，喜食辛酸爽口之物。医者不知味过于酸，肝气以津，脾气乃绝，以致形肉消夺，辄用参、术培土，不思土不能生，徒壅肝热，故复阳痿不起。颠沛三载，百治不效，盖未悉《内经》有"筋膜干，则筋急而挛，发为筋痿"之例。余诊脉左数右涩，知为肝气太过，脾阴不及，直以加味逍遥散令服百剂，阳事顿起。更制六味地黄丸十余斤，居然形体复旧。此种治妙，唯智者可悟。《内经》一书，岂寻常思议所可到哉！

加味逍遥散

柴胡　当归　白芍　茯苓　甘草　薄荷　煨姜　丹皮　山栀

六味地黄丸

地黄　山药　丹皮　泽泻　山茱萸　茯苓

【评析】脾主肌肉，形肉消夺，自然应该补益脾土。但是案中患者补之无效，反而增加阳痿一证，原来其人平素体丰多劳，又喜食酸味爽口之物。体丰则多痰湿，多劳则脾气虚而虚火易升，导致脾气受损而肝胆郁热，形消则脾气不足，误用参、术燥热则肝火愈盛，阴血亏耗。肝主筋，肝阴亏耗，筋脉失养则发为筋痿，以致阳痿不起，于是健脾养阴兼以清肝的丹栀逍遥散正好为对证之方。以此案为例，可以看出，假设不知体丰多劳的病史，又不知嗜食酸味的情况，辨证必然有误，此病必然不能治愈。日常临床中，凡治疗无效的案例，对于病史不够了解的情况占大多数。

加味逍遥散出自《证治准绳·卷五·女科》，主治"产后发热，口干作渴，唇裂生疮"。本方以逍遥散健脾养血，再加山栀、丹皮清热，治疗逍遥散证之兼伏热者。

六味地黄汤（丸）出自《小儿药证直诀》，系由金匮肾气丸减去桂、附而成，主治肾水亏虚。

阳缩不伸 二条

陈春初乃郎将婚，服补养丸剂半月，反致两足无力，阳痿不举。医谓当用大补，加附子、鹿茸，服之无算，渐至两足难移，玉茎尽缩。诊得肾脉独大，右尺尤甚，与滋肾丸一斤，服至一半，阳事已举，药毕，步履如旧。此孤阳不生之义也。

滋肾丸

黄柏　知母　肉桂　蜜丸。

【评析】患者正值青年，本来无病，竟然加以温热大补之药，于是阳痿不举，此理显然可见，不需赘述。然而滋肾丸之功效却值得我们体悟。滋肾丸由李东垣所创，以知母柔苦滋阴，黄柏苦寒泻火，但是邪热壅滞于下焦至阴之地，如果只是苦寒清热，则邪热必然愈益收束蜷缩，无路可出，于是再用少量肉桂，辛温宣痛导泄，与苦寒清热的知、柏并行，于是凝滞的邪热得以消散，相火得以宣泄。这就是本方在古人医案中收效很快，屡建奇功的原因。

另，滋肾丸是东垣所创方剂，取柔苦寒的知母、黄柏，用辛甘温油润之剂肉桂为引，去下焦湿热的同时温阳化气。在《古今医案按·卷六·溺闭》有这样一个医案：

李东垣治长安王善夫，病小便不通，渐成中满腹大，坚硬如石，腿脚亦胀裂出水，双睛凸出，昼夜不得眠，饮食不下，痛苦不可名状，服甘淡渗泄之药皆不效。李曰：病深矣，非精思不能处。因记《素问》有云：无阳则阴无以生，无阴则阳无以化。又云：膀胱者，州都之官，津液藏焉，气化则能出矣。此病小便癃闭，是无阴而阳气不化也。凡利小便之药，皆淡味渗泄为阳，止是气药，阳中之阴，非北方寒水阴中之阴所化者也。此乃奉养太过，膏粱积热损北方之阴，肾水不足。膀胱肾之室，久而干涸，小便不化，火又逆上而为呕哕，非膈上所生也，独为关，非格病也。洁古云：热在下焦，填塞不便，是关格之法。今病者内关外格之病悉具，死在旦夕，但治下焦可愈。随处以禀北方寒水所化大苦寒之味者黄柏、知母，桂为引用。丸如桐子大，沸汤下二百丸。少时来报，服药须臾，前阴如刀刺火烧之痛，溺如瀑泉涌出，卧具皆湿，床下成流，顾盼之间，肿胀消散。李惊喜曰：大哉圣人之言。岂不可遍览而执一者乎？其证小便闭塞而不渴，时见躁者是也。凡诸病居下焦，皆不渴也。二者之病，一居上焦，在气分而必渴。一居下焦，在血分而不渴。血中有湿，故不渴也，二者之殊至易别耳。

俞震对此案极为推崇，在其后按曰："震按：前贤之不可及者，以其善悟经旨而创立治法耳。若今人不过寻章摘句，即旧时成法尚未通晓，岂能另标新义，恰合病情乎！"又在《古今医案按·卷六·二便不通》的按语中说："……今所选王案，取其外治之法，及服黄连解毒丸三载为大奇，而李时珍之用甲片、牵牛，走精隧以通淤塞为更奇，直可与东垣滋肾丸并垂天壤。"

黄钦三，病发时浑身洒淅麻痹，腹痛囊胀茎缩，一时灯火、姜、附乱投，得少安。其后屡发，更医数手，无非前法。盖医者总以阴症为治，而病者刻以缩阳为虑，紧持玉茎，诚恐缩完。诊得弦紧异常，目红唇燥。余知其误，以宽言慰之，令急服左金丸合温胆汤，数剂顿安。后以一派养血济阴、镇心潜阳之药调理而健。

同道不解其故。余曰：吾人身中，唯色胆最大，肾家之强，均由胆家之旺，请鉴诸好色之流，有逾垣乘隙高深不畏之胆，黉夜私奔神鬼无惧之胆，而后能遂其欲。是凡潜踪入房，其胆家之火必先燃，而肾家之火乃盛。当其欲火初起，但制之以恐惧，其阳必顷刻而痿，岂非肾强由胆旺之验乎。故肝为阴脏，缘胆藏于中，相火内寄，其体虽柔，其用实刚。其性也，主动主升，其气也，彻上彻下，脏腑表里，为寒为热，身中内外，或现或隐。高自顶巅，深至血海，变幻莫测，病害最多。至其脉络阴器，尤喜疏泄。兹诊钦兄脉盛筋强，目红唇燥，乃肝胆俱旺，血燥不荣，且常有遗泄一病，明明肝火激动精关。诸医不察其遗泄之故，只想汇聚涩精补阳之药，岂非炽火涸血之弊乎！夫火愈炽血必愈涸，血愈涸火必愈炽，由是筋脉失滋，遂成结束，乃筋疝之象，非真缩也。加以惊恐，不缩亦缩矣。吾以宽言慰之，释其惊恐之缩，继以苦药清之，解其筋脉之结。补之以气，补肝即是补胆。养之以润，养肾便可养肝。吾临斯症，实非偶然，法参乙癸同乡之义，推观好色之原，丝毫不爽，所以获效。较诸阴症缩阳、面青脉静、肢冷息微者，不大相径庭乎。

左金丸

黄连六两　吴萸一两　水丸。

温胆汤　方见卷一伤寒门误治传经。

【评析】本案"脉盛筋强，目红唇燥"，显然为肝胆俱旺、血燥筋强而多欲的质体。诸医以为遗精为肾虚，竟进温补壮阳之法，于是劫烁肾水，结果造成阴血耗损，筋脉燥急，肝火炽盛。谢映庐先生用温胆汤以清泄胆火，又以左金丸苦辛寒温并用，苦以降火，辛以开结，正合厥阴病苦寒辛热并用的原则。人多言肝体阴用阳，却少讲乙木体阴，其阳之用却来自甲胆。左金丸取辛开苦降意，温胆汤一派苦寒，却名曰温胆，实为清净胆腑而温升胆气，这也是我们应该注意到的。

左金丸出自《丹溪心法·卷一》，主治"肝火犯胃，嘈杂吞酸，呕吐胁痛，筋疝痃结，霍乱转筋"。功效：泻肝火，行湿，开痃结，降逆止呕。

温胆汤出自《外台秘要》，功效为理气化痰，清胆和胃，主治"胆胃不和，痰热内扰，虚烦不眠，或呕吐呃逆，惊悸不宁，癫痫等"。

答门人问足弛治法

门人问曰：曾视一症，病后足膝痿弱，其机关骨节俱如平人，唯软不能举，难以行立。所进皆气血两补加疏风之药，本古人治风先治血，血行风自灭之旨。然调治一载，绝无效验。意疑药力不及，更进十全大补加鹿茸，服数十剂，病亦如故，岂药犹未及乎？抑尚有说乎？答曰：焉得无说！夫血非气不行，气非血不化。凡血中无气，则为纵缓废弛，气中无血，则不能静，不能静则不能舒矣，故筋缓者，当责其无气，筋急者，当责其无血。今子所论，乃软弱不举之症，是为纵缓废弛之疾，与血无与，但当偏益其气。所进十全大补，乃气血平补之药，犹是气不胜血，所以不能取效。法当四君子加黄芪、附、桂，可收全功。如法治之，果愈。

【评析】气为阳主动，血属阴性静，这是医理之常，而临证之际，用药不同，效果的迟速微著却分别大矣。凡气血俱虚者，应当区分气血虚弱的偏重方面。若气虚者，在补气同时夹杂补阴凝重之品，必然导致效缓甚至无效。

由本案可知，中医有其严谨周密的生理病理体系，学医者必须熟悉经典论述，以掌握临证的基本知识，又必须知常达变，方能取得比较满意的实际疗效。

所谓江山代有才人出，各领风骚数百年，中医历代名家都是在这个共同的生理病理基础理论上传承并发展的。他们的理论互有侧重，并非互相牴牾，势同水火。比如说李东垣善用风药发散宣泄邪气，与张景岳之善用熟地补真阴，各俱其妙，各擅胜场。我们学医应该全面，不管是伤寒还是温病，抑或是时方杂法，只要有益于临床，俱能为我所用就行，须知学医终究是为了治病而已。只有全面掌握前人的理法方药精华，才能在临床上游刃有余。

附：　　　　　　一 得 集

风淫于内

汪宝泉，时届长夏，夜卧当风，值梦遗后，得风痹病。始苦左足肿痛，难以移立，即邀予视，亟祈补剂。

诊之，脉大舌黄，身有微热，虽初起，其势已重，颇类脚气病。但无恶寒、发热、胸满、呕吐之症，且脉大舌黄，必是风痹。因告之曰：此风湿内蕴，久而化热，萃于经脉之中。法当轻扬辛凉之药宣通经隧，兼以甘寒味淡之属息风渗湿。但湿凝为肿，风胜为痛，而风为阳，阳主动，势必流走经隧，恐身中四肢关节处难免流注之苦。以风性游移，非比寒湿之邪仅着一处，留而不散，是以《内经》有周痹、行痹之称，即此症也，必邪去然后正安，不可谓因遗精而病，辄与温补助邪。

疏与杏仁、桂枝、防己、防风、蚕沙、羚角、桑叶、通草之属，日夜连进二剂，左足稍愈，身热已除，果然右脚肿痛。更加薏苡、萆薢以利湿。按服三日，两足肿痛虽轻，忽又肘、腕、掌节、肩髃各处逐日游移，肿痛不堪。又以前方参加石斛、黄柏、天冬、玄参、茅根、桑枝、梨汁、竹沥，便闭稍加玄明粉，盖遵《内经》"风淫于内，治以甘寒；热淫于内，治以咸寒"。半月之久，按日两剂，其功始半。续进地黄丸一斤，乃奏全绩。

原自古风痹痿厥之症，治不得法，常多殒命，治或稍差，亦成痼疾。总由不知风痹痿厥该何证，寒热虚实从何据。捡方试病，误人良多。夫四末之疾，必识动而劲者为风，不仁或痛者为痹，软弱不举者为痿，逆而寒热者为厥。况风者必多风热相兼，痹者必风寒湿相合，痿者必火乘金，厥者或寒或热，皆从下起而逆上也。然又病机变化，寒热虚实，皆从人之脏腑转移，表寒里寒，表热里热，阴虚阳虚，自有分别。或曰：风淫四末之症，案中分析甚明，但所言寒热虚实，皆从人之脏腑转移者何？答曰：几邪之所凑，必乘人身之隙而入，内外相召也。如其人身中素有蕴热，外风一袭，则风为热风。若其人身中素有虚寒，外风一袭则风为寒风。古之三化汤、防风通圣散，皆为治实火之风而设。八珍、十全、地黄饮子之类，皆为治虚火之风而设。经曰风者善行而数变。正为变虚变实，必从人之脏腑虚实转变也。其间祛邪养正，必察其脏气之偏胜，究其邪气之深浅，庶几了然在望，投剂无差耳。

【评析】本案病虽然初起，却已经左足疼痛，难以移立。其势已重，五行之患莫速于风，说明风邪为患显然易见。但既无胸满、呕吐等内部见证，又说明邪在经脉，并未深入脏腑，所以断定为风痹。这是诊断之关键点。至于治疗方法，完全遵从《内经》"风淫于内，治以甘寒，热淫于内，治以咸寒"的治疗大法，紧随病情变化而加减用药，终获全效。治疗原则虽然出自《内经》，但其具体的用药方法，却由后世温病学家论述阐发，并且体现在他们的医案之中。欲掌握这些用药方法，就应该认真研读他们的著作，尤其是医案。

另外，本案的治疗原则和方法出自五运六气理论，可知其重要性。五运六气不只是推断运气的方法，更重要的是一种用药的指导理论，由此可见，古人所说的"不知五运六气，检遍方书何济"是有道理的，并不是空谈。

燥气焚金

刘瑞奇，余丱角交也。经营异地，奔走长途有年。某年秋末患足疾，初起咳嗽，筋痛，步履艰难，两腿尤痛，并无红肿。或治以燥湿利水，益剧，更医疑为气血虚损，与以归脾养心，初获微效，继进无益。渐至腰屈不伸，夜多梦寐，深虑身废。次年春尽，买舟归里，邀余视之。面色憔悴，形容枯槁，毛发脱落，大肉尽削。余细询病源，复验其两腿，膝筋浮于外，抽束一团。骇叹之余，沉思再四。念此症发自秋末，彼时肃杀气深，水亏之体，必挟时序之燥气，而肺先受病，故初起见咳嗽。若是时以喻嘉言清燥救肺投之，岂不金彻水清耶！无如误投燥湿利水之药，焚肺劫阴，加以芪、术迭进，壅塞机关，虽曰补气生血，而实助火耗津，所以身中百骸之筋，无阴养荣，遂至抽束结聚。计唯清火为先，而清其火又虑其虚，则补阴清肺，尤为紧要，水果充足，火自平矣。且此症余心所恃者，尤在胃旺，便得生气，甘药亦可多投。疏方每日三剂，服至二十剂，筋舒痛除，三十剂，腰伸阔步，五十剂，肌肤充盛，面容泽润矣。

附方

葳蕤　首乌　当归　狗脊　薏苡仁　石斛　麦冬　丹皮　黑芝麻　黑阿胶

或加早米、茅根补助阳明，或减麦冬、丹皮防损胃气，或加竹沥、桑枝通经达络。

清澡救肺汤　嘉言　治诸气膹郁，诸痿喘呕。

桑叶经霜者，得金气而柔润不凋，取之为君，去枝梗，三钱　石膏煅，禀清肃之气，极清肺热，二钱五分　人参生胃之津，养肺之气，七分　甘草和胃生金，一钱　胡麻仁炒，研，一钱　真阿胶八分　麦门冬去心，一钱二分　杏仁泡，去皮尖，炒黄七分　枇杷叶一片，刷去毛，蜜涂炙黄

水一碗，煎六分，频频二三次滚热服。痰多加贝母、瓜蒌，血枯加生地黄，热甚加犀角、羚羊角，或加牛黄。

【评析】丱，读 guàn，丱角之交，指从孩童时期就在一起的朋友。

本案患者平素瘦削，为水亏体质，秋末偶咳，本是燥气伤金，却被医者误诊为湿热，投以燥湿利湿之剂，用后不效，反见肌削肉枯，又给以补益气血，以至于火升津耗，筋脉失养，发为痿躄。病史既明，病因自知，因而以补阴清肺为治，收效也就在意料之中了。本方以玉竹甘平、麦冬甘寒微苦、丹皮辛苦凉微寒润肺清热凉血，何首乌苦甘涩微温、当归甘温苦辛、石斛甘微寒补肝益血，黑芝麻甘平、阿胶甘平、狗脊甘苦温补肾益精，薏苡仁甘淡微寒利湿舒筋。

（孙乃雄）

痫 厥 门

内热生风

　　吴元东之妇，形瘦多火，患风热病，头疼身痛，发热畏寒。医者不知风为阳邪，寒为阴邪，误用辛温发散。汗出昏厥，不醒人事，迫切求治。视之，面红脉大，知为火气焚灼。以血液衰弱之体，又值汗出过多之变，决非清降可投。盖人身阴阳相抱，乃能动静有常，今阳失阴守，是以阳气独上而不下，而为厥逆之症。又与亡阳之症有别。法当生阴以维阳，古有此例，处用白薇汤。以白薇达冲任而利阴，参、归生血液而固气，合甘草以缓火势，许其必效。药下果然。

　　白薇汤

　　白薇一两　当归一两　人参五钱　甘草钱五分

　　按：切庵先生云，阴虚火旺，则内热生风，火气焚灼，故身热肢满，痰随火涌，故不知人。又曰：汗出过多，血少，阳气独上，气塞不下而厥，妇人尤多此症，宜白薇汤。愚窃谓此方之妙。后人罕识其旨。且方载于本草小注，每多泛泛读过。今先君用治斯症，随手取效，殆所谓读书能化，因时以制其宜乎。

男澍谨识

　　【评析】本案原为风热证，因为误用辛燥，致使火气内焚，汗出过多，灼伤阴津，以至于阳气独上而不下，从而昏厥不醒。本案的病机关键在于汗出过多，阳气独充，因而昏厥，和温病常见的液脱风动如《温病条辨》加减复脉汤证并不相同，这是在学习本案时应该注意的。

　　由于阳充于上，同时又有汗出过多、营血耗伤的情况，所以本案的治疗以苦降养血为法。白薇汤用白薇味微苦咸寒，补益心血而降心火，其中咸能泻肺，以行肺金肃杀之气。《本经》谓白薇"主暴中风，身热肢满，忽忽不知人，狂惑邪气，寒热酸疼，温疟洗洗，发作有时"。这里的"忽忽不知人"是本方主治的主要依据。白薇汤出自《全生指迷方·卷三》，主治"郁冒血厥，居常无苦，忽然如死，身不动，默默不知人，目闭不能开，口噤不能语，又或似有知而恶闻人声，或但如眩冒，移时乃寤；产后胃弱不食，脉微多汗"。如果白薇难觅，笔者认为，在本方中可以用白芍30g合玄参15g代之。

风火内淫

傅孚远女孙，形体清瘦，前夏月遍身发出红块，大小不一，医以丹证冶之，用草药搽敷而愈。至秋初，忽然仆地，神昏不醒，喉内痰鸣，片刻复清，一日数发。请医数手，通用化痰顺气等剂，毫无寸效，日夜数十发，举家慌乱，急请余诊。

脉得寸口洪大，两尺弦紧。自云腹中如焚，欲饮冷水，言未毕，卒然昏倒，口开手撒，身凉默默，面白唇红，任捏不知，头仰垂下。因思此症杂出，拟是肾阴枯槁，水火相错，发为痱中。陡进地黄饮子服之，未效。推原其故，中寒条中决无此例。夏月君火专权之令，发出遍身红块，未经清解，误用草药搽敷，逼毒入内，留于心包，况且素禀木火之质，肾水不足可知，心火过亢，肝木有余，木盛生风，风火相煽，两淫于中。先哲有云：心火内蕴，膻中如焚。凉膈清心，功见一斑。又《内经》有云：风淫于内，治以甘寒。理宜先进清心散，后服二丹丸，庶为合法。于是疏方连翘、薄荷，清上焦之热，大黄、芒硝，救北方之水，芩、连、竹叶，清心肺而治风，甘草、山栀，通三焦而泻火，调以蜂蜜，合为一剂。服之安睡一顿，醒起更衣，其病如失。仍令二丹丸调理而健。

二丹丸

丹参　丹砂　天冬　麦冬　地黄　人参　菖蒲　云神　远志　甘草

【评析】本案陡然昏倒无知，貌似痱中之类，而实际上却是由于血分火毒被草药搽敷过抑于内，致使火毒内攻，威逼心包，导致神志昏迷。清心散即黄连清心散，出张子和《儒门事亲·卷十二》，原方为《局方》凉膈散加黄连半两，主治"诸火热之证"。凉膈散本治上焦热盛病证，加上黄连就能够直泻心火。善后用二丹丸，出自刘完素《素问病机气宜保命集》，主治健忘，功效为"养神定志和血，内安心神，外华腠理"，实为清心、补益心血心气之方。

寒痰堵塞

越日复治傅孔岳乃孙，忽然默默，手足抽搐，口开眼闭，面白痰鸣，一日十数发。此症原因小儿脾气未健，寒痰堵塞经隧，治宜健脾暖痰，于是以星附四君子汤与之。众云：此儿之病，与伊女之症相符，昨先生大黄一剂而愈，兹未周之儿，敢用附子乎？余哂之曰：昨之痰，热痰也；今之痰，寒痰也。寒热迥别，岂曰相符？寒热不知，何复言医？遂令服之。一剂不发，二剂神爽。众皆称奇。余曰：医者理也，凭症望色，又何奇哉。姑笔之，以为后学法耳。

星附四君子汤

南星　附子　人参　茯苓　白术　甘草

【评析】本案应与上案对照看，上案形体清瘦——清瘦为阴虚之体，忽然仆地，片刻复醒，有火象风象；本案则忽然默默，口开眼闭，面白痰鸣——面白为痰湿阳虚之体，全然一派阴寒景象，尤其"默默"一词最能传神。末云"医者理也，凭证望色，又何奇哉"，对于期望于方证对应、不必动脑、对号入座以为治病法宝者，无异于医门一棒喝！

星附四君子汤为常见的四君子汤加味法之一，方取四君子补气健脾，加南星苦辛温豁痰开窍，附子辛甘热宣通走窜，为治疗脾虚痰阻的常用方剂。

肝火生风

王作仪先生之内人，形长肌瘦，平时喜进温补。时值暮春，乳房胁肋渐次作胀，初尚不以为意，一日忽牙关紧闭，不知人事，手撒遗溺，张目精摇。诸医咸称手撒脾绝，遗溺肾绝，迭进补剂，欲图固脱。淹治旬日，渐至筋敛抽掣，始延余诊。

各部应指急数有力，唇齿干燥，大便不通，乃知虽属类中，实为肝火厥逆之候也。若果脱结之症，五脏凶例全见，当顷刻告变，安得尚延旬日，且六脉俱有力耶？缘素禀木形，兼夹内火，且令当木旺，肝气燥急，故乳胁作胀。夫肝主筋，筋脉不荣，故四体不用。木火生风，故目精动摇。筋脉不和，颊车不开，故牙关紧闭。肝威沸腾，津液妄泄，故汗大如雨。肝邪热炽，阴挺失职，故小溲自遗。津液被劫，故筋敛抽掣。统计之，悉皆肝火为患。处龙胆泻肝汤合当归龙荟丸，连进二剂，病势大减。后进犀角地黄汤兼龙荟丸，进食能言。随用八珍汤除川芎，重加白芍、丹皮，调理而健。

龙胆泻肝汤　《局方》

胆草　黄芩　栀子　泽泻　木通　车前　当归　地黄　柴胡　甘草

犀角地黄汤　方见卷一伤寒门同病异治。

当归龙荟丸

当归　胆草　栀子　黄连　黄柏　黄芩　大黄　青黛　芦荟　木香　麝香

蜜丸。

【评析】肝为刚脏，疏泄为其用，壅滞温补反而为害不小。患者本为形长肌瘦的阴虚肝旺之体，又有平素喜进温补的病史，实为本案辨证肝火生风的关键。至于治疗方法，汗大如雨，是肝火发泄之象，所以处以龙胆泻肝丸与当归龙荟丸。前者以胆草、木通苦寒直入肝胆，黄芩苦寒清泻相火，柴胡苦辛微寒透热外出，栀子苦寒导热由三焦下行，泽泻甘淡寒、车前甘淡微寒利水渗湿，使热从小水走，地黄甘苦微寒、当归甘辛温苦补水填精，甘草甘平缓解药性之燥急。后者取丸剂之缓，较前者又多黄连、黄柏苦寒泻火，大黄苦寒攻下泄热，芦荟极苦寒直入肝胆，木香辛苦温、麝香辛温芳香通络。二方合用，苦寒直折厥阴风火，继进犀角地黄汤，伍当归龙荟丸以凉血清心，清肝泻热。

龙胆泻肝汤出自《局方》，主治"肝胆火盛之胁痛，口苦目赤，耳肿耳聋；肝胆湿热下注之阴肿阴痒，小便淋浊，尿血，带下等"。功效为泻肝胆实火，清下焦湿热。

当归龙荟丸出自刘完素《黄帝素问宣明论方》，主治肝火内壅，胃气不化，胁腹疼胀，大便闭结，脉数大者。方中当归养血荣肝胆，大黄泄热通大肠，龙胆草清肝火、泻湿热，芦荟清胃火、除积热，栀子清利三焦，青黛清解郁热，黄柏清下焦湿热，黄芩清上焦燥火，木香调诸气之逆，当归和诸血之滞，白蜜为丸以润其燥，竹叶汤下以清其热，使大便一通，则火热自降，而肝胆肃清，胃气自化，安有胁腹疼胀之患，洵为通闭泻热之专方（引自《医略六书》卷十八）。

中食 二条

李妇，胸腹大痛，忽然昏倒，手足逆冷，口不能言，两手握固，两尺脉细。先一医断其脉绝必死，已煎就附子理中之药，希图援救。适闻余至，请视，诊得两尺果无，而症与脉反，若果真脱，岂有不面青大汗之理。书云：上部有脉，下部无脉，其人当吐，不吐者死。似此必伤食所致，以致胸中痞塞，阴阳不通，上下阻绝，理宜先开上窍，俾其中舒。因问曾伤食否。伊姑应曰：曾到戚家贺寿，油腻肉面，颇为大啖。因放胆用法而不用药，令炒食盐一两，热水灌服，兼用通关散吹鼻，大嚏大吐，顷刻而醒。吐出完肉数块，面蛋带痰数碗，其病如失。

陈茂初，年壮体强，早膳后忽然胸膈大痛，叫喊数声，卧地不省人事。四肢逆冷，身体仍温。余诊尺脉虽无，而寸关甚坚，且面色未变，喉无痰声，如此卒暴之恙决非中风、中寒、中气之症。意揣食前无恙，食后即胸膈作痛，盖胸中阳位，食物犹在贲门，阻遏阳气不得下行，合乎尺脉不至。古人原有食厥之条，当作中食之症。至于治法，有上部有脉，下部无脉，其人当吐之训。于是烧盐一两，煎水一碗灌之，涌出痰食二升而愈。

【评析】吐法本为中医常用的传统古法之一，今天老百姓还有自行催吐以治疗中食积滞病证，而在中医界此法却基本上束之高阁了，想到这里，岂不令人惘然！

前几年，中医网站上有一个网名叫"Lbkd1395"的朋友，他发表的中医医案十分精彩，其中就有用瓜蒂的吐法。除了甜瓜蒂外，黄瓜蒂、南瓜蒂等均有应用，令人拍案叫绝。只是此公本为西医院校毕业，虽然家传中医，经常用中医药为人治病，但为目前医政管理法规不容，听说已经被有关部门勒令叫停了，闻之未免令人惋惜一番。其人医案在网站尚可搜寻，在此向各位同道推荐，俾绝活得以流传，亦以为中医学术传承之一助！

附： 一得集

七情郁结

记昔先君授澍曰：病欲十全，入门只先求无过；肱当三折，斯时莫道学有功。临症无论大小缓急，总当于望闻问切四字加意，不中不远。旨哉言乎，何敢一日忘诸！

昨视徐妇中气一症，素无他病，顷刻仆倒，目闭口噤，手撒脚僵。其夫曰：早吃胡椒汤一碗，身战作寒，午吃龙眼汤一碗，嗳气不舒，因而仆倒。余忽忽一视，以为龙眼壅滞，用神香散调灌，不效。诊脉上浮下伏，与经言上部有脉，下部无脉，其人当吐之例相符，又以盐汤引之。不吐，再掐太冲穴，身略动，自以两手扪胸，知心地尚明，无非会厌机枢不利。转瞬依然，四肢僵冷。细聆呼吸，状如死人，再诊脉伏，乃静念曰：面色青白，必挟肝邪为患，脉来紧伏，可是经络皆痹，今日不过服汤两碗，仓廪之官，久已运化而下，故引之无吐。想非风、非痰、非食、非火，其闭不通者，气而已矣。再问素性好怒否？家人曰：多气多怒，曾因丧子，悒郁至今。夫郁气素横于胸，加以椒性助肝，龙眼壅气，肝愈横，郁愈结，胸中之气无由转输，安得不猝然仆倒？然则斯症虽危，自有斡旋之法，用乌附散，沸汤调灌。方下咽，喉间汨汨有声，即呕稀涎一口而苏。唯苦胸闷不舒，噫嗳自揉。继进越鞠丸一两，气畅郁舒，安睡复旧。

越半月，胸紧头昏，复倒无知，目瞪口张，势似已危，脉象又伏，知非死候。余与伊夫常聚首，因谓曰：前番目闭、口噤、脉伏，今脉同症异，当从原意变通。言未已，开声知人，并云头晕目眩，重如石坠，面如火燎。转盼间狂言见鬼，歌笑呻哭，众皆诧异。窃思中气之后，因思复结，仆倒无知，固其宜也。然面赤神昏，妄见妄言，必因郁久化火，挟肝邪为患，应用清肝泻火之剂。又胸紧气急，头重如坠，必缘郁气固结，经道久闭，故脉沉伏，与《内经》血并于上，气并于下，心烦愧善怒之旨合符。遂疏方以逍遥散加丹参、牛膝、玄胡、降香、兼进当归龙荟丸。服下未久，神识顿清，诸症渐减，按方再服，诸症悉除。越日复诊，脉转沉数。沉无固结之患，有流动之机矣。再询经期，果闭四月有余。本拟速行决津之法，但昨议已效，仍仿原意再投。后更方未费思索，直以解结通经而愈。

逍遥散　方见卷二痿证门阳痿不起。

当归龙荟丸　方见前本门肝火生风。

乌附散

乌药　香附

越鞠丸　丹溪

香附　苍术　川芎　山栀　神曲

【评析】本案"早吃胡椒汤一碗，身战作寒，午吃龙眼汤一碗，嗳气不舒，因而仆倒"，这是病史。作者虽然判断本案为肝郁化火，根据是其夫所说的"多气多怒，曾因丧子，悒郁至今"，当然不错，但是肝火抑郁何以晨起恶寒？作者应用乌附散灌下之后呕出稀涎一口而醒，假设当初晨起恶寒之时，又应该如何治疗？笔者试为分析如下。

患者平素肝火抑郁，气血运行不畅，而晨起吃辛热的胡椒后忽然恶寒，虽然辛味走窜，可以帮助气血运行，但是平素肝火旺盛，气机抑郁，加上辛热耗气，致使表卫抑郁，不能畅达，于是风邪外袭，发为寒热。况且，内有郁火本易招致外风，情志偶尔波动则易感受风寒，本是自然之理。

案中初用神香散（张景岳方，由丁香、白豆蔻二味组成）无效，继用吐法又无效，几经波折，待用乌附散时，早已风邪化热。灌服乌附散，呕吐后苏醒，吐后气机得以疏通，并且吐本身就有发汗的作用，未及化热的风邪也就随吐而消散于无形。假设晨起恶寒时即给予乌药顺气散之类药物，必然立时痊愈。此为一得之见，书此以就正于大方。

越鞠丸，出自《丹溪心法》，能"解诸郁"。本方用香附辛微寒以开气郁，苍术辛苦温以除湿郁，川芎辛温以行血郁，山栀苦寒以清火郁，神曲甘辛温以消食郁，另外还可以缓解痰郁，合为治疗六种郁滞的常用方剂。

（孙乃雄）

卷　三

便　闭　门

湿热阻塞

游长万，连值房劳，忽患小腹胀痛，喜以手按，二便阻滞，腰膝酸楚，屈而不伸，食饮难入，食即吐出，却无烦热，唇舌如常。医者认为阴症腹痛，进参、术、附、桂之剂，病仍如故，亦不见燥，但腹中愈满。更医，见二便不通，又以实热作痛，大进硝、黄、枳、朴、车前、滑石之属，愈增胀满，腹中窒塞。更服巴霜丸，欲求一利，竟不可得，日吐涎水如青菜汁者数升，众皆骇然。竟至粒米不入，二便不通者五日，小腹极痛，胀闭难忍，百方不效，愈治愈危。诸医束手，坐以待毙，求治于余。

余思人非金石，岂有竭尽攻剂，竟不能通者。今上不得入，下不得出，内关外格证悉具，本当死在旦夕，何五日尚未死耶？仲景云：小便不利，腹胀喘急者死。今幸未喘急，所以尚可生也。脉得肝部独强而横，初甚踌躇，久之脉症相参，始悟与妇人热入血室一症，其义相同。夫妇人先因外感传经热邪，经水适来，热邪即可乘虚而入血室。此亦必先因内伤饮食，湿热积聚于中，适值房劳，精道陡虚，所有积聚湿热，亦可乘虚而入精道。其内外所伤虽异，其乘虚而入一也。唯其阻塞经隧，胀闭二阴，故前后二便皆阻。夫少腹者肝经所属，阴器者肝脉所络，今湿热乘虚阻塞，如横一闩于中。湿热之气愈阻，肝木之气愈横，所以胀痛难忍。下既不通，无由疏泄，拂逆充溢，势必上冲，直侮所克，上乘于胃。土受木克而为呕吐，观其吐出如青菜汁者，显然肝威之现形矣。

此症若不循经引治，何以解肝之结，搜湿热之陷，通其经络而消其阻塞乎。法用牵牛达肾道、走精隧、搜热逐湿为君，以吴萸、小茴、川楝、橘核、桃仁解肝散结为佐，加以苦酒之酸以入肝，明粉之咸以入肾，二味化水拌炒，诸药引之以入肝肾，引上加引，使之直达。初剂小水长，仅得数屁，腹中气响，而痛大减。二剂前后悉通，诸苦如失。可见凡病必当曲尽其情，悉心审度，自有一定之理。既得其理，自可应手取效。若但见病治病，不为推求，而谓知医，可乎？原此症从前未经阐发，医者端守下法，屡攻不通，愕愕惊奇，殊堪浩叹。余临斯症，从伤寒门中妇人经水适来、热入血室，悟出男子适值房劳、湿热入精道。补前人之缺陷，广后学之见闻，详述受病之由，并记制方之妙，俾后之患斯疾者，得开一生路也。

附方

牵牛　桃仁　小茴　吴萸　苦楝子　橘核

外用米醋调元明粉，拌炒诸药，水煎热服。

【评析】患者连续房劳而致下元空虚，于是腰膝酸软、屈而不伸、二便阻滞。肾水不足，肝木不养，横克中焦，于是小腹胀痛喜按。肾者胃之关，肾中真火虚衰不能生土，中焦脾胃虚寒，因而饮食难入、食入即吐。"却无烦热，唇舌如常"，说明患者并没有阴寒内盛，格阳于外，也没有外邪侵扰。

前医先以"小腹胀痛，喜以手按"，"食饮难入，食即吐出，却无烦热"为阴证腹痛表现，用参、术补气，附、桂温阳，没有效果。后医转而从二便不通入手，不但无效，更损伤了中焦脾胃之气。

谢先生深思熟虑，"曲尽其情"，由《伤寒论》妇人经水适来、热入血室，悟出本案发病为适值房劳、湿热入于精室，此为取效之关键所在。肝主疏泄，案中患者二便不通，且用尽下法无效，结合呕吐"涎水如青菜汁"，应是肝木郁结、横逆脾土，因而予以疏肝理气、解结去湿热的方法。

案中用导气汤去木香辛苦温，加牵牛苦寒、桃仁甘平破血入下焦，橘核苦平行肝气。木香本为温肠行气，二便不通，用之反而增加患者胀满。牵牛燥烈，多用于祛气分湿热，又牵牛为籽实，性沉降，也祛肾中湿热。导气汤用川楝子苦寒与吴茱萸辛苦大热，辛开苦降以疏解下焦厥阴气结，再加木香温肠行气，小茴香辛香流通，温暖肝肾。

酒毒内结

吴继文，有腹痛病，时呕吐苦水，汤水难入，二便阻塞，而虽屡发得安，不过腹中宿积，由呕稍尽，究竟绸缪融结之情，并未去也。今春宿痰举发，倍盛于前，四肢厥逆，呕吐口渴，小水涓沥不通，大肠壅塞不行。延绵旬日，遍尝诸药，未能下咽，绝粒不进。脉尚弦数冲指。攒腹攻痛，每痛极时，索饮烧酒盏许，似若稍可。

吴问曰：阴症乎？余曰：非也。若是阴症，当早已入阴矣。又问曰：热症乎？余曰：非也。若是热症，岂有汤水不入，而反可咽饮烧酒乎！吴不悦曰：无病乎？余曰：兄之病，乃兄自招。良由舍命嗜酒，将息失宜，以致酒毒内结，已成酒癖。治疗之法，未易言也。亟宜从此痛戒，庶几希之命，得延岁月。言未毕，痛复作，呕复升，急急促令疏方。数剂，诸苦如失。但善后之法，犹未尽也。

越日，寓中诸生偶问吴之病，经先生手到病除，难明其妙，而酒癖之义，尤所不识，请受教焉。答曰：癖义颇微，难以言象，当喻而达之。酒关甚巨，夭枉死亡，吾不知其几许人矣。吾侪其操司命之权，各有尊生之任，可不亟讲乎！

夫酒虽谷造，原藉曲水两性，湿热二气酿成，少饮未必无益，过饮暗中损命，多饮则乱血，恣饮则注肝。且酒后食必少，中必虚，饮入于胃，中虚未能施化，其浊质虽输注于小肠，而烈性必聚蓄乎肝经，故善饮者面常青，于此可验。盖酒性助肝，肝性横逆，克于脾则腹痛，乘于胃则哕呕，横于血则肢痹，逆于气则便塞，是肝邪为患，此又历历可征也。又善饮之人，其有终于痿厥偏枯之疾者，禀阳脏而伤于热烈之曲性故也；有终于肿胀膈噎之疾者，禀阴脏而伤于寒冷之水性故也。

吴之病，其始必因过量，肝胃受伤，气血多乱，由是乱气乱血，随酒性而溢于络，其气血酒性，交互凝结，势难分解，傍依肝胃之膜，藏于隐微之中，结成囊癖，如燕之巢，如蜂之窠，其积垒非一日也。继是所饮淫质，随饮随渗，由胃肝而入囊癖，久之囊癖充塞，满则必溢，势必仰冲肝胃，犯肝而为痛厥，犯胃而为呕吐。向者病发，呕吐数日，得以安者，不过囊癖之蓄积，由呕暂空，得以暂息。其后仍饮仍聚，癖势日增，关隘渐塞，故所呕渐艰，未易出也。他日此癖，为蛊为胀，滋蔓难图者，在所难辞。

然则今日之治，尤当亟讲矣。大抵酒客忌甘，酸味助肝，最难相适，斯义唯喻嘉言透此一关。必取其气味俱雄之药，所谓能变胃，而不受胃变者，今师其意而扩用之。有如寇匪蟠据，侵漫已极，使非有斩关夺门之将，其何以突围而劫寨乎！方中附子、吴萸、肉桂、草蔻之辛热者，用之以通经入络、散痞消癥。然讨寇之兵，性情暴烈，每多峻厉，恐其放肆僭佚，不得不以法度制之，故以黄柏、桃仁、明粉苦寒咸下者，以制其猛烈，且藉以泄热佐之也。但隔膜隐僻之区，道路常多曲折，非所易入，恐难决胜，故复使丑牛、草乌、牙皂气味俱雄者，有锋锐巧捷之能，且有逐水搜湿之功。饮之下咽，犹号令一举，各皆走而不守，直达癖所，赞襄成事，取功易易。然征伐之地，难免受伤，隐曲之处，尚未尽扫，故锐兵利导之举，可暂而不可常，则善后清净之法，尤不可无。

越日，吴闻余与诸生会讲是疾，透彻异常，于是坚志戒酒，亟求善后之方。疏平胃散，打糊小丸，晒令干坚，以攻寇也。另以理中加黄连，研极细末，护晒极坚，以安民也。每日空心沸汤吞服数钱，毋令间断。逾年疾不再发，胸膈顿宽，色枯者泽，肌槁者润。

【评析】谢先生善治酒病，本案治疗和对于酒性及其病理的分析尤其精彩。

癖者，脂膜隐僻之区；酒癖者，酒毒内结脏腑，以致成为顽症。谢先生论酒之伤肝脾胃气血："酒性助肝，肝性横逆，克于脾则腹痛，乘于胃则脘呕，横于血则肢痹，逆于气则便塞……犯肝而为痛厥，犯胃而为呕吐"；论其对禀阴脏阳脏之人的不同危害："善饮之人，其有终于痿厥偏枯之疾者，禀阳脏而伤于热烈之曲性故也；有终于肿胀膈噎之疾者，禀阴脏而伤于寒冷之水性故也"；析其癖成入络难治："气血酒性，交互凝结，势难分解，傍依肝胃之膜，藏于隐微之中，结成囊癖，如燕之巢，如蜂之窠，其积垒非一日也……其后仍饮仍聚，癖势日增，关隘渐塞，故所呕渐艰，未易出也"；论酒癖治法："酒客忌甘，酸味助肝，最难相适……必取其气味俱雄之药，所谓能变胃，而不受胃变者"。药用附子、吴萸、肉桂之辛热通经，黄柏、桃仁、明粉之苦寒咸下，加上牵牛、草乌、牙皂之气味俱雄者，锋锐巧捷，逐水搜湿。以上皆精妙绝伦，值得我们在临床实践中进一步探索体验。另外，应该同时参看诸痛门冷积腹痛案之痃癖、与长兄治气痛书论饮酒之危害。

冷积阻格 二条

胡懋光，四肢逆冷，面色青白，吞酸呕吐，食不得入，六脉沉伏，大便不通，小水短赤。细察诸症，皆由阳气不舒，理宜先将下部疏通，庶几清气上升，浊气下降。因与大承气汤，叠进三剂，毫不为动，脉症如故。举家惊怖，余亦骇之，谓岂有大黄、芒硝重剂竟不能通者。

继知其人嗜酒，每患足疾，今足未病，湿热未曾下注，致停中焦，将成关格之象。视舌滑润，非燥症也，中焦必有停积冷痰，以致闭结胶黏，正所谓阳微阴浊僭倨，非仅承气咸寒可能开者，法当通阳泄浊，开结驱阴。于是以姜、附通阳以驱阴，硝、黄开结以泄浊，加草乌、皂角，名为霹雳通关之将，以直劫其巢。方成药煎，即忙与服，未及片时，下秽污数斗，小便清长，四肢温暖，食粥二碗，不用再剂，诸症悉痊。此可为冷积绳墨，因详记之。

附方

大黄　芒硝　附子　干姜　草乌　牙皂

【评析】中医治病有汗、吐、下、和、温、清、消、补八法，下法又有寒下与温下之别。此案先予承气汤寒下不效，又得知患者嗜酒，每每湿热下注至足，但这一次湿热没有下注，应该是僭倨中焦，阳气郁遏不舒，而厥逆面青、吞酸呕吐。方用干姜辛热、附子辛甘温阳宣通，芒硝咸苦寒、大黄苦寒泻去阴浊，草乌辛苦热气味雄厚、皂角苦寒涤痰去秽。

邓学文，初起小水短赤，继则腹胀便秘，已服硝、黄寒下之药，腹愈窒塞，更进车前渗利之药，尿愈涓沥，胀闭欲死。危迫之际，延余往治。至时呃逆呕吐，汤水难入。审知素多酒色，湿热壅于膀胱，冷积聚于胃腑，故前阻小便，后塞大肠，气无下降之权，只有升逼之势。细察人迎、气口两脉，紧急可骇，症属关格已极，势在难挽。举家苦劝求治，勉为推寻。因思胃腑冷积，当宗热以攻之，辛以通之。膀胱湿热，宜遵寒以清之，温以化之。于是攻与赤金豆，化与滋肾丸。连进未呕，昼夜三服，俾浊污升逼之气方得下降于沟渎。不再剂，诸症悉痊。

赤金豆　景岳　亦名八仙丹

巴霜　天竺黄　木香　皂角　朱砂　丁香　轻粉　生附子，切，略炒燥

滋肾丸　方见卷二痿证门阳痿不举。

【评析】纵酒多生湿热，纵欲多损下元。湿热壅滞于膀胱，因而小便不利，下元空虚，不能温暖脾胃中焦，反用苦寒误下之药，更增冷积于胃，于是胃气不降，呃逆呕吐。滋肾丸中肉桂暖下焦肾水，黄柏、知母苦寒泻膀胱中湿热，合赤金豆攻逐积滞。

赤金豆出自《景岳全书》，其方用巴豆辛热、皂角苦寒推荡脏腑，开通闭塞，木香温肠行气，丁香温暖中焦，天竺黄甘寒、朱砂甘寒养阴清热宁神，生附子辛甘热理中祛湿，轻粉辛寒作辅剂收膏为丸。

脾阳不运二条

胡生新科，胸腹胀痛，大解不通，已服枳、桔、香、朴之属，毫无一效，又与滚痰丸，仍然闭塞。饮食虽甘，而食下作胀，每日探吐痰水数口，似觉稍宽，有粪结于肛门，努挣不下，挖之略出。延余视时，大便未通者，已十日矣。然脉来浮缓迟弱，身无寒热，口不作渴，舌无苔积，知为阴结之类，非阳结可比。此必胃气虚弱，津液不布，大肠传送之令不行，而胃中所蓄水谷，结而为胀，虽探吐稍宽，究竟津液愈涸，传送愈艰，与理中汤加半夏、厚朴、枳实。才一疏方，众皆不悦。盖病家与病者，急欲求通大便，满想大黄、巴霜之药。

余独吹无和，只得详为辨曰：行医治大便不通，仅用大黄、巴霜之药，奚难之有？但攻法颇多，古人有通气之法，有逐血之法，有疏风润燥之法，有流行肺气之法，气虚多汗则有补中益气之法，阴气凝结则有开冰解冻之法，且有导法、熨法，无往而非通也，岂仅大黄、巴霜已哉。今病原胃气空虚，津液不足，即按症投剂，亦必三五日始通，决非一二剂可效，盖胃气虚而运行迟也。但依吾见，

力可承任。

　　胡生闻言，姑信不疑，每日二剂，腹中毫不为动，殊料服至五日，药已十剂，仍然如故，急欲更医。余恐前功尽堕，又苦劝之。因思蓄饮不行，加入半硫丸四钱，仍与前药吞服。再加婉言，把持二日，共计十七日之便，仅得半升溏粪而已。自此饮食起居，未费调理而健。然病家与戚友俱议曰：行医仅通大便，如此为难，何贵于明耶？嗟嗟！医固难知，医则愈难也。

　　【评析】胸腹胀痛而大便不通，首先考虑为湿邪凝滞于中焦，但是用枳实、桔梗、藿香、厚朴并没有效果。患者思食，但食后作胀，探吐痰涎胀稍宽，身无寒热则病不在表，口不渴、舌无苔为中焦阴寒凝结，再结合脉浮缓迟弱来看，实在是一派虚寒征象无疑。经曰脾为胃行其津液，脾阳不运，中州无光，一派阴霾密布之象。因此，病机总归是脾阳不足，胃气不行而已。

　　方用理中汤健运脾阳，补益胃气，另加半夏辛温豁痰，厚朴辛苦温化湿理气，枳实苦辛寒理气，以取长久之功。后加半硫丸，以半夏、硫黄两味等分为丸。硫黄酸热为火中之精，主补命门之火，然其性润，不像桂、附的辛燥。

　　关于硫黄，张锡纯在《医学衷中参西录》一书中，十分推崇其"补相火，暖下焦"的功效，称之为"温暖下达，诚为温补下焦第一良药"，又说"但热下焦，性不僭上，胜于但知用桂、附者远矣"。另外，《丹房镜源》云："石硫黄，可干汞，诀曰：此硫黄见五金而黑，得水银而赤。"遇金则黑，水色，得水银而赤，火色，硫黄之性可征一二。

　　吴立成，素好色多劳，吸洋烟，忽因忧郁气结，渐至胸膈不舒。医者妄投消导发散之药，渐至腹胀便秘。呕逆不食，大便不通。更投承气汤二剂，腹中窒塞，痛楚愈增。及余视时，前医先至，又谓病重药轻，大黄今须加倍。

　　余思凡病外感，或热邪传经，或热结胃腑，断无不发寒热之理，且有一攻不转矢气者、不可再攻之戒，又况攻之愈塞，其不可攻也明矣。其非热结也，又明矣。此脾气衰败，运行失常，出纳将废，而腹中所受苦寒之药，一团阴气弥漫，身中冲和之气，愈攻愈散，使非大助脾阳，其何以驱此滔滔之阴邪也哉。

　　然病者方急索巴霜丸，前医专主，竟欲与服，余力止之。医者病家，均觉不悦，余不得已，乃婉为讲辨。索纸疏枳实理中汤，坐视进药，进毕一剂。病者恍然曰：平时断烟瘾，理中丸亦曾服过，但此时腹中胀闭，务求先通大便。余曰：此正所以通大便也。病者不答而睡。嗣煎一剂，又亲进之。其医问病者，若何？曰：腹中全无动静，但素日未睡，今忽得睡，而满似稍宽。其医寂然而去。余复将原方加倍，计术一两，增桂一钱，服下腹中气响甚喧，二便一齐通利。所泄之粪，半绿半黄，尽是稀糜秽水，并无结粪相间，此腹中一团阴气之验也。愈后调理之药，制附桂理中数斤，自是饮食渐增，烟瘾亦止。其家虽不以为功，余亦窃喜免谤。最后其医犹谓此等之治，不过偶中耳。

【评析】 此案又不同于常见便秘，脾虚寒凝者用理中汤加枳实为正法正治，此宜留意者。

（赵红军）

癃 闭 门

独阳不化

都昌舟子，大小便秘，腰屈不伸，少腹胀痛，倩人扶持来寓求救。狼狈之状，势甚可骇。细视之，面色正赤，鼻准微黄，额汗如珠，舌炽中黄。诘之曰：小便秘乎？其倩人曰：二日一夜，并无半沥，大便亦闭。

余知鼻黄者多患淋秘，淋秘鼻黄者势必危。仲景云：无尿额汗者死。因谓之曰：事急矣，恐难治也。病者闻言大哭。余为之恻然，姑为诊之。尺寸沉小，幸劲指有力。复慰之曰：此症虽危，吾可以法救之。意仿无阴则阳不化之旨，欲举东垣滋肾之法。病者忽云：服车前草及六一散大黄药一剂，愈加胀痛难忍，此又凉寒，不服。意者，冷结关元乎？然脉象症候，固非无阳，且似有火，乃寒之而反重者，何耶？因思《内经》有云：诸寒之而热者取之阴，所谓求其属也。遂订六味地黄合滋肾作汤，大剂以进，滋阴以化气，外用捣葱合盐炒热布包熨脐，通中以软坚。自午至戌，内外按法不辍，俾得关通，二便顿解。此症生死反掌，读仲景书者方知。

滋肾丸　方见卷二痿证门阳缩不伸。

六味地黄丸　方见卷二痿证门阳痿不起。

【评析】《金匮要略·脏腑经络先后病脉证第一》中说："色青为痛，色黑为劳，色赤为风，色黄者便难，色鲜明者有留饮……脾病则不运，故便难。"脾主为胃行其津液，脾病不能运作，于是小便难。结合案中所引"仲景云：无尿额汗者死"，可知患者小便秘闭之甚。脉沉小有力而短，不是缺阳，而服寒凉药无效，似乎有火，但又不是因火而二便不通。肾主水，肾气虚则不能行收藏之令，肾阳虚则不能温阳化气，且经云"孤阴不生，孤阳不长"，因而用六味地黄丸补水，合滋肾丸阴中求阳，通阳化气。脐周为脾，脐中属肾，辅以葱、盐等敷脐，宣通肾阳。

湿热内阻 二条

王辅弼，初起腹鼓脚浮，小水短少，大便甚艰，气逆上冲。医用五苓、八正诸方，愈加腹鼓，小水涓沥不通。按脉洪大，神采尚存，足征禀赋甚厚，方可耐此重症。诊毕谓曰：此乃湿热内蓄，恐成单胀，膀胱气壅不行，以致小水悉闭。今欲治此，须通小水为急，但通小水非气化不出，因问欲汤水否？曰：极不口渴。乃知确由下焦湿热所致，与李东垣先生治王善夫一案大同。遂以黄柏、知母之苦寒，以泻内蓄湿热，肉桂之辛热，以化膀胱之气。才下咽，腹中甚痛，小水遂行，胀满亦消。后以八味地黄丸数服而痊。

八味地黄丸　方见卷二虚寒门寒毒中脏。

【评析】口渴是临床上一个重要的判断指征。一般来说，口中津液的形成是胃中水液蒸腾上行的结果。如果口渴，则有上焦肺热或中焦热盛的可能；但如果中焦湿热蕴积，则多不口渴。下焦湿热内聚，热蒸湿腾，也不会口渴；只有下焦水停膀胱，膀胱气化不及，津液不能上潮，才会口渴不止，这就是《伤寒论》的五苓散证。

五苓散原非清利湿热之剂，而八正苦寒伤阳，因而用后没有效果。后取东垣滋肾丸，小水遂行，再用八味地黄丸阴中求阳而健。

黄万顺，善饮，素嗜炙食，每患淋秘。医投以五苓、八正散，辄小效，渐至溺必艰涩，少腹觉满，时平时笃，已半载矣。一日房劳，前症倍盛，仍进五苓、八正之属，服之溺愈不通，涓沥难出，腹胀腰屈，不可俯仰，匍匐就诊。脉得两尺坚搏，知为素蕴湿热聚于下焦，膀胱之气不化。仿东垣法，以知母三钱，黄柏三钱，肉桂一钱，服之半响，安睡一顷，诸症如失。厥后一月数发，或一年数发，悉以此方必效。唯其酒色不节，调理不善，宜乎病源不清，湿热日聚，肾阳日耗，他日腹鼓喘急之患，殆所不免矣。越岁，果患是疾而死。

【评析】本案亦为以滋肾丸法治愈湿热郁闭癃闭的案例，惜乎患者酒色不节，屡愈屡复，终不免于一死，可为当今贪图一时享乐之社会风气一戒！

木郁不舒

许福生，春月腹痛泄泻，小水短涩，余门人以五苓散利水止泻，尿愈闭，腹愈痛，痛泻不耐，呼吸将危，急请余诊。门人问曰：分利而尿愈闭者，曷故？答曰：所谓木敛病耳。《内经》有云：生郁于下，病名木敛。盖木者，肝也，敛者，束也，肝喜疏放，春月木气当升，今木气抑郁敛束，再被渗利沉降之药，致令生气愈不得舒，是有秋冬而无春夏，安望其能疏放乎？用六君子汤加防风、升麻、桑叶数剂，遂其条达而愈。

【评析】春木温升，反被抑郁，于是横克脾土。肝乘脾名曰横，肝乘肺名曰纵。造成这种病证的原因可以有很多种，或者水不足以不生木，或者春日天气反凉，或者人受郁怒等等，不一而足。《内经》言："春三月，此谓发陈……生而勿杀，予而勿夺，赏而勿罚……逆之则伤肝。"治病用药当本四时阴阳、升降浮沉之理。春月肝木主事，以疏泄为用，病本木郁敛束，安得再用渗利沉降之剂乎？是不顺天时也。方用六君子汤补土健脾理气，加防风辛甘微温主大风，通彻上下，升麻辛甘微寒，从脾胃中提引气机外达，桑叶甘苦寒，禀秋金肃杀之性，疏达肝木，使木能疏土，遂其舒畅条达之性。

述　治

论治小便不通

小水不通，《内经》称为淋秘、癃闭，最当详审。夫小水之源出于肺，故经曰：水出高源也。其道由于三焦，故经曰：三焦者，决渎之官，水道出焉。其藏在于膀胱，膀胱者，州都之官，津液藏焉，气化乃出。可见小便之通与不通，全在气之化与不化。

然而气化二字难言之矣。有因湿热郁闭而气不化者，用五苓、八正、禹功、舟车之剂，清热导湿而化之；有因上窍吸而下窍之气不化者，用搐鼻法、探吐法，是求北风、开南牖之义，通其上窍而化之；有有阴无阳而阴不生者，用八味丸、肾气汤，引入肾命，熏蒸而化之；有因无阴而阳无以化者，用六味丸、滋肾丸，壮水制阳光而化之；有因中气下陷而气虚不化，补中益气，升举而化之；有因冷结关元而气凝不化，真武汤、苓姜术桂之类，开冰解冻、通阳泄浊而化之；有因脾虚而九窍不和者，理中汤、七味白术散之类，挟土制水而化之。古法森立，难以枚举。总之，治病必求其本。

奈何近时业医者日益众，而古法日益荒，每遇小水闭塞之症，不究其本，执用车前、木通、苓、泽沉寒淡渗之药，以为知医。幸遇湿热聚蓄内结，侥幸得功，以为能事。倘遭一切阳虚之症，而用淡渗沉寒之药，其阳愈虚而阴愈盛，阴愈盛而便愈不利，势必腹胀，仍执槟榔、牵牛之药，而阳愈损，其气愈乱，转输无由，势必上奔而为喘急无救矣。仲景云：小水不利，腹胀喘急者死。正因阳亡气散故也。

吾先君深知此理，曾有治詹姓冷结关元一案，足为承先启后之资。今秋尽冬初时，有字春和者，体肥面白，一日二更时忽然腹痛，敲门邀视。余念邻谊，披衣而往。见其腰屈不伸，自以两手抚按，小腹膨胀，腹中甚痛，面唇俱白，十指梢冷，小水紧迫，欲解不出，脉来沉迟。内外一探，阳气大虚，因问曰：日间曾服物否？应曰：清晨无病，上午小便时，身中忽然战慄，尚有一半未能解出，以后微觉小腹带坠，服六一散一文，愈觉腹胀，腹中大痛。余曰：起先小便时寒战，足见身之阳虚，再进滑石沉寒之物，凝而不化，是犹雪上加霜，自然关元冷结。时值二鼓，正阴气充盛之时，阳愈不耐，故病见剧。法宜助阳开结，暖其水而冰自解，冰解而水自流，水流而壅塞自开，塞开而胀痛自消矣。

疏方以附子为君，姜、桂为臣，茯苓、甘草为佐，沉香为使。意用姜、附、桂以消阴也，茯、草以泄满也，沉香以鼓升下焦氤氲之气也。药味精专，丝毫不杂。因病势已极，重剂与之，恐其阴盛亡阳。彼疑药之燥，分之重，竟不敢服。再四叮咛，勉强服之。余回寓。药下未半刻，彼见病虽未加，而痛尚未减，即更他医。至则大罪吾药。幸彼亦仅用猪苓、泽泻、车前、茯苓、陈皮、桔梗之轻剂，药一下咽，小水长行，立时而痛胀俱失。岂知余剂为之向导哉？次日医者病者皆曰：昨非后剂，几被姜、桂闭死矣。嗟乎，彼居无功之功，我得无罪之罪，安得同道高明之士，为我一正之。

记读先祖著《医卜同源论》，末附治验，有詹姓癃闭一案，云：病自腹痛，连日服药未愈。一日偶用车前草煎服，须臾痛转加甚，小水紧迫，膨胀不出。延余诊时，痛闷于床，呼吸将危，四肢厥冷，脉得寸部浮弦时止，尺部沉迟而疾。潜思阳明实痛，热结膀胱，痛极必汗，今无汗，知非阳症也。又初无恶寒头痛，则于表里无涉。此必生冷伤脏，是为冷结关元，阳气不化。经曰：膀胱者，州都之官，津液藏焉，气化则能出矣。重用附、桂，加苓、草，佐以枳实，合为逐冷化气。一剂后，人事稍苏，小便紧急十余行，仅得半盏。再剂后，安睡一顷，下榻小水长行，痛止而安。此症因案中引而未发，故特表而出之。

男澍谨识

【评析】"两肾一般无二样，中间一点是阳精"。人身阴阳虽曰互根，而生命尤以阳气为本，阴非阳无以化则谓之死阴。本门数案以宣通阳气为主，皆此理也。

谢先生论"小便之通与不通，全在气之化与不化"，述癃闭之常见七种证型方治，理法森然，足资借鉴。

（赵红军）

吐 泻 门 下痢红白症附

胃寒肠热

黄平福，形瘦面白，时当暑热，得呕吐泄泻之病。医见口渴溺赤，与竹叶石膏汤，而呕泻未止，反加心胸胀满，神气昏冒，躁扰不安，势甚危急。

诊之脉来浮数，肌热灼指，舌边红刺，满舌白苔，中心黄黑。伊父绍邦，年老独子，求治甚切。因慰之曰：俟吾以二法治之，毋庸惧也。先与连理汤，继进半夏泻心汤，果得呕泻顿止，热退纳食而安。

门人问曰：吾师治病每预定安危，令人莫测。此症先定二法，服下丝毫不爽，其理安在？答曰：业医必揣摩有素，方有把握。《内经》有云：肠中热，胃中寒，胃中热，肠中寒。肠中热，则出黄如糜；胃中热，消谷善饥；胃中寒，则腹胀；肠中寒，则肠鸣飧泄。胃中寒，肠中热，则胀而且泻；胃中热，肠中寒，则疾饥小腹痛胀。斯人斯症，合乎胃中寒，肠中热，故胀而且泻也。

然胃中之寒，始先原是盛暑逼于外，阴冷伏其中，而医又以大寒之药清胃，则胃愈寒矣。故虽寒热错杂，不得不先与连理调其胃气、分其阴阳也。然阳邪内陷，已成痞结，非苦以泻之、辛以通之，其何以解寒热错杂之邪耶？世医治病，但守寒以热治，热以寒治，倘遇寒热错杂之邪，不知《内经》胃热肠寒、胃寒肠热之旨，及仲景诸泻心、嘉言进退黄连汤法者，其何以肩斯任也？

半夏泻心汤　方见卷一伤寒门误下呕泻。

连理汤

人参　干姜　白术　黄连　茯苓　甘草

【评析】 形瘦面白为气虚阳虚之体质，暑月阳热蒸腾，阴寒在内，或因饮食不慎，致使暑盛于外而阴伏于内。医者见热治热，概用苦寒之剂而致胃阳损伤，心火与暑热下陷。于是用连理汤，取干姜辛热温脾、黄连苦寒降胃气，两者辛开苦降以解胃中寒，人参微苦微温而平补胃气，白术甘苦温健脾，茯苓甘淡平淡渗利湿，甘草甘温缓急举陷，共用以分别寒热，使升者升、降者降。继而用半夏泻心汤泻下陷之阳邪。半夏泻心汤见伤寒门误下呕泻案。后诸痛门肝郁胁痛案之胃寒肠热，亦用连理汤而安，可参看。进退黄连汤解见本门一得集木邪侮土案之评析。连理汤出自《症因脉治》，主治"脾胃虚寒，湿热内蕴，寒热相搏，升降失常之呕吐酸水，顺逆，心痛，口糜，泄泻，腹胀者"。

回阳火图（略）。

阴寒直中

傅德生，善饮，衣食弗给，时值暑月，吐泻交作，大汗如洗，口渴饮水，四肢厥冷，尚能匍匐来寓求治。余见而骇之，忙与附桂理中丸一两，更与附桂理中汤一剂，俱呕不纳。又托人求诊，见其吐泻汗厥恶症未减，余益骇之。尤可畏者，六脉全无，四肢冰冷，扪之寒彻指骨，顷刻间肌肉大夺，指掌尤甚。急以回阳火焠之，诸逆幸挽，始获斟酌处方。以大剂附子理中汤加益智，又呕而不纳。

因思胃者，肾之关也，寒邪直入，舍此大热之药，将安求乎？复悟肾胃之关，一脏一腑，寒邪斩关直入，与少阴肾寒之气，滔天莫制。大热之药，势必拒格，夫理中者，理太阴也，与少阴各别。原仲景治少阴病下利厥逆无脉之症，格药不入者，有反佐通阳之法。用白通加人尿猪胆汁汤，按法煎进，下咽乃受。渐喜脉微续出，阴浊潜消，阳光复辟，九死一生之症，赖以生全。

白通加人尿猪胆汤

葱白　附子　干姜　人尿　猪胆汁

按：回阳火不唯能回阳于无何有之乡，凡一切暴中阴寒、阳缩、痰厥、气闭等证，用之得当，无不立效。唯脐下平平三燋，中燋宜稍偏，病人长，则下燋宜疏，病人短，则下燋宜密。诊脉之理，下指亦然。此余趋庭传受心法，未忍私秘，但燋之大小，淬之轻重，与夫按穴不差，神而明之，存乎其人。

【评析】阴寒直中，固然应当用温阳散寒的方法，但是理中与理下有别，太阴与少阴各异。"寒邪斩关直入，与少阴肾寒之气，滔天莫制"，服药格拒者，须用反佐之法，因而弃桂附理中类不用，而以白通加人尿猪胆汁汤。脉微续出者，正是阳光复辟的征象。本方用附子辛甘热振奋阳气，干姜辛热温脾阳，葱白辛温取其空茎直上以通阳，再加阴浊下泄之物人尿，取同气相求，引诸阳药入于少阴肾，而猪胆汁苦寒直入肝胆，引诸阳药入厥阴，于是厥去阳回。

关于附子，丹溪（朱震亨）有如下论述："气虚热甚者，宜少用附子以行参、芪，肥人多湿，亦宜少加乌、附行经。《衍义》论附子有五等，同为一物，以其形命名而为用，至哉言矣，然犹未明也。仲景八味丸以附子为少阴向导，其补自是地黄为主，后世因以附子为补药，误矣。附子之性走而不守，但取其健悍走下之性，以行地黄之滞，可致远尔。"

附子其用在剽悍走窜之气，也就是毒性才是治疗疾病的根本，所谓"药不瞑眩，厥疾不瘳"，说的就是这个。反观现世，医生畏惧其走窜之性，谓之久煎去毒，且更有甚者，大剂久煎，以之为补剂，回看丹溪所言，这个误解由来已久了。

附　　夏禹铸治小儿脐风灯火图说

脐风症初发，吮乳必口松，两眼角挨眉心处忽有黄色，宜急治之，治之最易。黄色到鼻，治之亦易。到人中、承浆，治之稍难。口不撮紧，微有吹嘘，犹可治也。至唇口收束，舌头强直，不必治矣。一见眉心、鼻准有黄色，即用灯火于囟门一燋，人中、承浆、两少商穴各一燋，脐轮绕脐六燋，脐带未落，于带口一燋，既落，于落处一燋，共十三燋，风便止而黄即退矣。

道光庚戌冬月，许柱臣先生初产一子，即患此症，邀余往视。渠母曰：已不吮乳，胡请医为？余欲回寓，柱臣色有不忍，勉为视之。眉心至鼻俱黄，口紧不哭，微有吹嘘而已。即以夏氏十三燋灯火治之，遂果苏，吮乳不辍。越早复视，生机勃然，以指迷七气汤调集成沆瀣丹疏利脏腑而愈。

【评析】脐风病名出自《针灸甲乙经》，属于新生儿危重病症，是患儿断脐带的时候感受风湿邪气所致。

传统面诊有整体取象，也有以局部鼻子上下的部位取象的。局部取象以眉心属心，其上属肺、咽喉，其下即两眼之间属肝胆，肝胆之下为脾胃，鼻准属子处、膀胱，脾胃与鼻准之间为肾。患儿眉心偏下忽黄，是心火与肝胆之间，黄为脾色，是子病及母的征兆。黄色向下延伸，没有到人中、承浆，证明还没有损及先天，比较容易治疗。损及先天后，因小儿生机蓬勃，虽然病重，仍然有可能恢复，只是难治罢了。噤口舌强则土虚动风，是为不治。

回阳火、灯火诸法，未见今人有用者，当俟识者补充之。

用白通汤异症同验并答门人问

周孔昌，体肥而弱，忽然腹痛泄泻，十指梢冷，脉甚微，因与理中汤。服后，泻未止而厥逆愈进，腹痛愈甚，再诊无脉，知阴寒入肾。盖理中者，仅理中焦，与下焦迥别。改进白通汤，一服而安。

附　次日其堂兄腹痛缠绵，渐至厥逆，二便阻闭，胀闷之极，已进攻下，而痛愈重，促余诊治。六脉俱无，且面青唇白，知为寒邪入肾，亦与白通汤，溺长便利而安。

门人不解，疑而问曰：一泄泻不止，一二便阻闭，何以俱用白通汤而愈？答曰：少阴肾者，胃之关也，前阴利水，后阴利谷，其输泄有常度者，原赖肾脏司开阖之权耳。若肾受寒侵，则开阖失职，胃气告止，故厥逆无脉也。今两症虽异，而受病则同，一者有开无阖，故下利不止；一者有阖无开，故二便皆闭。均以白通汤复阳散寒，温暖肾气，使肾气得权，复其开阖之旧，则开者有阖，阖者有开矣。噫！此《金匮》奥义，仲景隐而未发者，子辈既从吾游，读书必期悟境，悟能通神，洵非虚语。乃知圣人之法，变化无穷也。

白通汤

葱白　附子　干姜

【评析】此二案一则腹痛泄泻，一则二便闭阻，俱用白通汤者，以肾为胃之关，肾受寒侵则开阖失职矣。故以白通汤通阳散寒，以复开阖之职。其用方指证在于"脉甚微，六脉俱无"，同时四肢厥逆，为少阴厥逆之证。所谓异病同治，治病必求于本。

木邪侮土

熊锦松，潮热泄泻，呕吐蛔虫，咳逆牵引左胁疼痛，历服清散温补之药，愈治愈危。急至夜半，气逆神昏，面红目赤，汗大如雨，俨然虚脱之象。但从来热泻之症，最虑阴液消亡，断无戴阳之理。诊两寸弦数，知其脏体属阳，察脉审症，推肝火冲逆，犯土侮金，是以呕泻咳疼诸苦并增，加以温补误投，以致热盛神昏也。与温胆汤，加石斛五钱，桑叶、白附，数剂果安。

温胆汤　方见卷一伤寒门误治传经。

【评析】本案初起时呕吐蛔虫兼潮热泄泻，说明病属热泻之证，其所难以辨识者，气逆神昏、面红耳赤、汗大如雨等症。反观病史，诸症其实是由于误投温补引起无疑，所以径投以温胆汤。温胆汤者，温散木火郁热，以清胆腑、化痰浊为其功效。"从来热泻之症，最虑阴液消亡"，因而再加石斛甘凉以滋阴清热，桑叶清金制木，白附涤痰化湿，以其泄泻神昏，略寓温下之意，诸症遂平。桑叶之用，尚须一说。金燥便滞者，可凉散而通便；火刑肺金者，可去热而止泻。须知中药之用，全在针对病机，而非见症治症。

答　问

门人问曰：傅孔英之子，夜半腹痛，自服曲蘗、砂糖，次日上则呕吐而虫出，下则泄泻而血出，医者以桂枝、白芍、黄芩、木香之药，连下痰血数升，四肢厥逆，辗转躁扰极危，索饭一碗，食毕频笑频哭而逝，此曷故也？

答曰：大凡治病，必先察其外感内伤，为吾侪临症之权衡。次究其在营在卫，为人身气血之分别。然人有两死，而无两生，故曰脱血者无汗，脱汗者无血，盖汗即血，血即汗。孔翁乃郎，吾早见其语声低陷，神采外扬，声陷而气必弱，神扬而内必空，固知其非永寿人也。

今腹痛自半夜，其阳虚阴盛可见。奈何误为食积腹痛，而用曲蘗、砂糖极力消导，大戕其脾胃生气耶。盖曲蘗能化米为酒，而砂糖破血尤速，尝于吾乡幼科并方脉诸士及处家者皆切戒之，乃世俗通弊，无论寒热虚实，一见小儿腹痛，即以曲蘗服之，产后腹痛，即以砂糖服之，盖只知其利之小，而不知其害之大也。幸遇体坚病实者服之，虽得取快之一时，每多暗损于后日，至若病虚体弱之人，害可胜言哉。且今人之禀气虚弱者多，虚弱之体，脾胃既伤，安得不上呕吐胃虚，虫无所养而上出，下泄泻脾虚，血无所统而下脱乎！

　　当是时中气大困，安之固之，犹恐不及，奈何医者尚认为外感实火之证，投以发散清上，致令阴阳表里俱伤，是其外感内伤之辨不明矣。夫其临危索饭者，仓廪空求救填也。大凡虚病将危，食饮倍常，俗云装路食者，此也。至此已为除中不治之证。除中者，言中气已除尽也。躁扰不安者，虚阳外绝，中气内断。厥逆脾绝，频笑心绝，频哭肝绝。盖心主血，肝藏血，脾统血，以三脏俱绝而殒，岂非寒中决裂之验耶。何孔翁及世俗尚不知曲、糖医药之误，乃归咎于方隅鬼祟，不亦异哉。故医者能于望闻问切之间，先清其内伤外感之由，则几矣。

　　子辈后遇此症，必当以扶土救阳为先，盖万物以土为根，以阳为生，无土不立，无阳不长，此其大要也。门人又问曰：此证今先生道破，固知其为内伤矣。但分明下血，即为血虚，似宜救阴补血，乃言扶土救阳，其理安在？曰：吾早已言之，夫汗即血，血即汗，有形之血不能速生，无形之气所当急固。况中虚之病，何堪辛散苦寒戕劫之剂，当知治此症与仲景治误汗亡阳救逆之法无少异。

　　且中土一脏，尤为人身吃紧关头，试以五行言之，土能生金，不待言矣，设使木无土，何以载其根，遂其生？水无土，何以御其边底，折其江淮河汉之流？又火能生土，而实火生于土，设使火无土，固无从始其赫曦之化，又何以蓄其升明伏明之胜复乎？盖土非火不坚，非木不疏，非金不泄，是以一岁之中，春夏秋冬木火金水各旺七十二日，土寓四季之末，每旺十八日。大哉地道，土膏一动，百草蕃茂，土气一收，万物归藏。究而言之，万物归于土，万物生于土也。

　　推而广之，水火相克，水火又同穴，设使水中无火，则神机寂灭矣，火中无水，则万物枯焦矣。其实水包火外，火胎水腹，故《仙经》曰：龙从火里出，虎向水中生。又《道经》云：两肾一般无二样，中间一点是阳精。学者必须从此推求，自然心地顿开。所谓知其要者，一言而终，不知其要者，流散无穷。读书若但随文解义，何能精义入神。今因子辈不知人身以土为重之要，故并及之。

　　按陈修园著《三字经》，有曰：若河间，专主火，遵之经，断自我。注云：原病式十九条俱本《内经·至真要大论》，多以火立论，而不能参透经旨，如火之平气曰升明，火太过曰赫曦，不及曰伏明，其虚实不辨，若冰炭之反也。

男澍谨识

【评析】此答问颇长，笔者试分为以上数段。

问答之间，从患者体质之虚，论治疗用曲蘖之误，到心肝脾绝，除中不治，条分缕析，皆合经旨，堪为人师。其论人身之阴阳水火"龙从火里出，虎向水中生"，"水中无火，则神机寂灭矣，火中无水，则万物枯焦"，"两肾一般无二样，中间一点是阳精"，尤得阴阳妙理，为精辟之见。至论治法，叮嘱后学"必当以扶土救阳为先，盖万物以土为根，以阳为生，无土不立，无阳不长"，以及"中土一脏，尤为人身吃紧关头"等，反映了传统中医理论以脾胃为根本的学术思想。

劳伤中气痢疾附

聂安生，腹痛下痢，红多白少。诸医以腹痛为积，又以红多为热，屡进消导不应，更与芩、连、归、芍，服之潮热时起，下坠难支，欲进巴霜丸，疑而未决。余为诊视，左关弦大之至，唇舌虽红，然不喜茶水，脉症相参，知为劳伤中气，以致营卫不调。盖营虚则血不藏，卫虚则气不固，而为下痢红白也。加之苦寒迭进，致使阳虚外扰而潮热，中气内伤而下坠。意拟理中焦之阳，使气血各守其乡。但脉无沉细，且有弦大，又兼腹痛。据症按脉，斯制木、补土、提气三法，在所必须。与黄芪建中加姜炭，四剂始安。后与附桂理中加故纸、鹿茸，十剂而健。孰谓下利脓血定为热耶。

黄芪建中汤　方见卷二内伤门泄泻不食。

【评析】《慎斋遗书·二十六字原机·通》中这样说："痢疾泻痛用通因，验色分明辨久新，寒则当温热当下，有余不足妙如神。通治之法，不出于泻利二端。若泻利后重逼急，而痛太甚，速去无度，或滞不行，或身热色赤，此等理宜急下。如不痛者，此乃积也，所有不通旁流之物，俱宜下之，所谓通因通用之法也。若用止药，则泻愈甚而病愈增矣！至于痢久色白，或兼红色，气息腥秽，身冷脉弱，下泻无度，腹痛喜按，切忌芩、连、栀、秦寒凉之剂，急用桂、附、干姜温补为要。若泻久而鹜溏者，亦宜加参、苓、山药之类温之。古云诸积诸痛，喜温而恶寒者，斯言信矣。人有贵贱，贵虚而贱实，尤宜识此。"

　　临床辨证，必须整体合参，不可执著于一端。医者拘于口渴为热，不渴为寒，下利红多白少为热多矣，寒热混淆，误人无数。因"唇舌虽红，然不喜茶水"，脉症合参，排除假热，确定真寒。虽治当"理中焦之阳，使气血各守其乡"，但最终确定制木、补土、提气三法，而不专用温补者，因"脉无沉细，且有弦大，又兼腹痛"，足资治有先后，贵在灵活变通。本案以营卫气血辨其病机，尤有启迪。

　　又，本案为脾虚营弱，即《金匮要略》所谓"脉弦而大，弦则为减，大则为芤，减则为寒，芤则为虚，虚寒相搏，此则为革，妇人则半产漏下，男子则亡血失精"，而其主方为小建中汤。本证与脾胃阳虚的脉细、唇舌色淡、口淡不欲饮水自是不同，应该分辨。

脾胃虚冷 <small>痢疾附</small>

　　陈丹林之子，十岁，病痢发热呕恶，医以藿香正气散，二日绝粒不进，所下血多白少。诸医见血为热，又称胃火之呕，进左金、二陈之属，腹胀胸高，指尖时冷。余视其血，先下者凝黑成片，后下者点滴晦淡，知为脾胃虚冷，致阳气浮越而发热，阴气不守而下奔，中焦困乏而不纳。与干姜甘草汤，一剂呕止，再剂胃胀已消，以早米汤亦受，更方与理中汤，发热下痢顿止。盖脾胃得权，阳气乃运，使气血各守其乡耳。

　　【评析】患儿下痢而发热呕恶，看似霍乱，用藿香正气散后反而纳呆不食，显然胃气损伤，而所下痢疾红多白少，说明脾营也有损伤了。《伤寒论》说："阳明病，若能食，名中风；不能食，名中寒。"用现在的话讲就是：胃中热则能食，胃中寒不能食。若胃火呕吐，患儿应该能食，但食而又呕，显然判断有误。此后"腹胀胸高"，已露阳虚水寒之象，况所下之血凝黑成片，点滴晦淡，故断为脾胃虚冷。这是因为脾主统血，如果脾之阳气充足，就会统摄有权；如果阳气虚，就必然浮越发热，阴气也会化为邪火。于是用甘草干姜汤以补中气，复脾阳，辨证准确，用药精当。《伤寒论》太阳病篇第29条甘草干姜汤用法可参看。

肠胃积热_{痢疾附}

王子仪先生，素善病，尝读医书，艰于嗣息，喜补畏凉。客春举子，属胎寒甚小，自周以来，未进凉药，不知《内经》所谓久而增气，物化之常也。今秋深，得挟热下利症，自进止涩之药，利愈甚。及延医，言其为热，用连翘、黄芩清火之药，更呕乳。于是畏凉如虎，日延数医，迄无定见。子仪日夕看书，对本宣科，漫无适从，轻剂小试，以图稳当，日复一日，遂酿成一极重热症，犹自认为虚阳发外。即有医者认其为热，不令开方，即行辞去。然又不能自主，请余往治。

余见症是一团火毒内焚、暴注下迫、诸逆冲上之大热症，非大寒不能胜病，而力争明辨，不足以破其惑。乃佯不发声，疏方附子、白术、干姜、肉桂、蔻霜，才一开出，众皆唯唯，共相契赏。及开等分术、附一两，其余俱五钱，众皆缄口。子仪亲自持方曰：承赐妙方，大符鄙见，但儿小未免分两过重。余勃然曰：既不信，何劳相请？即欲回寓，子仪坚留，众共挽。又佯为辞曰：事至此，不可缓矣，余有人参补药丸，两副同进。众谓此中必有真参，忙调灌之。岂知余用黄连解毒丸及六一散，一服呕住神安，再服泻止热退，但口尚渴，与六一散，令煎洋参、麦冬汤调，频服而痊。

子仪致谢曰：多蒙妙药，有费重赏。余不觉一笑，然亦未敢明言其事，盖此乃一时权变之法，诚恐不知者将以我为欺人之尤。然苟可救人，有所弗辞也。

黄连解毒汤

黄连　黄芩　黄柏　栀子　各等分。

【评析】前案误寒为热，此案误热为寒，大约世俗喜补恶泻，喜温恶清，实在是人情之常，以至于寒热混淆，积弊由来已久。黄连解毒丸及六一散者，皆极普通药也，得其所则效如桴鼓。医者仁术，为患者计，不能不委曲求全，难为先生矣！

附：　　　　　　一　得　集

木邪侮土

邹锦元之妻，小腹绞痛，里急泄泻，每欲小便，腹筋牵引阴中。诸医见泻止泻，投尽理脾涩剂，月余不瘳，势甚危笃。继复呕吐，汤水不入，胸以上发热，腹以下畏寒。余诊之曰：若果内寒外热，安得月余痛泻之病，尚有弦数之脉？此必木邪乘土，下寒上热，当推关格之例治之。仿进退黄连汤，加吴萸、木瓜、川楝、蜀椒、乌梅。月余重病，不过三服而安，盖仿先君治熊锦松泄泻、吐蛔、潮热、咳逆一症，推肝火冲逆犯土侮金用温胆之法，扩而充之也。

进退黄连汤　嘉言

黄连　干姜　人参　桂枝　半夏　大枣

按：此方本仲景黄连汤，而黄连汤有甘草，与小柴胡汤同意。以桂枝易柴胡，以黄连易黄芩，以干姜易生姜，余药皆同和解之意。一以和解表里之进热，一以和解上下之寒热。仲景心法如此，嘉言有进退其上下之法以治关格，非中人所能辨也。

【评析】小腹位置属厥阴，而阴器也被厥阴所络，种种病症，均为肝木不能疏达，横逆于土，于是里急泄泻。既然病机为木邪郁滞、乘克脾土，理脾收涩法不能见效是理所当然。另外，我们应该知道，厥阴病的病机就是上热下寒、外热内寒，那么患者胸以上发热、腹以下畏寒也就不足为奇了。

厥阴病的治疗大法为辛苦酸法，即辛热、苦寒辅以酸泄，乌梅丸是其代表方剂。方用干姜、吴萸、蜀椒之辛热，配黄连、川楝之苦寒，辅以木瓜、乌梅之酸收，另加人参甘平补益元气，桂枝甘温疏达肝气，大枣甘温生血和营，半夏辛燥以降胃气。其中干姜温脾，吴茱萸温肝，蜀椒温肾，为温三阴脏，黄连苦寒降心火以行胃气，川楝子苦寒清肝火以入厥阴，木瓜、乌梅酸敛肝木，前者补益脾阴，后者补益肝阴，辛开苦降酸收，总以厥阴肝木为重。

黄连汤出自《伤寒论》第 173 条："伤寒，胸中有热，胃中有邪气，腹中痛，欲呕吐者，黄连汤主之。"进退黄连汤则是黄连汤去掉甘草。

进退黄连汤在《医门法律·关格门》中有专门论述，兹摘录两段文字，使大家对这个方剂有更深一步的了解：

"盖伤寒分表、里、中三治。表里之邪俱盛，则从中而和之，故有小柴胡汤之和法，于人参、甘草、半夏、生姜、大枣助胃之中，但加柴胡一味透表，黄芩一味透里，尚恐主角少露，有碍于和，于是去滓复煎，漫无异同。"

"至于丹田胸中之邪，则在于上下，而不为表里，即变柴胡汤为黄连汤，和其上下，以桂枝易柴胡，以黄连易黄芩，以干姜代生姜。"

"夫表里之邪，则用柴胡、黄芩；上下之邪，则用桂枝、黄连；表里之邪，则用生姜之辛以散之；上下之邪，则用干姜之辣以开之。仲景圣法灼然矣。"

（赵红军）

风　火　门

牙紧唇肿

陈元东，连日微觉恶寒，两耳痛引及脑，然饮食自若。曾向吴医诊治，服川芎茶调散，下咽即浑身大热，面红目赤，牙紧唇肿，咽喉窒塞，瘾疹红块，攒发满项。举家惊怖，急延吴医复视，吴医束手无法。陈氏昆季伯侄交口怨为所误，乃一面闭阻吴医，一面各寻别医。

及余至时，数医在堂，未敢用药。有谓此非桂附不可治者。余因问曰：此何症也？一医曰：误表戴阳于上，阴斑发于皮肤，必须桂附，方可收阳。余笑曰：先生可独领治否？其医曰：如此坏症，谁肯领治？余曰：吾可领之。遂将吴医原方加甘草五钱，并曰立可呈效。其家见余言直切，急煎与服。药一入喉，微汗热退疹消，头目俱清，一时人事大爽。诸医见余言已验，各自回寓。

而吴问曰：加病是此药，愈病仍此药，且加病甚速，愈病仍速，如斯奇治，令人莫测，肯以传乎？答曰：五行之速，莫如风火。此症本风火内伏，阁下特未察其隐而未出之故耳。原药升发宣扬，治本合法，但一剂，其伏邪只到肌表，宜乎逼蒸发热，头目赤肿，皮肤疙瘩，盖发犹未透也。余乘机再剂，解肌败毒，攻其汗出，则邪可尽达，自然风静火平，合乎火郁发之之义。但风火交炽，势甚暴急，故重加甘草以缓其火势，乃甘以缓之之意。法遵经旨，有何奇哉。

【评析】患者主证为头痛，所谓"清空之窍，唯风可到"，前医因而取用川芎茶调散，以羌活辛苦温治太阳头痛，白芷辛温治阳明头痛，川芎辛温通络治少阳头痛，细辛辛温治少阴头痛，薄荷辛凉、荆芥辛苦清利头目，消散风热，辅以清茶入络醒脑，防风辛甘温，主大风，具彻上彻下之功。川芎、细辛是治疗诸痛的要药。

这里需要我们注意的是，为什么服药后患者会出现"浑身大热，面红目赤，牙紧唇肿，咽喉窒塞，瘾疹红块"等风热症状？此正如案中所讲，内伏风火邪气借由茶调散之力被发散至表，但却少了临门一脚，未能将其完全透出。

既然病因明了，治法也就没什么悬念了，在原方基础上再加甘草，用意有二，其一甘缓火势，其二托邪外出。

牙关紧闭二条

傅毓尚长子，潮热畏寒，医以羌、防、柴、葛之属，热愈甚，大汗淋漓，四肢怠惰，食已即饥。医者犹谓能食为美，见其潮热不退，更认为疟疾，复用柴胡、槟榔之属，其热如故。问其大便甚难，又加大黄、枳壳。便仍未通，乃至牙关紧闭，口中流涎，面唇俱白，大汗嗜卧，腹中欲食，口不能入。前医束手而去，始延余诊。

问其初有潮热畏寒，继则大汗易饥便坚，四体倦怠，后乃牙紧床肿涎流，诊得诸脉弦小，唯两关洪大之至。细察此症，虽属三阳经病，但与太阳、少阳全无相涉，悉是阳明胃病。盖胃中伏火，为中消候也。以泻黄散加七厘、升麻、大黄与之。方中最妙防风、升麻有升阳泻木之用，所以能启发胃中伏火，不致清阳邪火两遏其中，使之尽行舒畅。又有七厘诱之，石膏凉之，大黄泄之，栀子引之，甘草调之，蜂蜜润之，井井有法，诚为胃中伏热之妙剂也。下咽后熟睡一顷，牙关即开，流涎亦止，潮热亦退。更以搜风润肠之药频服而健。

泻黄汤

防风　藿香　山栀　石膏　甘草　蜂蜜

【评析】《伤寒论·辨阳明病脉证并治》中有如下论述：第180条"阳明之为病，胃家实是也。"第182条"问曰：阳明病，外证云何？答曰：身热，汗自出，不恶寒，反恶热也。"第183条"问曰：病有得之一日，不发热而恶寒者，何也？答曰：虽得之一日，恶寒将自罢，即自汗出而恶热也。"第190条"阳明病，若能食，名中风；不能食，名中寒。"

由以上条文我们可以看出，患者"初有潮热畏寒，继则大汗易饥便坚"，而又纳健易饥，显然是阳明中风病，"四体倦怠"为热盛气伤，"诸脉弦小，两关洪大之至"，弦为风，小为正气虚，洪大为火，关为中焦，是中焦脾胃热盛，营卫遏制，不能宣通内外上下。

既然是阳明中风热证，辛燥之药自然不宜，用后果然大热顿起。后医又误以潮热为疟疾之热，予以柴胡苦辛寒透热、槟榔苦辛温截疟下气，不效，再加大黄苦寒、枳壳苦酸微寒，虽有苦寒但药力不专，不能急下存阴，徒伤正气而已。以至于热盛津伤而"牙关紧闭"，风木克土而"口中流涎"，中气大伤而"面唇俱白"，热盛神伤而"大汗嗜卧"，胃中大热而"腹中欲食"，胃气大损而"口不能入"矣。诸证皆因胃中风火为患，于是用泻黄散，泻胃中之燥火，兼养胃阴而健。

本案泻黄汤为泻黄散之误。该方出自钱乙《小儿药证直诀》，其功效为"脾胃伏火，口疮口臭，烦渴易饥，口燥唇干，舌红脉数，以及脾热弄舌"等。该方以防风四两甘温生发郁火为君，甘草三两甘缓风火为佐，又以藿香七钱化湿，石膏五钱甘寒泻火，栀子一钱苦寒导热下行。

熊妇，年十七岁，起曰畏寒发热，次早大热不寒，不知人事，牙关紧闭，面唇俱赤，胶痰满口，遍身痿软，状若无骨，六脉急数，二便阻滞。医者见其身软，咸称不治。不知寒则筋急，热则筋弛，此真风火之症，古称类中之属也。询知食炒豆子过多。盖身中素积内火，加以外入之热，继受外入之风，风乘火势，火借风威，所以卒倒无知。理宜两彻内外之邪，使表里清而神识朗。先以稀涎散吐之，随进疏风清热、通关化痰之药而痊。后以生津之药而健。

附方

防风　荆芥　连翘　薄荷　大黄　明粉　黄连　南星　僵蚕　草乌　牙皂　甘草　姜汁　竹沥　稀涎散

方见卷一中风门牙紧舌胀。

【评析】此案依然是阳明胃之病证，属风痰火为患，不论是风还是火，都易附着于有形之邪，假如患者没有伤食所形成的痰浊也难以发病。

"寒则筋急，热则筋弛"，故痿软必见热证。本书卷六"脾胃阴虚"一篇中"吴某三岁"案，"初泻迸迫如箭，白沫甚多，四肢虚软，时忽惊叫"，其中的"四肢虚软"正与此意义相同。其治疗先以稀涎散涌泄出食积痰涎，然后以荆芥、防风、连翘、薄荷甘凉疏风透表，僵蚕辛咸祛风化痰，黄连苦寒清心，南星苦辛温、草乌辛苦热、牙皂苦寒燥湿劫痰，竹沥甘苦寒、元明粉咸寒清热化痰，大黄苦寒攻下荡涤，甘草甘温和中，故病得痊。

缠喉风

熊唯忠女，年近二十，未出阁，素无病，六月夜食新炒花生就睡，次早日高不起。家人视之，牙紧气促，遍身大热，昏迷不醒，即遣人报知姻家。其姻王君植阶，与余相契，邀余同往。路途遥远，日晚始至，伊家已具棺殡矣。熊君邀入书室就歇，告余曰：早间遣人报请时，尚身软大热，随后身冷僵硬，两家不幸，空劳台驾，姑请歇息。

余思此症，若非虚脱，必是闭塞，因谓熊君曰：人之生死，原有定数，亦有定理。今令爱之病，揣理不明，欲为一视，以明其理。熊君止曰：小女不幸，然劳驾远来，微礼自当奉敬，但今将殓，断不敢烦。余曰：非为利也，不过明其死于何症耳。于是持烛入室，去帛，谛视满面红色，鼻准尚有汗注。余曰：如此活人，何故埋之？

遂与雄黄解毒丸合稀涎散，调匀一杯，彻枕从鼻灌下，灌至一半，药从齿缝溢出，其口忽动，牙关忽开。观者大惊。复将所余之药从口灌入，喉内有涎溢出，手足一时齐动。观者益惊。余益振发精神，仍加前药再灌，立时侧面而吐。又与前药，呕出胶痰一瓯，呻吟不已，人事始苏，然尚不能发声。时已鸡鸣，抱入卧床，嘱其开口细视，满喉胶痰，红丝绕塞，乃知缠喉风也。迫天色将晓，觅取土牛膝捣汁，调玄明粉一两，鹅翎卷出其痰，随呕随卷，乃得发声开目。与疏风清火药三剂，又频进生津药而安。是时竟羡为神，究竟不过察其情、求其理耳。

稀涎散　方见卷一中风门牙紧舌胀。

雄黄解毒丸

雄黄一钱　郁金二钱　巴霜一钱　醋糊丸。

【评析】此案为伤食之痰饮闭塞气机，与风邪相招所致。炒花生与上案的炒豆子，俱为种子类而沉降入肾，所谓生克熟补，其性甘腻，又具火性，过食必然壅滞气机，甘腻之性积蓄中焦，于是痰火内壅。营卫出于中焦脾胃，如中焦枢机不利，自然卫不能卫外，营不能行内，神识昏迷。所幸面色红赤，鼻准微汗，是正气尚存，犹有外出之机。于是取雄黄辛苦温搜肝气、泻肝风，郁金辛苦寒行气、解郁、去火，巴豆霜辛热气烈性猛，开通闭塞，用醋糊丸，以反制其猛烈之性。

口开之后，因风热壅盛于上焦，再用土牛膝甘寒微苦微酸之品清热养津，玄明粉咸寒祛风散火、涤荡痰浊，方才转危为安。雄黄解毒丸出《医方集解》引用朱丹溪方，同时引吴鹤皋说："缠喉急痹，缓治则死。雄黄能破结气，郁金能散恶血，巴豆能下稠涎。丹溪生平不用厉剂，此盖不得已而用者乎。"

（赵红军）

痰 饮 门

喘息不已

　　王毅垣先生，平日操劳，劳倦思虑，俱伤脾气。素有痰饮，稍饮食未节，或风寒偶感，必气喘痰鸣。十余年来，临病投药，无非括痰降气之品。迩来年益就衰，病亦渐进。值今秋尽，天气暴寒，饮邪大发，喘息不休，日进陈、半、香、砂之属，渐至气往上奔，咽中窒塞，喉如曳锯，密室中重裘拥炉，尚觉凛凛，痰如浮沫，二便艰涩。

　　余见其面赤、足胫冷，阳被阴逼外出。两人靠起扶坐，气逼咽嗌，不能发声，脉得左手沉涩，右手缓大。因思喘急沉涩，已属败症，且四肢虽未厥逆，而足胫已冷，实未易治。继思胸中乃太空阳位，今被饮邪阴类僭踞，阴乘于阳，有地气加天之象，急以仲景苓桂术甘汤加附子一两，连进二剂，病全不减。再诊，左涩之脉，已转滑象，而右大之形，仍然如昨。乃知中土大虚，不能制水，饮即水也。嘉言喻氏曰：地气蒸土为湿，然后上升为云，若中州土燥而不湿，地气于中隔绝矣，天气不常清乎。遂将原方重加白术，减附子，大剂再进，而阴浊始消，胸次稍展，溺长口渴。毅翁恐药过燥，余曰：非也。此症仲景所谓短气有微饮者，当从小便去之。况渴者，饮邪去也，何惧其燥耶？仍将前药迭进，乃得阳光复照，阴浊下行。其善后之计，仍仿嘉言崇土填臼之法。缘饮水窃踞，必有科臼故耳。

　　【评析】患者劳倦思虑而伤脾营，又因宿痰，常服用辛燥苦寒之品，辛燥伤血，苦寒伤气，长此以往，随着日渐年高体弱，脾胃之气也渐伤渐重。恰值秋尽肃降，外寒侵扰，触动饮邪，发为喘嗽。

　　用陈皮、半夏、木香、砂仁之类仅能治疗在内的痰饮，久被辛燥攻伐，以至于肾气不固，痰饮上冲。重裘仍畏寒，是表卫不足，外寒束闭。咽中窒塞，喉如曳锯，咽主天气，喉主地气，是天气不开，地气上奔。痰如浮沫是寒饮宿痰。因而用苓桂术甘汤，取桂枝辛甘化阳通阳，茯苓甘淡淡渗利湿以助阳，白术苦甘温以健脾，甘草甘平缓急以举邪外出，再加附子辛甘热，取其温肾回阳而有走窜之力。

服后症状不减，脉已转滑，滑为流通之象。很多病治疗的时候脉象转滑都是胃气恢复的好兆头，于是加重健脾之力，去附子之走窜，以求专补中土而建功。

咽喉壅塞

陈云尊堂，年逾五旬，形体肥盛，平素多痰，余每以姜、附投之辄效。厥后医者步辙屡进，渐有肩胛疼痛、手足拘挛之状。医又云：当防中风，日进茸、附之药。既不知久而增气之例，又不审病因气变之理，竟到危急之极。

深夜邀视，牙关紧急，咽喉闭塞，且满面火光炎炎。诸医环睹，皆认中风，称为戴阳危症。家人忙进参、附。余见病势甚急，不能与辨。令取盐梅捣汁擦牙，俾得牙开，始见满口胶痰，壅塞咽喉，随用稀涎散调水卷取其痰，约呕升余，其声稍开，然尚不能言。又以元明粉搅洗喉中，随呕随搅，又呕涎升余，方云要睡。次日连进控涎丹，二日中捋进六十粒，始得微泻。改进清肝化痰之药而健。

【评析】胖人多痰湿，痰湿又可阻滞气机，形成阳气不得流通因而局部发凉的类似阳虚现象，故用干姜辛热、附子辛甘大热暂时开破阴寒阻滞，但长此以往，久而气增，反转为热毒之证。肩胛疼痛、手足拘挛均是痰火游走于经络，是被附子走窜之性带进去的结果。

"久而气增"出自《素问·至真要大论》："夫五味入胃，各归所喜，故酸先入肝，苦先入心，甘先入脾，辛先入肺，咸先入肾，久而气增，物化之常也。气增而久，夭之由也。"说的是五味入口，各随其味而入于五脏，如果持续过度地进食五味，久而久之，就会气盛而导致化火，甚至导致死亡。

肩臂疼痛

傅沐初，年壮体强，性豪善饮，患肩臂疼痛，每晚酸麻尤甚，手不能举，自虑风废。吴城诸医，疏风补血，历尝不瘳。余视其声音壮厉，又大便颇坚，知为酒湿内蕴，痰饮流入经隧。原人身卫气昼行于阳，阳主动，动则流，故昼轻；夜行于阴，阴主静，静则凝，故夜重。按此症实痰阻滞经隧，法当攻刮搜逐。先与控涎丹，继进茯苓丸。旬日微泻数次而安。

控涎丹

甘遂　大戟　芥子　等分为末，糊丸，临卧姜汤服。

茯苓丸　《指迷方》

茯苓一两　半夏曲二两　枳壳五钱　风化硝一钱五分　姜汁糊丸。

【评析】声音壮厉为实不虚，大便颇坚又排除了风邪内陷的可能，每于夜间加重是在阴、在血、在下焦。考虑其人豪饮，湿热酒毒积聚为患已无悬念。

茯苓丸用茯苓甘淡淡渗利湿，半夏曲辛苦平，取其曲性不伤脾胃，枳壳苦酸微寒理气，风化硝就是元明粉，辛咸寒去上焦心肺痰热。

控涎丹出自《丹溪心法》，为攻逐痰饮的主要方剂。方用甘遂苦寒攻逐水饮，芫花辛苦温攻逐积聚停饮，白芥子辛温利气豁痰，除寒暖中。临床上经常用到，我往往将其简化为甘遂一味，效果也很好，打粉装胶囊，每粒约0.5g。服用的时候看体质，或逐步加量至泻下痰涎为度，一般选择凌晨三四点服用，天明即开始泄泻，待泄泻五六行，稍喝水或进食即可止泻。仍有痰涎未尽，需休养一二日再泻，所谓大毒治病，十去其六，切忌过用。

左右胁痛

余素胃气不清，喉间有腐秽结痰如豆粒者时出。一日倚栏片刻，觉右胁疼痛，右肩肘胛重坠莫举，身稍转侧，即牵引胁肋疼痛颇甚，身略恶寒，投发表药不应。因思此症非风非气，必败痰失道，偏注右胁之故。以平胃、二陈加芥子、蒌仁，二剂而安。

附　后治周成翁，恶寒胃痛，医与疏渗药，胃痛偶减，忽加左胁疼痛，时发眩晕，欲补未决。延余诊之，脉来濡滑。因推胃中痰饮，流注肝络，故有风旋痰眩之象。与二陈加芥子、瓜蒌、枳实而瘥。

平胃散

苍术　厚朴　陈皮　甘草

二陈汤

半夏　茯苓　陈皮　甘草

【评析】本案为谢先生自治案。脾为生痰之源，肺为贮痰之器。脾虚生痰，不耐肝木疏泄，于是痰随风木而动，流注经络之中，导致胁痛诸证。痰火阻滞而右肘胛重坠、身略恶寒。方用平胃散温化中焦，并取苍术、川朴辛烈芳香以入络，二陈汤祛痰，芥子燥痰，瓜蒌涤痰。后案病机类似于前案。

平胃散出自《局方》，其主治"脾胃不和，不思饮食，心腹胁肋胀满刺痛，口苦无味，胸满短气，呕哕恶心酸，面色萎黄，肌体瘦弱，怠惰嗜卧，体重节痛，常多自利，或发霍乱，及五噎八反胃，并宜服"。功效是燥湿理气。和胃二陈汤也是《局方》的著名方剂，其主治"痰饮为患，或呕吐恶心，或头眩心悸，或中脘不快，或发为寒热，或因食生不和"。

（赵红军）

疟症门

独热无寒

杨有成先生患疟两月，历试诸药弗效。其疟独热无寒，间日一发，口不渴，身无汗，自觉热从骨髓发透肌表，四肢如焚，扪之烙手。视舌润，脉又沉迟。窃思果属瘅疟，安得脉不弦数，口不作渴，且神采面色不为病衰耶？此必过食生冷，抑遏阳气于脾土之中。阳既被郁，郁极不通，而脾主信，故至期发热如疟也。治之之法，必使清阳出上窍，浊阴归下窍，则中焦之抑遏可解。与升阳散火汤，果汗出便利而安。

附　陈友生病疟，脉象形色悉同，唯独寒无热，医治三月不痊。察其溺短无汗，知为外寒内热伏火畏寒之症。盖火郁土中，而脾土主信，故至期如疟。唯有发之一法，亦与升阳散火汤而愈。

按此二症，一寒一热，俱用升阳散火汤，无非升发脾阳，与古人以肾气汤治消渴溺多，又治水肿溺少，一开一阖，无非蒸动肾气。非深造微妙者，难与语也。

男澍谨识

升阳散火汤　东垣

人参　防风　柴胡　葛根　升麻　独活　羌活　白芍　生熟甘草　姜　枣

【评析】以上二案，一寒一热，用方却同，这是因为病机相同的缘故。治病之难，难在识病，识病之难，难在病机。

本方用人参甘平苦温补益元气，甘草甘平，炙则缓中托邪外出，生用则泻火解毒，生姜辛温宣发卫气，大枣甘温养营，白芍苦酸微寒养阴，葛根甘辛平使胃中津液上承，升麻辛甘升散胃中郁火，柴胡辛苦升散少阳郁火，再加太阳之羌活、少阴之独活、彻上彻下之防风，诸风药疏泄肝木，以解脾土之困。

升阳散火汤出自《脾胃论》，李东垣云："升阳散火汤治男子、妇人四肢发热，肌热，筋痹热，骨髓中热，发困，热如燎，扪之烙手，此病多因血虚而得之。或胃虚过食冷物，抑遏阳气于脾土，火郁则发之。"

又，疟疾一病，今日已经很少见了，似乎没有必要详察，但是中医治病方法是辨证施治而不是辨病施治，学习古人的辨证方法，对于今天治疗各种疾病都是同样有用处的。读疟疾辨证之法，无论谢映庐还是叶天士、朱丹溪等各家医案，都可以启迪心思，增广学识，不应匆匆看过。

寒少热多

陈奇生室人，妊身九月，得疟，病久治弗瘥。其疟寒少热多，汗大口渴。迫至坐卧不安，势难支持，腹中胎气乱动，诸医以安胎攻病，无从措手。余诊其脉，略有躁乱。再视其舌，已显镜光。面白唇红，青筋满露。此木邪侮土，乃津液大伤，胃火掀腾。虽年少体强，然汗后脉躁，最犯禁例。盖恐明日疟至，而正虚邪盛，治不得法，则母子难保矣。因思胃火掀腾而久疟食减，芩、连绝不能进。津液大伤而土败木贼，归、术又难酌投。拟补虚清热之药，唯有纯甘可采。因举黄芪五钱，石斛五钱，人参五钱，桂枝八分，乌梅一个，煎汤已成，另捣梨汁一杯、姜汁少许冲服。嘱其即服一剂，至夜备煎一剂，明早将曙再进。病者两服药后，俱云好药，以味甘可口，与胃相适也。是日疟竟不至，再与甘温调理而健。但此症脉来躁疾，面白唇红，青筋满露，若用柴芍伐肝，必毙。

【评析】寒少热多，正气尚盛。脉见躁乱是病邪将有传变之势，舌显镜光，面白唇红，为脾营气血亏虚，再加木邪侮土，确属险境。芩、连苦寒，易伤胃气，术壅滞、归助肝，更是不宜。唯有纯甘和胃，尚为培正御敌万全之法，其中参、芪寓补，石斛寓清，桂枝寓散，乌梅寓敛，轻拨正气，以助成功。

又，患者服药后每云可口，这是药证相投的标志。中药本应空腹服用，而今人开中药，每令患者食后服之，以免胃口不适，这就是辨证不确切的缘故。

再，孕妇不宜吃梨，易于小产，通常初期怀孕最宜注意此事，小产易于发生于产前五六个月以内，而案中虽妊娠九月，仍用梨汁润养肺胃。从中医的角度来看，梨像子宫，又为果实，主沉降，初孕者吃后易于导致流产，这是我们应该留意的。

饮食伤胃

周秋帆先生秋间患疟，每日午发，寒热相平，退时有汗。头疼或又不疼，口渴或又不渴，二便无恙，夜寐亦安。此客邪尚浅，然治经二旬，凡发表、清里、和解、补中诸法，投之渐剧。况体气素虚，而烦惋莫耐。迭投补剂，而胸膈加痞。余诊其脉，亦皆和平，舌苔黄滑。审症察脉，似当温补，然又补之不投，岂敢再陷前辙乎！谛思良久，不得其情，唯于审症中，察其略有嗳气，或时以手摸胸。知饮食伤胃，食滞未消，方书称为食疟者也。法当消补兼行，疏通脾胃，庶几中无阻滞，营卫自通，俾枢机流利，其疟不治而治。方以生白术为君，佐以陈、半、草果、藿、朴、苓、泽之属。一剂疟轻，二剂果愈。足见医家治病，如老吏审案，倘正案难凭，当以旁情参之，庶不为假证所惑也。

【评析】营卫出于中焦，饮食劳倦损伤脾胃则必然影响营卫运行，而疟邪舍于经脉营气之中，所以《素问·疟论》云"疟气随经络沉以内迫，故卫气应乃作"，营卫、经脉和脾胃的关系由此可知。因此，本案调理脾胃，消补兼行，去中焦湿热阻滞，而疟疾也随之治愈，就不难理解了。

方中用白术甘苦温以健脾，合二陈汤去痰饮，平胃散燥湿理气，五苓散利水渗湿，加草果辛温燥烈，温胃除寒，开郁化食，因中焦湿热阻滞而去甘草。

元气不足

许抡能患疟，间日一发，寒时渴饮，热时汗出，久治弗痊，因而食少困倦。予诊外邪已透，正气未复。抡以病苦为虑，疟未至而先恐。余曰：俟吾截之，尔当壮胆可也。令煎人参五钱，生姜三钱，将曙即服，疟果不至。

其内人小产后感触发疟，余以补血、桂枝二方合剂与之，疟虽轻而屡发不止，仍以参姜二味重用按服，其疟亦止。

抡问：生姜、人参二味，诚为截疟之妙药乎？余曰：非也。凡病虚实多端，用药温凉不一，岂可以一法尽之！且古截疟之方，难以枚举，然有效于此者，不效于彼，甚至因截而误事者，皆由不识元气之厚薄，邪气之盛衰耳。今子夫妇疟邪已透，经络无阻，但元气未复，且中无大寒，又无内热。夫参性寒，姜性温，寒温并举，参补脾肺而回元，姜通神明而去秽，用以平调寒热之疾，故药不多味而病已瘳。

【评析】寻常人参、生姜二味用于此人，服后"疟果不至"，看来，疟症是最难以方证对应，而必须灵活辨证才能见效的病证了！

本案最为要紧的一段话是："凡病虚实多端，用药温凉不一，岂可以一法尽之！"病史不同，体质不同，病机不同，元气之厚薄不同，当然治疗之法也就无法相同，这就是中医治疗必须以辨证施治为基本方法的原因。不明此理，不可以与语中医！

人参大补元气，又能补血，历代大家多有论述。东垣云人参能补肺中之气，肺气旺则四脏之气皆旺，肺主诸气故也。若阴虚单补血，血无由而生，无阳故也。本草"十剂"云，补可去弱，人参、羊肉之属是也。盖人参补气，羊肉补形，形气者，有无之象也。人参得黄芪、甘草，乃甘温除大热，泻阴火，补元气，又为疮家圣药。

风温暑热

许书升之媳，秋深患疟，无汗。一日疟至，大衄不止。促余视之，乃风温暑热合而为疟，迫蒸营中，以致营中扰乱，血行清道故也。然而血为红汗，疟邪当从衄解。唯衄血过多，神气昏倦，令取茅根一握，入龙眼二十枚，同煎饮之，其衄遂止。但肺气未肃，疏与泻白散，令其再进。其家见次日疟果不来，停药未服。越数日，忽然寒热如疟，牙关不开，二便阻闭，气升呃逆，忙延数医。咸议中风重症，无从措手。余至视之，知为肺气郁痹，因慰之曰："如此轻症，吾一剂可愈！"疏与紫菀、杏仁、蒌皮、桑叶、柿蒂之属，另浸乌梅擦牙，牙开进药，顷刻二便通利，呃逆顿止，诸医不解。归语门人曰："天气下降则清明，地气上升则晦塞。此降令不布，则升令必促。故经言上焦不行，则下脘不通。夫下脘不通，则地道亦塞。总之，天失下降则如是耳。且人身脏腑，肺位最高，尚司清肃之权，当知肺主治节，原与大肠相表里。水出高源，又与膀胱司气化，故二便之通闭，肺之关系常多。今肺气郁痹，治节不行，则周身气机上下皆阻矣，故自飞门至魄门亦阻矣。爰取微苦微辛之属，用以开降肺气，令其机化流通，启其橐龠，故二便自利而愈，仿徐之才轻可去实之义也。"

【评析】温病神昏，有阳明热炽、阳明腑实、热伤营阴、湿热蒙蔽之分，非止热入心包一端。近代名医赵绍琴有《神昏不可概谓邪陷心包，心神被扰当辨卫气营血》一文，论之甚详。温病学尚有肺痹一证，也以神昏为主要症状，谢映庐先生本案即是，当与其互参。

患者深秋无汗而疟，风邪闭表，暑热郁滞于内，表里不通畅而衄，于是用白茅根甘寒除伏热，利水凉血，龙眼肉甘温养血安神，继而用泻白散清宣肺气收尾。

谁知患者未能继续服用泻白散，以至于肺气暂开而复闭塞，于是表卫不固则寒热往来，肺气闭郁则二便闭阻，气升呃逆，肺气不降则阳明不降，于是牙关不开。既明病机，自不费周章，因而用紫菀苦辛温润肺补肺气排痰，杏仁苦温宣降肺气，栝楼皮甘苦寒润肺降气，桑叶苦甘寒清金降火，柿蒂苦涩平以降胃气为补胃，另用乌梅酸平缓急而开牙关。

似疟非疟 三条

许静常之女，于归后患疟数月，自秋徂冬，百治不效，转居母家，就治于余。视其面黄肌瘦，唇淡口和，本属虚象。阅前医成方，悉多峻补，无一可投。询其病，间日一发，或二日一发，甚或一日一发，总无定期。此当着眼，须知脾主信，今无信，病不在脾胃也。又询发时，或早或晏，亦无定候，尤属无信。且发时，寒则身冷如冰，热则身热如烙，有阴阳分离之象。口渴饮水，面赤如朱，有虚阳外浮之据。及诊其脉，颇觉弦大，当推水不生木。因谓此症全非疟疾，乃阴阳不协，致亢龙有悔，故为似疟非疟耳。处以八味丸，令服四剂，其疟不治果愈。蒙称神治，安知循古而非新裁也。

八味丸　方见卷二虚寒门寒毒中脏。

【评析】《素问·疟论》言："夫疟之始发也，阳气并于阴，当是之时，阳虚而阴盛，外无气，故先寒慄也；阴气逆极，则复出之阳，阳与阴复并之于外，则阴虚而阳实，故先热而渴。夫疟气者，并于阳则阳盛，并于阴则阴盛。阴盛则寒，阳盛则热。"

案中已有小字注释，病机无需赘言，虚阳外浮，用八味丸引火归原。八味丸即金匮肾气丸。

傅妪，于疟疾流行之年，秋将尽，忽然浑身战慄，瞬息大热烦躁，热去寒复生，寒止热复至，先寒后热，心烦意躁，脉来洪大无伦，两尺上涌抵指，唇红面赤，喜饮热汤，舌上白苔布满，时吐稠痰甚多，正《内经》所谓阳维为病，病苦寒热，发为劳疟。证虽疟名，方非疟治，急宜引阳回宅，整顿纲维，大固中州，阴阳调和，寒热自止。以六味回阳饮为主，加暖中摄下之药。是晚连进三剂，寒热顿止。次早精神爽利，仍服三剂。间日微寒微热复至，再服原剂而痊。

附方

地黄　当归　人参　附子　甘草　干姜　以上名六味回阳饮。

益智　肉桂　白术　澄茄　半夏

【评析】阳维脉起于足跟外侧金门，沿腿膝外侧并足少阳、太阳上行，至项后与督脉会合。阴维脉起于小腿内侧筑宾，沿腿股内侧并足太阴、厥阴上行，至咽喉与任脉会合。

"维"有维系联络之意。阴维脉与六阴脉相联系，维系诸阴经，主一身之里。阳维脉与六阳脉相联系，维系诸阳经，主一身之表。阳维脉主一身之表，阴维脉主一身之里，所以《难经·二十九难》说"阳维为病苦寒热"，"阴维为病苦心痛"。

患者寒则自内至外俱寒，热则自内至外俱热，故言阴阳有分离之象。六味回阳饮为张景岳所创，属于阴中求阳、从阴引阳的方剂，故可以回阳救急，维系阴阳。方中以熟地黄甘温补精，当归甘温微辛补血，人参甘平微苦微寒，大补元气，甘草甘温补中益气，炮姜辛温温阳入血，附子辛热通阳，再合益智辛温温补肾阳，肉桂辛甘热温暖下焦，白术甘苦温健脾益气，荜澄茄辛温温脾，半夏辛燥温化痰下气。

韵语详批徐庭达先生疟病按治获愈

食鳖发疟，阳虚之因。先后天弱，病剧缠身。娇维失固，寒热交征。
非关表里，损在奇经。气虚寒至，血虚热兴。似疟非疟，朝惕夕兢。
治宜扶阳，乃中病情。消散迭进，病何以胜。连日受困，营卫失真。
形憔容悴，面黄唇青。自汗盗汗，手足如冰。便频遗泄，火衰明征。
假疟夜剧，阳损沉沦。诊脉控弦，明者亦惊。于斯时也，药不可轻。
甘温之剂，辰戌两巡。通阳泄浊，补血益精。鲜肉萝卜，加飨可珍。
喜饮难禁，龙眼壹瓶。枸杞八两，乌豆半升。窖酒十缶，价值连城。
更有妙要，养心安神。远房独宿，保命守真。阳固元足，福禄骈臻。

附方

〔辰进〕首乌　当归　枸杞　鹿茸　鹿角霜　黄芪　甘草

〔戌进〕白术　附子　干姜　胡巴　故纸　五味　益智　牡蛎　枣仁　甘草
龙眼

【评析】本案用韵语写成，反映了先生作为一位医生，治疗棘手大病最后终于成功的喜悦心情。我们今天遇到此情此景，何尝不是如此！

患者属于先天不足又后天失调的气血虚弱体质，时发寒热，类似表证，其实是奇经失养的缘故。此病寒热往来，似疟而非疟，由于误用消导发散之剂，致使自汗盗汗，形容憔悴，面色口唇发青，肢冷便溏遗精，显见阳虚之象。脉象弦紧有力，晚间寒热发作，是邪陷营阴的结果。于是进以大剂甘温，以与胃气相宜，扶起胃气为治疗此病之关键。药分早晚进服，早晨进以黄芪、甘草、当归、何首乌、当归、枸杞补益气血，鹿茸温补命门，鹿角霜温补奇经。晚间服用附子、干姜以回阳，胡芦巴、补骨脂温肾，白术、甘草补脾益营，益智仁温阳化湿开胃，酸枣仁、龙眼肉补血安神。又以鲜肉补气、萝卜理气，平素喜饮酒，即以龙眼肉、枸杞、黑豆制作药酒，总在顾护胃气以为生化之源。

早服用六味地黄、晚服用补中益气的服药方法，由薛立斋首创，是所谓"先后天并补"之法。早晨为阳，为刚，为气；晚上为阴，为柔，为血。补中益气补气，六味地黄补阴。在早晨阳气旺盛的时候服用六味地黄，更能增强补阴效果；

无阳阴无以化，在晚间阴气旺盛的时候服用补中益气，不仅补气，而且可以阻止全身气机的过分沉降。

后世医家宗薛立斋的理论推而广之，需要服用的两种药物，偏于阳刚的类似于补中益气，在晚间服用，偏于阴柔的类似于六味地黄，在早晨服用。比如说附子理中丸与归脾丸，前者阳刚，后者阴柔，归脾丸与六味地黄丸，前者阳刚，后者阴柔，等等，不一而足。理解了刚柔的区别，案中早晚分服的药物也就不那么难以理解了。

淫气痹肺 三条

王云周之子，秋间患疟，其疟二日一发，以其邪气内藏于风府，其道远、其气深故也。然病经两月而神不衰。唯发时心中寒，寒久热甚，多惊。一日偶触外风，以致寒不成寒，热不成热，四肢僵硬。医者不知内风召外风之理，犹以归、附燥血，羌、防升气，乃至气急上冲，两人挟坐，不能着枕。危急之顷，始延余治。诊得便秘、脉浮，许以一剂可愈。遂疏桂枝、桔梗、蒌皮、苏子、杏仁、紫菀、杷叶之药，果得便通气平，诸症皆安。

五弟启明，未识此中妙义，问曰：此症之最急处似在气逆上冲，但气逆便阻，唯有虚实两途，一则收摄温通，一则破气攻利，今不治气而气得平，不攻便而便得通，且药味平淡，而取效甚捷，何也？答曰：此病见症虽多，无非全在于肺。察其疟时心中寒、多惊，尝考《内经》论病，唯疟最详。有云：肺疟者令人心寒。注云：肺为心盖也。又云：热间善惊。注云：肝主惊，有金克木之象也。夫内风召外风，最易成痹，然外风既入，内风必乱，故寒不成寒，热不成热。夫肺主皮毛，经云皮痹不已，复感外邪，内舍于肺。因而营卫行涩，故四肢僵硬也。至于气逆一冲，能坐不能卧者，正《内经》淫气喘息，痹聚在肺也。盖人身之气，全赖肺以运之，今肺气痹矣，机关必窒，是以肢僵、便秘、气逆诸症丛集。方中唯桂枝、桔梗二味，领风邪外出，余皆轻清疏降之药，且桔梗能通天气于地道，观其有升无降，但得天气下降而地道自通也，肺气通调，而百体自舒也。至于取效甚捷之义，原《内经》所谓风气胜者，寻其治，病易已也。五弟退而专功《内经》。

刘正魁患疟症，先寒后热，发时胸旁气闭，喘咳不伸，热甚口渴，自午至酉大热，直至彻晓微汗乃解，间日依然，屡治弗效。余以胸痹喘急之兼症，悟出《内经》肺疟之例，而取法治之。夫人身营卫昼夜流行不息，今肺素有热，复感外风，则肺气窒痹，毛窍不舒，经络乃阻，故发为寒热。日晡金旺之时，故发热尤甚。胸膈之旁，乃肺位之道，淫气痹聚，则喘咳不伸。法当疏利肺气，使淫气尽达于表，则内可宣通，庶几其疟不治自愈耳。与紫菀、杏仁、知母、桔梗、半夏，加入桂枝汤中，除姜、枣，一剂而安，孰谓不循古而敢自用哉！

附 王衍堂之孙，年三十，初起咳嗽，腹中觉热，命妻煮鸡子食之，便觉寒凛，胸紧气急，四肢发痹，若作风痉之状。以后但热不寒，大便闭塞，小水亦短，诸医发表攻里，作痉愈形。此乃表寒束其内热，亦是《内经》淫气喘急、痹聚在肺之症，仍以此方取用。因未得汗，不取芍药之酸收。大肠气闭，更加苏子、杷叶以宣肺，兼入竹沥、姜汁，疏导经络，以通四肢之痹。一剂症减六七，再剂全愈。按此二症当与前治王云周之子一案参看。

徐锦窗先生，年逾六旬，患时行疟症，尚未分清，医以柴、葛、大黄之药治之，寒愈入里，反至纯热无寒，口渴饮水，小水全无，时欲登桶，溺不得出。诸医日投四苓、芩、连之属。逮至神识昏迷，舌白干刺，奄奄一息，无从措手，始延余治。

余曰：此症之最急处，全在小水不通。夫溺闭虽属下病，然有上取之法。东垣有云：渴而小便不利者，热在上焦气分，故脉之浮数，舌之白刺，口之渴饮，神之昏迷，非热邪蒙闭上焦气分乎？盖上焦肺部主周身之气，司治节之权，今肺热痹，清窍已窒，浊窍自阻，非与轻清之药，其何以解上焦窒塞之邪？上焦不布，降令弗行，其何以望其输泻乎？疏以葳蕤、石斛、知母、通草、桂枝、杏仁、紫菀、杷叶一派轻清之药，果臻奇验。

【评析】肺为金，主气，司呼吸，主通调水道，与小便有关，同大肠相表里，又与大便有涉，主一身之表，又为娇脏，易受邪侵，在脏腑系统中有举足轻重的作用。《素问》将其列为相傅之官，也是这个道理。本书《卷三·肿胀门》

阳气不升一案论肺脏功用甚为详尽，可资借鉴。

　　淫，过度、过多之意。肺主一身之气，又主宣发肃降，通调水道，一旦风邪郁闭则必然喘息，时有寒热，气逆上冲，坐不能卧，营卫行涩，导致四肢僵直，甚至机窍闭塞，神识昏迷。根据《内经》"阴气喘息，痹聚在肺"，谢先生把这一类风邪痹肺的病机，称之为"淫气痹肺"，本篇四案都是这一类病例。

　　本病的治疗大法，因为肺处高位而风邪郁闭，故药用杏仁苦温、紫菀苦辛温、枇杷叶苦辛寒、通草甘淡、桂枝甘温、栝楼皮甘苦寒、桔梗苦辛平之类以轻清宣透，舒利肺气。此等治法，不只是疟症多见，温病与内科、儿科杂病都很常见，我们应该注意总结学习。

（孙乃雄）

肿 胀 门

肺气壅遏

陈景阶内人，初冬忽然遍身浮肿，小溲不利。医以利水消导之药，胀满日甚，气急不能着枕。视其形色苍赤，脉象浮大，独肺部沉数，舌苔灰黄，以苏叶、杏仁、防风、姜皮四味，连进二剂，气急消减。再与人参败毒散加入生黄芪与服，小水通，肿胀遂消。缘此症时当秋尽，肺气消索，天气暴寒，衣被单薄，风邪内入，腠理闭遏，营卫不通，肺气愈塞，致失清肃之令，又无转输之权，水邪泛溢，充斥三焦。故启其皮毛，疏其肺窍，合《内经》开鬼门之法，盖腠理疏通，天气下降，而水气自行也。

人参败毒散　方见卷一伤寒门湿热内伏。

【评析】形色苍赤，苍为木色，赤为火色。浮则为风，为热，大则为虚，结合肺部沉数，是肺气闭郁、木火刑金之象。此案尚属肺气壅塞轻证，因而清宣肺卫即手到病除。

方用苏叶辛温芳香以宣散肺气，杏仁苦温宣降肺气，防风甘辛温通彻上下而祛胸膈风气，姜皮辛凉以皮达皮，走表消肿。等到气逆消减后，改用人参败毒散托举中气，另加黄芪甘温补益肺气收功。

阳气不升

龚甥可象，时值秋尽，偶患咳嗽气急，微有寒热，已服参苏败毒之类，如故，改与泻白散一剂，小水短涩，渐次遍身肿满，略与导湿利水之药，更加腹胀气促。

窃思治病不过表里虚实，然散之表不除，清之里反逆，固非尽属实邪。又脉来弦数鼓指，唇皱红，舌灰白，此岂尽属于虚。其中错杂，有非一途可尽。然既见寒热、咳嗽、气急、尿短、肤胀，无不关乎肺脏。肺气受病，既不服散，更不容清，其夹虚也审矣。况时值秋尽，燥金之气已虚，天令下降已极，人身莫不应之。今肺气已虚，便衰其护卫，失其治节。护卫衰，风寒得以外郁，治节失，湿热藉以内停，由是闭而不行。而肺家通调下输之道，其权已废，邪气正气，清浊相混，一概窒塞于中，无由输泄，只得散越皮肤。再加泻肺利药，以致阳愈下陷，阴愈上冲，故见腹胀气急。诊其脉来数急者，乃阴火上冲之明征矣。

法当疏其肺、益其气、举其阳、降其阴，为法中之法。设使疏肺而不益气，则肺气重虚矣；益气而不疏肺，则抑郁不开矣；举阳而不降阴，则阴火不服矣；降阴而不举阳，则阳愈下陷矣。是必法兼四备，无一可缺。

初欲仿补中益气方加入知、柏之属，虽有举阳、降阴、益气之能，却少疏肺、开郁之力。后悟李东垣先生原有升阳益胃一法，直取其方，加入黄柏一味，服之小水倍常，乃降阴洁净府之验。连服十剂，诸症悉痊。愈后遍身发疮痱，可见里蕴之热，久被表寒外束，乃至内外交郁成毒，缘得开鬼门之药逼其外出，不致内陷之明征也。

方中参、术、芪、草，益气升阳也，柴、陈、羌、独、防风，升阳疏肺也，芩、泻、连、柏，降阴导湿也，白芍敛阴和血，散中有收，姜、枣调和营卫，补中有散。一举而诸法兼备，可谓先得我心矣。

夫人知利药可去湿，而不知风以胜湿；人知破气以消肿，而不知益气以收肿；又知发表以散邪，而不知升阳亦散邪也。外此以及通因通用、塞因塞用、寒因热用、热因寒用、上病下取、下病上取、阴病取阳、阳病取阴，医家诸法，最当素谙。学者于此一案，倘能类推其余，则于诸症，皆可得法外之法矣。

升阳益胃汤

黄芪　人参　甘草　半夏　白芍　羌活　独活　防风　陈皮　茯苓　泽泻　柴胡　白术　黄连　姜　枣

【评析】自古以来国人便有天人相应的看法。天有四时五行，地应五脏制化，于是就有生长化收藏。肺应于秋气，居于上焦，以行肃杀下降之权。《素问·经脉别论》说："上焦开发，宣五谷味，熏肤充身泽毛，若雾露之溉，是谓气。"从这里我们可以看出来，气的作用离不开肺的宣发肃降。

金清才能肃降，陈景阶内人案，肺有余热而外寒束闭，热不得出，故而降令不行。又因为自秋至冬，是金生水的过程，秋尽则金虚至极，水方壮渐盛，此时肺气也处于虚羸疲惫状态，因此治疗便先开肺气，待气急症状消失，再以人参败毒散加黄芪提气补气而愈。整案着眼均在肺，一为肺主宣发肃降，一为肺主气。

龚甥可象案，思辨详备，也属秋尽气虚，虚实夹杂，较上案为重。升阳益胃汤出自《脾胃论》，在书中李东垣分类论述了"脾胃本虚"、"心之脾胃虚"、"肝之脾胃虚"、"肺之脾胃虚"、"肾之脾胃虚"和"肺之脾胃虚"的病证与治疗大法，而"肺之脾胃虚"所用治疗方剂就是升阳益胃汤。其主治为："脾胃虚则怠惰嗜卧，四肢不收，时值秋燥令行，湿热少退，体重节痛，口干舌干，饮食无味，大便不调，小便频数，不欲食，食不消；兼见肺病，洒淅恶寒，惨惨不乐，面色恶而不和，乃阳气不伸故也。中气不足，不得升降，或胸腹胀闷，或二便失化，下利遗溺，头眩耳鸣。"本方以六君子汤补益脾胃，黄芪益气升阳，羌活、独活、防风、柴胡升发除湿，黄连苦降胃气，白芍敛降相火，泽泻利湿。

表实上壅

吴应新乃郎，腋下肿痛，将欲作毒，疡医外用敷药已愈，随忽遍身微肿，其饮食二便如常。复延幼科，以消导利水之药，倏然头痛潮热，肿势甚急，肾囊肿大，状若水晶，饮食顿减，神气困倦。更医又议理脾利湿。医者病家，见症甚暴，疑而未决。余谓五行之速，莫如风火，盖因气血凝滞，始发痈毒，未经疏散，气血不宣，加以寒冷抑遏，致令邪气内攻。凡阳气被郁之症，必当疏通经络，启发皮毛，庶几肺气宣达，外则腠理舒畅，内则水道通调。原肺主一身之气化也，今肺气窒塞，与消导利水、理脾行湿何与！疏方以人参败毒散加苏叶、防风、杏仁，助以热稀粥，令其皮肤津津，连服二剂而消，蒙称奇治。窃笑世医一见肿症，辄称肿症多湿，咸趋利水。见余发汗，便觉诧异。曷知《内经》治肿诸法，有开鬼门之例乎！

人参败毒散　方见卷一伤寒门湿热内伏。

【评析】《素问》云："营气不从，逆于肉理，乃生痈肿。"疮痈等虽属外科，却因体内气血凝滞而发于表，外用敷药，表象已解，内患未除，于是稍有风寒来闭于表就发遍身浮肿。这时候轻宣肺气即可，但前医以为中焦积滞而用消导，辅以利水去湿，不唯无功，反使肺气降之又降，于是表卫不固而头痛潮热，肺气沉降不宣而身肿加重，更有气陷而神昏困倦、阳不化气的阴囊水肿，危症频现。方用人参败毒散补气升气以托举，加苏叶、杏仁、防风开宣肺气，并服粥以资化元，微汗而解。

表虚下陷

余玉堂幼郎，因患疮敷药，疮愈发肿，饮食二便如常。延医数手，调治多日，不识为疮蛊之症，无非五苓、平胃之药，渐至下肿尤甚，囊若水晶，形似鱼泡，呼吸不利，求治于余。余思邪气内陷，必当提出于表，又思病甚于下者，当从举之之义，乃与升阳益胃汤。按投二剂，寒热顿起，若有疟状，其家惊怖。余曰：向者邪气内陷，今已提出，乃得表里交争，方有寒热相战，不致内结，正佳兆耳。仍令再进，共计十剂始消。噫，世人但知热退为病愈，抑知发热亦为病愈乎！

按：二症邪俱在表不在里，故饮食二便无恙，一则表实上壅，一则表虚下陷。表实非发汗不解，表虚非提邪不达，故治自尔获效，非寝馈东垣者，曷克臻此！

男澍谨识

人参败毒散　方见卷一伤寒门湿热内伏。

升阳益胃汤　方见前本门阳气不升。

【评析】本案为风邪为患，因疮痛愈后，身体虚衰，正气不足而致邪陷。患儿饮食二便如常，表明没有风邪，且没有伤及脾胃。疮愈发肿，病机在上焦肺卫。五苓散本治下焦蓄水证，平胃散燥中焦湿邪，均与上焦肺卫无涉，因而难以建功。

本案为前两案的补充，意在说明嘉言逆流挽舟法的败毒散与东垣升阳举陷法所用升阳益胃汤的不同用法。

湿邪内陷 二条

傅乃谦，先感风寒，犹不自觉，继以饮食不节，遂至腹胀，面足俱浮，上半身时潮，下部足膝常冷，目黄尿闭。本属寒湿结聚，因重与柴苓汤加苏叶治之，连进数剂，小水便利，面部及两手略消，而下半身及腹愈加肿胀，气愈急促，水囊光亮，肿若鱼泡。

因思明是风寒外郁，食饮内伤，理宜和解利湿，合乎开鬼门、洁净府之意，何上消而下愈肿。沉思良久，恍然悟得：斯症虽属外郁内积，实由脾胃失健运之权，中焦无升发之机，药味渗泄过重，胃阳下降至极。必当升举其阳，合乎下者举之之义，方为至理。然理法虽合，而方药难定。曾记东垣书有自病小便不通，谓寒湿之邪自外入里而甚暴，若用淡渗以利之，病虽即已，是降之又降，复益其阴而重竭其阳也。治以升阳风药，是为宜耳。斯症寒湿内聚积结，胃阳下降不化，法当用其方，名曰升阳益胃汤。善哉，方之名也，不升阳何以能益其胃乎！斯症药品方名符合，殆所谓有是病即有是药也。一剂即效，连剂而安。

升阳益胃汤　方见前本门阳气不升。

【评析】案中所引东垣之论出自《脾胃论》，兹摘录于下："予病脾胃久衰，视听半失，此阴盛乘阳，加之气短，精神不足，此由弦脉令虚，多言之过，皆阳气衰弱，不得舒伸，伏匿于阴中耳。癸卯岁六七月间，淫雨阴寒，逾月不止，时人多病泄利，湿多成五泻故也。一日，予体重、肢节疼痛，大便泻并下者三，而小便闭塞。思其治法，按《内经·标本论》：大小便不利，无问标本，先利大小便。又云：在下者，引而竭之，亦是先利小便也。又云：诸泄利，小便不利，先分别之。又云：治湿不利小便，非其治也。皆当利其小便，必用淡味渗泄之剂以利之，是其法也。"

"噫！圣人之法，虽布在方册，其不尽者，可以求责耳。今客邪寒湿之淫，从外而入里，以暴加之，若从以上法度，用淡渗之剂以除之，病虽即已，是降之又降，是复益其阴，而重竭其阳气矣，是阳气愈削，而精神愈短矣，是阴重强而阳重衰矣，反助其邪之谓也。故必用升阳风药即瘥，以羌活、独活、柴胡、升麻各一钱，防风根截半钱，炙甘草根截半钱，同㕮咀，水四中盏，煎至一盏，去渣，稍热服。"

"大法云：湿寒之胜，助风以平之。又曰：下者举之，得阳气升腾而去矣。又法云：客者除之，是因曲而为之直也。夫圣人之法，可以类推，举一而知百病者，若不达升降浮沉之理，而一概施治，其愈者幸也。"

向上、向外均为阳，向下、向内俱为阴。无阳则阴无以化，淡渗利湿是去阴以助阳，减少了需要阳来温化的阴，使阳的负担减轻。但是不可否认，淡渗的结果，同时也损伤了阳气，因而东垣说"降之又降，是复益其阴"。淡渗法对于脾胃虚弱的人应该慎用。

案中患者外有表邪，内伤饮食，于是营卫之气壅遏于内不得出。卫气郁滞于下焦，不能上达至肺而卫外，因而目黄尿闭、足膝常冷；营气郁滞于心，不能降至下焦，因而上半身潮热。

柴苓汤利湿去水，苏叶解表，均未触及中州，反而耗气损阳，于是诸症加剧。辨明了病机之后，未费周章，径直取用升阳益胃汤而健。

吴乐伦，时当盛暑，陆路归里，中途发疟。其疟每日夜发，寒少热多，汗出口渴，小水短赤，面目浮黄，舌苔堆积如粉，大腹阴囊及腿胫一带悉皆浮肿。又发旧痔，每日零星去血，约在升余。凡凉血消肿治疟之方，俱历尝不效。按脉属虚，而症似湿热。

窃疟、肿、便血三症，皆虚中夹热，正合《内经》气虚身热、得之伤暑之旨。盖病者原因途中暑热，渴而啜瓜，湿热蕴蓄于胃，三焦不化，四海闭塞，以致营卫失常，而成斯疾。必须先洁净府，以少杀其暑热之炽，顺趋水道，令膀胱气化先行，然后再提阳陷于阴之疟邪从鬼门而出，则腠理自和，俾卫分有气化之机，营中无扰乱之苦，而便血不治可自止矣。

于是以轻清微寒之味，解暑渗湿之品，方用西瓜、滑石、石韦、丹皮、通草。服至二剂，小便甚长，身肿消退。随以清暑益气汤除苍术，连服旬日，果然三症顿愈。所谓病变虽多，法归于一之验也。

清暑益气汤　方见卷一伤寒门《一得集》伤暑自汗。

【评析】暑易夹湿，致使湿热困阻中焦，于是汗出口渴、小水短赤、苔如积粉、面目浮黄；湿阻气滞，不能运化水液而下半身浮肿；郁热入于血分，则每夜发疟、痔疮下血。虽然兼证纷杂，但是治疗大法仍以清化暑热为主。

先清理湿热，用西瓜甘寒去暑渗湿，滑石甘寒清热利尿去浊，石韦苦甘寒利水渗湿，丹皮苦凉清热凉血，通草甘淡寒利水，引热下行。继用清暑益气汤，清暑益气收功。

脾肾阳虚 二条

傅孔怡，病缠服药，十有余载。初起，腹痛时胀，得食身重，时愈时发，渐次而甚。旧冬足跗有浮气，至春通身浮肿，腹皮胀满，腹中鸣响，上气喘急，胸前塞紧，食饮不运，左肾睾丸吊痛，遍身之病，自难名状。三楚名剂，历尝不瘳。买舟归里，待毙而已。

邀余告曰：今请先生为我决一逝期耳。余曰：此为单腹胀证，古贤皆曰难治，病源本深，但今诊其脉尤有和缓之意，可知胃气以及真阳尚有微存，是为先天禀赋之厚，急进大药，尚属可治。经曰：阳气者，若天与日，失其所则折寿而不彰。今阳气所存无几，全是一团阴气混扰其中，所以腹中鸣响哇哇之声，皆阴气漫弥也。阴气盛，则中州无光，土被浸润泥滑矣。所以饮食不运、胸紧腹鼓者，皆土病也。至于吊疝跗肿，乃命门火衰之征。而上气喘急，由乎肾阳为阴所迫，无根之气，尚往上奔。为症如此，安之固之，尚且不暇，何医者见病治病，不明塞因塞用之法，希图目前之快，任行攻伐。使非先天禀赋之厚，真阳早已扑灭矣。吾今许以可治者，以崇土为先，而土赖火生，又当以治火为急。火旺则土自坚，土坚而万物生矣，火旺则阴自消，阴消而阳自长矣。

方既立，何孔翁疑药之重，畏术之补。余曰：前被劫药之误，岂可犹陷前辙？今仅留残喘，岂能迁延时刻？比之黄河坝倒，岂担石培土所能竖立？而用燥药者，譬之贼兵鼓众，虽选强与敌，使非铳炮为之前，焉能直突营围？

因亲验其药，面视其服，而犹药轻病重，三服始验。告余曰：服白术之拦阻，胸前反宽，腹中之气，竟走肛门而出。余曰：此正云开雾散，日将出也。以后服五十剂毫不改味，而腹胀足肿始消，七十剂遂奏全效。可见阳气存留，得于先天禀赋之厚者，终克有济也。

附方

白术　巴戟　附子　干姜　熟地炭　当归　故纸　胡巴　澄茄　小茴香　肉桂　沉香

【评析】患者初起得食身重，已经露出脾虚的苗头。然后冬天脾阳不运而致足跗浮气，于是次年春天，木旺土虚的时候通身浮肿。

案中论述详备，以补益火土为法，方用附子理中汤去甘草之柔腻、茯苓之淡渗，加巴戟天辛甘温益精，熟地甘温补精，炒炭去其滋腻，当归辛甘温微苦补血活血，补骨脂、胡芦巴、毕澄茄辛苦温以温肾助阳，小茴香辛温温肾行气，肉桂辛甘热补命门、益火消阴，沉香辛苦温行气温中。

这里需要注意的是补火生土，不是补心火，而是补肾中之火——肾阳。肾中包含一点真火，这样肾水才能上升。肾水的上升是人体中一切阳性运动的起点。同样，心火中包含一点真阴，这样心火才能下行。心火的下行也是人体中一切阴精运动的起点。只有人体中阳气健运，胃才能腐熟水谷，脾才能为胃行其津液，中州稳固，继而金降木升，生命得以如常。

阳气者，若天与日，失其所则折寿而不彰！细细品味，《内经》不读可乎？

余毓贤，堪舆为业，冒暑登山，因而疟痢交发。医者不究其劳，唯责其暑，凡胃苓、香薷、芩、连之药，数手雷同，乃致疟痢未已，而气急肿胀日增。延余治时，败症百出，忙以补中益气、金匮肾气，日夜交斟。

按治三日，疟邪不至，痢转滑泄，似乎大有起色。然细揣尚有三不治焉。盖水肿症脉宜洪大，今见沉细，一也；且囊与茎俱肿，二也；又滑泄而肿不消，三也。以此告辞。

求治不已，勉力处治。潜思火土伤败，非大剂破格，何能逆挽？用六味回阳饮加白术、故纸、肉蔻，兼进硫黄丸，日进三剂。按法不歇，五日之久，病全不减。扶至十日，附、术各进两斤，硫黄丸已下九两，始觉气急略平，便转溏粪。再经旬日，进药不辍，方可着枕，便坚溺长，脉稍有力，皮肤始露皱纹。旋以归脾汤吞八味丸。再经月余，始克起死而回生也。

归脾汤　方见卷二虚寒门误表亡阳。

八味丸　方见卷二虚寒门寒毒中脏。

六味回阳饮　方见卷二内伤门寒热如疟。

【评析】阴囊称为外肾，阴囊、阴茎水肿往往预后不良。由案后"皮肤始露皱纹"来看，患者应该也有身体浮肿。

本案同上案相似，也是火土衰败，但病情较重，因而取用硫黄温肾阳。患者阳衰，以扶阳为先，待到败证稍回，换用八味丸引火归原，进归脾汤温补心脾，是阴中求阳之意。

脾虚肺壅

汪廷选，秋间患疟，发表后迭进附桂理中汤，已获小安，唯疟邪未曾全止，急求止截。余晓以养正邪自除之义。竟私取截疟膏药贴背，疟邪虽止，渐加浮肿腹胀，玉茎肿亮，状似鱼泡，咳嗽气促，呻吟不已。视形容面色、舌苔脉象，俱属大虚，拟以火土伤败，与术、附、姜、桂。按服数日，色脉如原，茎肿尤甚。改进五皮饮，重加苡仁、桑皮与服，俾得溺倍于常，茎肿乃消。此症原是脾肺两脏气化不行，水壅经络，泛溢皮肤。徒然益火燠土，与皮肤无涉，故诸症自若，而茎囊原为聚水之地，故肿尤甚。水溢皮肤，以皮行皮之义，故肿乃消。可见医贵圆通，不可执一也。

五皮饮

五加皮　地骨皮　桑白皮　大腹皮　生姜皮

【评析】此案同上两案一样，都是火土衰败，不同处在于患者大虚，无力驱除在表之水，于是取用五皮饮，以皮行在皮之水，以为示例。

五皮饮有几个方剂，本案选用的方剂出自《郑氏家传女科万金方》卷四。本方用五加皮辛苦甘温补虚益精，地骨皮甘寒补阴泻火，桑白皮甘辛寒泻肺散热，大腹皮辛温理气消肿祛湿，生姜皮辛凉发汗消肿，五者以皮走皮，这就是取类比象在药物功效方面的应用。

肾虚水泛

陈敬斋先生，年逾八十，身体坚强，声音洪亮，耄年尚御女不辍，旧冬曾举一子，其先天禀赋之厚可知。迄值春升，面足带浮，语言不利，唯眠食犹安。诸郎君各延一医调治，咸称脾肾之虚，理中、肾气诸方叠投益甚，渐加气促不能着枕，遂谓高年重症，无药可治。

停药数日而病益进，托友转请于余。余至扶诊，脉颇浮大，遍身肿而面部尤甚，语言壅塞，涎唾自流。予想从来肿症，未闻有言謇流涎之例，言謇流涎唯中风有之，奈何肿症亦有之乎？默思《内经》病机篇云：有病肾风者，面胕庞然，壅害于言。缘邪之所凑，其气必虚。大凡水病多有由于肾虚者，况高年禀赋虽厚，而下元已衰，或加房劳惊恐，俱伤肾气。值此春升，风木司令，下虚不纳，肾液奔腾，升越于表。适逢风袭，中于廉泉，舌根下两旁穴，故面胕庞然，而兼壅害于言也。处以归、杞、附、桂、白芍，抑风而制肾水，微加辛、防、独活，用之流利经络，稍开鬼门以逐邪。一剂下咽，竟获熟睡，小水倍常。再剂肿消，语言清爽，流涎亦止。可见圣人之法，不可不熟而深求也。

【评析】案中患者年高身肿，但语言不利，已露中风之兆。诸医用理中汤以治中焦，肾气丸以疗下焦，俱未明了病机。

所谓邪之所凑，其气必虚，虽然禀赋厚重，但是高年仍不知收摄养生，下元空虚无疑。春木之上升，借由肾水之充盈。患者肾水虚衰，不能助肝木行令，反与外邪相招而成中风之证。

本方用当归甘温、枸杞甘平补血，附子辛甘热宣通经络，桂枝辛甘发散肝气，白芍酸甘收敛肝阴，通过疏散肝气而抑风，收敛肝阴使肾水不致上奔，微加细辛、防风、独活辛温流通，引药入少阴、厥阴经络。

食停中焦

聂锦章乃郎，八岁，体素坚实，荤腻杂进，以至面浮、腹胀、脚肿、喘促。犹然恃其强盛，惜金勿药。迨至鼻血谵语，便艰溺短，付医施治，屡用连翘、茯苓、枳壳轻套之药，胸前愈紧，胀满愈加，四肢倦怠，奄奄一息，乃延余诊。

知为停食中焦，转输未能，以至肺气壅塞。盖脾主运行，肺主治节，二脏俱病，势非轻渺。奈何医者病重药轻，全无相涉？今五实全具，非下不除，于是以小承气汤推荡脏腑壅塞，加以疏肺泻热之药，数剂始消。

后因误食索面，胀满复作，喘促仍加，与木香槟榔丸，数服即清。随以六君子汤加草果、枳壳调理而愈。

附方

熟军　厚朴　枳实（三味名小承气汤）　苏子　芥子　杏仁　黄芩　栀仁　莱菔子

木香槟榔丸

木香　槟榔　青皮　陈皮　枳壳　黄柏　黄连　莪术　三棱　大黄　丑牛　香附　芒硝

【评析】临床诊治，首重体质，次详病史，再及现证。患儿身体坚实，内伤饮食后，卫气郁塞于中焦，不能卫外，于是浮肿喘促。遏抑日久，于是中焦燥实，上焦鼻衄，下焦二便艰涩。看似肺气不开，实为中焦闭郁、土不生金所致。

前医见病治病，认为肺气不开、水湿在表，用连翘、枳壳开解肺窍，茯苓淡渗利水，降之又降，阳气更是不宣。于是诸证加甚，中焦不运而胀满愈加、四肢倦怠，天气不开而胸前愈紧、奄奄一息。

本方用小承气急下燥实，苏子辛温、芥子辛温、杏仁苦温开胸理气，芥子亦有去胸膈中痰之力，黄芩苦寒清金制木，莱菔子辛甘平消食去痰积。丹溪云："莱菔子治痰，有推墙倒壁之功。"这里用莱菔子应该是因为地处南方，多食米饭，不耐面食。其后误食索面而病复发，也可佐证。

木香槟榔丸出自《儒门事亲》，功效：流湿润燥，推陈致新，滋阴抑阳，散郁破结，活血通经。主治"湿热积滞内蕴，心胸满闷，胁肋膨胀，或泄泻痢疾，里急后重。一切冷食不消，宿食不散，亦类伤寒，身热恶寒，战慄头痛，腰背强；一切沉积，或有水，不能食，使头目昏眩，不能清利；一切虫兽所伤，及背疮肿毒，杖伤焮发，或透入里者；痔漏肿痛。男子妇人呕吐酸水，痰涎不利，头目昏眩，并一切酒毒食积，及米谷不化，或下利脓血，大便秘塞，风壅积热，口苦烦渴，涕唾黏稠，膨胀气满。一切气滞，心腹满闷，胁肋膨胀，大小便结滞不快利者。肺痰喘嗽，胸膈不利，脾湿黄疸，宿食不消，一切杂症。"

附：　　　　　一　得　集

截疟成胀

杨志荣躬勤力作，感冒风寒，变成疟疾，自取截方，服之果愈。越三日，胸腹饱闷，时现寒热，更医数手，崇事消导，延至胸高气急，胀痛交迫，手不可触，卧不安枕，始请余诊。

视其色，如饥，闻其声，先重后轻，问其苦，晚间尤甚，切其脉，浮大无力，知为苦寒攻伐伤中。谓曰：尔必先服槟榔、枳壳，其时痛尚可忍，后服大黄、枳实，胀不可当？荣曰：先生何以知之？余曰：合症与脉而知之也。近世见病治病，不用破气攻下者鲜矣。

疏以治中汤，而重其剂。服下半日，胀痛未减，亦不觉增，然肠胃间已渐渐稍舒。继进二剂，即可安睡，二便通快如常。越日复视，唯四肢无力，胸喜推摩，更方以附子理中汤，数剂全愈，又以附子理中丸数两而健。此正嘉言先生所谓健脾中阳气第一义也。

理中汤

人参　白术　干姜　甘草

本方加青皮、陈皮，名治中汤，治腹满痞闷兼食积者。

【评析】劳力之人多伤于气，适逢外感，正虚邪恋，交争于半表半里之间，变为疟疾。这个时候补益正气即可峰回路转，但前面诸医认为胸腹饱闷而寒热为食积，反复消导，更是消磨正气。

药不合证，自然病况加甚。面色如饥为虚羸之象，声音先重后轻是中气大虚。用理中汤回中焦之阳，加青皮、陈皮辛苦温理气消食，而青皮另具开破之性。好转后用理中汤加附子以行阳气而瘥。

理中汤为《伤寒论》方剂，功效健脾温阳，主治脾胃寒湿，泄泻腹胀等。

脾肾虚寒

织郎侄，长兄之次子也，素有腹满食少之因，然行动如常，未曾加意调摄，偶因饮食不节，延成疟疾。医以伤食治之，更加下痢红白。又以柴、芍、芩、连、木香、地榆之属迭进，转至里急后重，疟则间日夜发，痢则一昼夜数十次，兼之噤口不食，额冷时汗，恶症丛生。

予见逆症纷更，攻补两难，唯凭唇淡舌白，足征脏腑阴寒，径用理中加芍、桂，一剂如故，再剂仍然，但药虽未效，而病情已中。

适侄岳翁程邀一医来，用补中益气法，意欲以升举脾胃，疟痢交治，未始不无卓见，只置阴阳之理、刚柔之用不讲耳。姑从权进一剂。是夜疟发虽轻，而下痢后重尤甚，岂此升举一端可尽耶。

予于是又拟理中，重姜、桂，加白芍、吴萸，一日二剂，俾得大势稍减。按服二日，疟亦不至，饮食渐进，唯下痢纯白而已。验唇舌淡白如故，口仍不渴，毫不为辛热所偏，窃喜此病，思过半矣。

越日傍晚，骤然神疲气怯，胸腹鼓满，两肋俱胀，充斥腰围。因思仲景有经病暴变之文，法皆秘而不宣，《内经》有暴病非阳之旨，俱指阴邪而言，仍推原意用理中，去参，加附、桂、苓、泽。以进如故，再用肉桂研末调服。迨至子丑时，腹中呱呱作声，泻下秽水二三阵，诸胀渐消，神爽思食。足征腹中之患，皆阴邪弥漫之气，虽藉药之辛温，犹待天之阳辟，始克有济也。于此益悟嘉言先生所谓地气混天之理，非臆说矣。

古称痢病转泻是肾病传脾，为向愈之机，善后果未杂他歧，到底辛热温补成功，非不治疟而疟自止、不治痢而痢自愈乎。

愈后半月，始闻病变之日竟吃柑橘、豆腐等物，忘而弗告，使余背地苦想。幸获苟全，差免不恭之咎也。愿医者鉴诸。

【评析】患儿平素腹满食少，可见脾阳亏虚。因饮食不节而致疟疾，病机类似于前案，亦以伤食误治而致种种变证。前案患者素体强健，不至于罹患，仅为饮食不节，复偶感风邪，上焦天气不宣，遂发为疟疾。然后因为患儿脾阳亏虚，一经误治，伤气动血，即为红白痢疾。

本属虚证误治形成痢疾，自然不宜辛开苦降酸收的治痢之法，用之后不仅下痢加重，而且复增疟疾。本案经辨证为中焦脏腑虚寒，于是用理中汤健脾温阳；因疟痢并存，而用白芍酸敛，桂枝温通，兼及发表。后医一见气陷而用补中益气汤，意欲托举，然而补中柔腻，虽然有人参之大补元气而疟邪转轻，但是亦有当归之滑腻而痢疾转重。于是复用理中汤，重用干姜、肉桂加重温阳力量，加白芍酸敛，吴茱萸辛开，兼治痢疾，而诸证向安。

不料患儿不忌口腹，食生冷后，复伤脾阳，于是阳气困顿、气陷神怯；两胁为少阳经所过，阳气不能升而郁滞，横逆克伐脾土，于是胸腹鼓满，两肋俱胀。用理中汤，因胀满而去参，加附、桂温阳回阳，苓、泽利水除胀，再用肉桂末冲服，方始有济。

中医治病必须严格忌口，非独本病而然，这是因为药食同源，药物与食品的相互影响绝对不可忽视。

（孙乃雄）

卷 四

冲逆门 <small>噎膈 呕逆 气急 冲咽</small>

七情郁结 <small>三条</small>

吴发明，得噎食病，咽喉阻塞，胸膈窄紧，每饭必呕痰水，带食而出，呕尽方安。遍尝诸药，竟无一效，粒米未入者月余。审其形气色脉，知为痰火素盛，加以七情郁结，扰动五志之阳，纠合而成斯疾，疏与四七汤合四磨饮而安。盖察其形瘦性躁，色赤脉滑，且舌傍虽红，而白苔涎沫，如粉堆积其中也。

次年复发，自以前方再服不应，余以四七汤除半夏，加石斛、桑叶、丹皮、蒌皮，数剂复安。盖察其脉虽滑而带数，且唇燥舌赤，故取轻清之味，以散上焦火郁也。

越年又发，又将旧方服之，病益加甚，余于五磨饮中用槟榔、乌药加白芍，七气汤中用厚朴、苏梗，加入旋覆花、郁金、橘红、淡豉、山栀治之，二剂而安。盖察其脉来浮滑，加以嘈杂胸痞，知其胃之上脘必有陈腐之气与火交结也。

后因七情不戒，饮食不节，药饵不当，调理不善，逾年仍发，自与知医者相商，谓余之治无非此意，遂将连年诸方加减凑合服之，愈服愈殆。余又用苏子、芥子、莱菔子、巨胜子、火麻仁擂浆取汁，合四磨饮服之顿安。盖察其脉转涩，而舌心燥粉堆积，加以气壅便秘也。

吴问曰：世云古方难以治今病，谓今病必须今方，今以今方今病，且本症本人，而取效不再者，其故何哉？余曰：本症虽同，兼症则异，此正谓景因时变，情随物迁耳。夫药犹兵也，方犹阵也，务在识机观变，因地制宜，相时取用，乘势而举，方乃有功。若不识地势，不知时宜，敢任战伐之权哉！吴恍然曰：若是，真所谓胶柱不可鼓瑟，按图不可索骥矣。因请立案，以为检方治病之鉴。

四七汤 《局方》亦名七气汤，以四味治七情也。

人参　官桂　半夏　甘草　姜

七气汤　《三因》亦名四七汤。

半夏　厚朴　茯苓　苏叶　姜　枣

四磨饮　一方人参易积壳，一方去人参，加积实、木香，白酒磨服，名五磨饮子。治暴怒卒死，名曰气厥。

人参　槟榔　沉香　乌药等分，浓磨煎三四沸，温服。

【评析】"风痨鼓膈"自古号称为中医四大难症。患者噎食反复发作，企图重复使用前方，刻舟求剑，毫无疗效，犹不自悟，甚至取逐年之方，合而杂之，终无寸功。须知病虽相同，患虽一人，而时过境迁，兼证各异，治疗方法仍必变化，这就是辨证论治——中医精华之所在。

中医治疗，首重体质。本案形瘦性躁，色赤脉滑，因而断其为木火之体，且兼痰热，又舌红而苔白粉、积涎沫，显然中州湿阻气滞。于是取七气汤合四磨饮子，用半夏辛温豁痰下气，厚朴辛苦温去湿除胀，茯苓甘淡平淡渗利湿助阳，苏叶辛温解表，生姜辛温散湿，大枣甘温合营，人参甘平补益胃气，槟榔辛苦温破滞下气，沉香辛苦温芳香行气，乌药辛温香窜，宣通散气。

次年复发，虽然仍为中焦湿阻，但却兼上焦火郁，于是在调气的同时，再加石斛甘寒养阴，桑叶甘凉清肺火，丹皮辛凉清火、芳香入络解郁，蒌皮甘寒润肺降气而安。

再发，又兼嘈杂胸痞。嘈杂为腐秽与痰火交结；胃气不降，浊阴内存，而胃上口开于上焦，自然胸中嘈杂。于是用槟榔苦温降气，乌药辛散行气，厚朴辛苦温除胀破气，苏梗辛温宣肺理气，加入旋覆花咸温以消痰下气，郁金辛苦寒以疏达解郁，橘红辛苦温去痰消痞，淡豉苦辛平，山栀苦寒，合为栀子汤以去秽腐，降痰浊。又因情志为病，脉涩为血行不畅，舌心燥粉堆积为痰浊积聚，用四磨饮子理气解郁以行血，三子养亲汤消痰下气以助气，加巨胜子（即黑芝麻）甘平养血润燥，火麻仁甘平润肠通便而瘥。

《局方》七气汤主治"虚冷上气，及寒气、热气、怒气、恚气、喜气、忧气、愁气，内结积聚，坚心腹绞痛，不能饮食，时发时止，发即欲死。"本方治疗脾胃虚寒，肝气郁结。方中人参益气，肉桂温阳升阳，甘草补脾和胃，半夏宽胸化痰，生姜散寒化饮。

《三因》七气汤也叫做四七汤，实际上就是《金匮要略》的半夏厚朴汤，主治为："妇人咽中如有炙脔；喜、怒、悲、思、忧、恐、惊之气结成痰涎，状如破絮，或如梅核，在咽喉之间，咯不出，咽不下，此七气所为也；或中脘痞满，气不舒快，或痰涎壅盛，上气喘急，或因痰饮中结，呕逆恶心。"四磨饮子又名四磨汤，出自《济生方》，用于正气素虚，肝气横逆，上犯肺胃而见气逆喘息、胸膈不舒、烦闷不食等症，有破滞降逆、顺气扶正之功。

吴敬伦先生，年近六旬，得噎食病，每食胃中病呕，痰饮上泛，欲吐甚难，呕尽稍适。久投香砂六君、丁蔻、理中等药，毫无一效，计病已五阅月矣。诸医辞治，肌肤削极，自分必毙，其嗣君姑延一诊，欲决逝期。

诊得脉无紧涩，且喜浮滑，大肠不结，所解亦顺，但苦吞吐维艰，咽喉如有物阻，胸膈似觉不开。因谓之曰：此症十分可治。古云：上病过中，下病过中，皆难治。今君之病，原属于上，数月以来，病犹在上，故可治耳。以四七汤合四磨饮，一服而胸膈觉开，再服而咽嗌稍利。始以米汤，继以稀粥，渐以浓粥，进十余剂，始得纳谷如常。随以逍遥散间服六君子汤，调理两月，形容精彩，视素日而益加焉。

门人疑而问曰：自古风劳蛊膈四大重症，法所不治，而吴翁噎病，先生一视，极言可治，用药不奇而取效甚捷，何也？答曰：昔先君尝诲余曰，人身有七门，唇曰飞门，齿曰户门，喉间会厌曰吸门，胃之上口曰贲门，胃之下口曰幽门，大小肠之会口曰阑门，肛肠之下曰魄门。凡人纳谷，自飞门而入，必由魄门而出。原噎食一症，始则喉间阻塞，继则胸膈不舒，涩食涌吐而出，推其原，多由七情气结，或酒色阴伤，或寒热拒隔，或蛔虫贯咽，或凝痰死血，或过饮热酒。虽所因不一，而见症则同，以贲门上至飞门俱病矣。由是津液日涸，肠胃无资，幽阑渐窄，粪结弹丸者势所必至，脉或弦数劲指，甚则紧涩坚搏，无非阴枯而阳结也。至此不究所因，而不治则一，以贲门下至魄门俱病矣。故善治者，必先乘其机，察其因，而调其上，务期速愈为工。倘贲门一废，虽有灵芝，亦难续命，而况庶草乎。此千古未发之旨，独先君悟彻病情，不以五脏六腑定安危，而以七门决生死，更分可治不可治之例，其亦神矣。

今吴翁之病，喉间若塞，胸膈若闭，而脉来浮滑，大便甚快，是病尚在贲门之界，故许其可治。余乘机投以辛温流利，舒气降逆，则阴阳自为升降，七门运用如常，亦先君乘机速治遗意也。至吞之不入，吐之不出，此七情气结，方书所称梅核症耳。张鸡峰先生云：噎症乃神思间病，唯内观善养者可治。

四七汤　四磨饮　二方俱见本门前案。

逍遥散　方见卷一伤寒门阴阳易症。

【评析】人身以中土脾胃为气机升降之枢纽，"上病过中，下病过中，皆难治"者，以土位居中，为上下旋转之枢纽，如果邪过疆界而中土不运，则中土衰败之像显露，枢机将废矣。《易》以天地为否，地天为泰，天地痞塞，大气不转，必然难以治愈。当此之时，应先运枢机，以和中气。故用四七汤合四磨饮先开郁结、豁痰降逆，以治其急，继用米汤、稀粥、浓粥以养其脾胃冲和之气，终以六君子调理脾胃而善后痊愈，此为王道之治法。

以脉象浮滑而无紧涩，断其可治者，浮为病位在上，滑为痰脉，涩为阴血不足，紧则势急。噎食最忌阴津枯竭，"阴枯阳结"，痰火凝结，阴液枯竭，势则难为。四七汤合四磨饮子仍为治标之法，故继以逍遥散合六君子调和肝脾以善后。噎食之病，痰火为标，本则阴亏。西北之人多食硬物，东北之人多饮烧酒，验之地域则多见此病，此为明证。故今人仍有以六味地黄丸防治食道癌者，但临证仍需辨证论治，不可拘执。文末以七门病机论生死，见解精辟，发前人未发，对判断食道癌之预后，亦颇具参考价值。

傅光廷令堂，年逾七旬，时微发热，躁扰呻吟，大扇扇之，或可稍安，口渴饮汤，辄呕稠痰。医以发汗药治之，遂时热时汗，饮食药物，入口即吐，大便阻格。又以攻下药治之，仅得一解，仍然秘塞，面浮腹胀，胸紧气促，心烦口苦，日夜不寐，身软难支。有议下者，有议补者，其家惶惑无主，求正于余。

诊其脉，流利平和，余曰：用补者，因其年老已经汗下也；用攻者，因其腹胀便秘也，究属见病治病，不察其因，不辨其症。其因者，内因、外因、不内外因是也；其症者，六淫、七情之属是也。夫其初起之际，时微发热，已非外感热甚可知；身可受扇，其骨蒸内热又可预拟；兼之先病呕吐，后加汗下之劫剂，宜乎困倦神昏，口淡无味，而心烦口苦、日夜不寐者，知其肝胆相火上升也。又病缠日久，表里俱伤，脉宜细数短涩，今流利平和，其先天之厚可知。由是推之，其所以脉流利者，痰也；心烦口苦者，火也；胸紧呕吐者，痰也；腹胀便闭者，气也；发热受扇者，内热也；口渴饮汤者，痰逢冷则愈凝，遇汤则暂开也。合观诸证，显系内因七情之病，必因素有思虑郁结之情。盖思虑则火起于内，郁结则痰聚于中，而五志厥阴之火，早已与痰饮结为一家。

夫火动则阳亢，痰聚则阴涸，乃病势所自然。今阳气结于上，所以呕吐不食，阴液衰于下，所以腹胀便秘。若误补，则阳愈亢，误攻，则阴愈涸，此定理也。然则治之当何如？余思病既由于七情郁结，痰火内生，下秘上吐，九窍已属不和。经曰：九窍不和，都属胃病。但胃属阳土，较治阴土不同，盖太阴脾土，喜刚喜燥，阳明胃土，宜柔宜和，故阳明无壅补之条，太阴有忌下之禁，此阴土阳土最紧疆界，世医不察者多。斯疾阴枯阳结，呕吐、便秘、发热、不寐，凡此皆阳明不和之本症，法当清胃和中，但久病阳气亦惫，是清胃又忌苦寒滞腻，老年阴精已竭，故和中尤非香散可施，唯有温胆汤可用，内加乌梅一味，取其和阴敛痰。一剂呕吐略止，稍能纳粥，大便亦通，腹胀顿减。再剂食已渐进，夜寐亦安。后以生津济阴药洋参、麦冬、石斛、葳蕤之属频进而痊。

温胆汤　方见卷一伤寒门误治传经。

【评析】饮食不节则伤胃，思虑劳倦则伤脾。胃伤可以及脾，脾伤可以及胃，脾胃一升一降、一阴一阳、一刚一柔、一气一血，关乎人身气血运行之妙。

患者年高，思虑过度则心火不降，独明于上而生内火，脾气郁结，不能为胃行其津液则痰聚。风火无形之邪，易附有形之痰为患，于是痰火互结。

初起仅为内伤脾胃病，误以外感治之，于是胃气不降，又以大便阻格而误下，于是肺气不宣而浮肿，心火上炎而口苦、心烦不寐。统观诸证，均由胃气不降所致。胃气降则肺气降，肺胃一体，浮肿、胸紧气短可消；胃气降则心火降，三焦通降，口苦、心烦不寐也止；胃气降则痰火亦去，腹胀也解。

用温胆汤，半夏豁痰下气，陈皮理气，茯苓淡渗降胃气，甘草缓中，枳实苦辛寒降胃疏肝，竹茹苦寒泻心火，加乌梅酸敛肝阴，又为子实，亦主沉降。

孙曼之老师根据叶案整理出的叶氏茯苓饮，是通降阳明法中常用的加减方剂，包括茯苓、半夏、枳实、陈皮、杏仁与少量黄连六味，与本案方剂相似，可谓殊途而同归。

肝木克土

聂镜章，呕吐拒食，时平时笃，已十载矣。今春丧子忧愁，病益日进，每食气阻格咽，翻拥而吐，甚至呕血数口，肌肉枯槁。众议劳伤噎食不治，余曰：非也。此人全因操劳性急，稍拂意必怒，怒则伤肝，所以日久欠明者，皆肝病也。至于每食气阻，乃肝木克土之象，此属七情中病，当以七情之药治之。仿古四磨饮以治气结，气结必血凝，以玄胡、郁金破宿而生新；久病实亦虚，以归、芍养肝而补血。合之成剂，气血交治，盖气病必及于血，血病必及于气。并嘱静养戒怒。竟以此方服至半月，告余曰：向者胸前觉有一块，今无之，何也？余曰：木舒而郁散耳。服至一月，食饮倍常，形体充盛，此则揆之以理，并因其人而药之之一验也。

附方

乌药　槟榔　枳壳　木香　沉香

右四味，浓磨汁，各一匙，冲入后药。

当归　童便洗　白芍各三钱　郁金　延胡索各一钱五分

水煎，去滓，和入煎汁同服。

【评析】此案病机乃七情郁结，气滞血瘀，故用四磨饮以治气结，延胡索、郁金破瘀生新，辛香走窜，不仅活血祛瘀，且兼入络，噎病正适其宜。病久累及血分，故加归、芍以补血柔肝。嘱静养戒怒者，不使肝燥也。首案四磨饮用人参，此案不用人参者，概由患者肝燥故也。人参补气，反助肝逆，故去之，复加木香、枳壳以理气降逆。张石顽谓"噎症乃神思间病，唯内观善养者可治"，终属重症，反复则难为。

痰火上攻

傅定远，得痰膈病，发时呃逆连声，咽喉如物阻塞，欲吞之而气梗不下，欲吐之而气横不出，摩揉抚按，烦恼之极。医治两月，温胃如丁、蔻、姜、桂，清胃如芩、连、硝、黄，绝无寸效。延余诊，视其气逆上而呃声甚厉，咽中闭塞，两肩高耸，目瞪口张，俨然脱绝之象，势甚可骇。然脉来寸口洪滑，上下目胞红突。辨色聆音，察脉审症，知为痰火上攻肺胃。其痰也，火也，非气逆不能升也。遂处四磨汤，加海石、山栀、芥子、瓜蒌、竹沥、姜汁，连投数剂，俾得气顺火降痰消。再以知柏地黄汤加沉香以导其火而安。

【评析】本案由"呃声甚厉"，知病机关键在气逆，而不在痰阻。痰为有形之物，发病必缓；火属无形，随气上冲，其势亦急。故谢氏辨其病机说："其痰也，火也，非气逆不能升也。"寸口脉洪滑，滑为痰凝而洪为火盛，痰随气升，发为斯证。故先用四磨汤降气，加海石、山栀、芥子、瓜蒌、竹沥、姜汁清上焦痰火，气顺则火降，痰消则肺胃得安。"痰之标在肺，而其根在肾"，故善后用知柏地黄汤加沉香，使水火各安其宅，以治其本，尤为圆满之治。

肺气不降

黄达生食犬肉，大热腹痛，服巴霜丸数次，潮热不退，口渴妄言。更医进柴、葛、石膏、大黄、芩、连之属，忽发呃逆。又用丁香柿蒂汤，呃逆愈甚。前医束手，延余视之。目赤、舌干、便闭，本属实火，正思议间忽闻大呃数声，睁目直视，满面红赤，昏不知人，举家大哭。适悟天气不降、地道不通之旨，唯有苦辛开降肺气一法。乃用杏仁八钱，枇杷叶三钱，忙煎与服。下咽未久，嗳气一声，腹内雷鸣，再与前药，二便通利遂安。窃思此症暴厉惊人，若非胸有定见，殊难下手。《内经》云：欲伏其所主，必先其所因，可使气和，可使必已。一段经旨，不正可为此治之明证乎。

【评析】经云"轻者正治而甚者从治"，从治者，顺其势而发之，因势利导也。初病食犬肉而大热腹痛，此时火气甚逆，当引而越之，或用探吐之法。却用巴豆辛热泻下，复用寒凉沉降之剂，致使火热郁闭不出，发为格拒，故现呃逆之象。后又用丁香、柿蒂者，乃见证治证，且二者亦俱温热之性，复增内热，故呃逆愈甚。肺者，其华在面，而与大肠相为表里，肺气因邪热失其下降之能而上逆，故见满面红赤，呃逆频频。肺为天，主一身之气，谢氏悟得"天气不降则地道不通"之理，故用杏仁、枇杷叶以宣降肺气。肺气一降而呃逆自除，诸症得消。

肝火上僭

黄大亨先生乃郎，忽患嗳气上冲，似呃逆之象。医进藿香、二陈之属，更加呕逆不已。又用柿蒂、香、砂、丁、蔻之药，遂至嗳逆不休。余诊之曰：吾一剂立愈。以左金加大黄、柴胡、丹皮，药下果平，次除大黄，重加石斛而安。此诸逆冲上，皆属于火，所谓欲求南风，须开北牖也。

左金丸　方见卷二痿证门阳缩不伸。

【评析】此案取效关键在于辨证准确。

中医辨证方法多端，本案辨证之法，一在于反证，即前医曾以藿香、二陈之属无效，可知非湿非痰，当另寻其径；二在于谢氏熟谙经典，精熟阴阳、五行之性，阳则升、阴则降、火则升、水则降，虽平凡医理，验之临床却见功力。最终明断此病机为火逆冲上，故从肝火论治，果加大黄降浊通腑而取效。继治除大黄加石斛者，缓则治其本，滋水涵木，以固肝阴之意。窃意大柴胡汤亦可治此症，所谓病证既识，方药不必尽同，条条道路可通罗马矣。

阴火上冲

梅生茇臣，得冲气病，医人不识，自分必死，每发气上冲，咽喉壅塞，一身振战不已，耸肩目突，不能出声。家人意拟为脱，一日数发，延医丛集，亦称气脱。日进理中、黑锡，缠绵数月，竟服黑锡丸斤许，其病愈进，诸医辞治。予诊其脉，右尺数盛，人迎亦大。因思《内经》有诸逆冲上、皆属于火之例，遂制滋肾丸，煎金匮肾气、麦门冬汤吞服，旬日始见微功，一月乃奏全效，未尝更变药味也。

滋肾丸　方见卷二痿证门阳缩不伸。

《金匮》麦门冬汤

麦冬　半夏　人参　大枣　甘草　粳米

金匮肾气丸　方见卷二内伤门咳嗽喘促。

【评析】脉象左手为上升之气，右手为下降之气。左寸大是木火之气冲于上，右尺数盛，又是金不生水，阴虚火旺之兆。此案关键在于补金生水之妙，用麦门冬汤润肺生津，金匮肾气补肾泻火，同时辅以滋肾丸，用知母、黄柏柔苦补阴，肉桂引火归原，久服而瘥。

麦门冬、金匮肾气均用汤求其速，并取气能生血之意。滋肾丸以其有形重缓，直入下焦。《金匮要略》麦门冬汤具有滋养肺胃、降逆和中、止逆下气、降火利咽、生津救燥等功效，可以治疗肺阴不足（咳逆上气，咯痰不爽，或咳吐涎沫，口干咽燥，手足心热，舌红少苔，脉虚数），胃阴不足（气逆呕吐，口渴咽干等）病证，为临床具有广泛用途的方剂之一。

阴浊上干

周维友，高年体盛，素多酒湿，时值严寒，饮食未节，湿邪不走，始则胸紧咳嗽，医以陈、半、枳、桔消导之剂，继则气急痰鸣。更医又谓年老肾气不纳，而姜、附、沉、术、二香之类迭进，病渐日笃。

延余视时，气急上冲，痰响窒塞，阻隘喉间，日夜不能贴席。尤可畏者，满头大汗如雨，气蒸如雾，时当大雪之际，不能著帽。问其二便，大解数日未通，小水涓沥难出，满舌痰沫，引之不透。及诊其脉，沉而劲指，知为阴浊上攻，雷电飞腾之兆。正《内经》所谓阳气者，若天与日，失其所，则折寿而不彰。法当通阳泄浊，连进半硫丸，俾得冷开冻解，二便稍利，阳光复辟，阴浊下行，胸膈始舒，而痰壅头汗气蒸诸急，不觉如失，亦阳气得所则寿考彰明之验也。后与冷香饮数服而安。

冷香饮

附子生用　草果　橘皮　甘草炙各一钱　生姜五片

水煎，冷服。

【评析】本书多处论及酒的性质及特点，对酒引起的病证治疗有深刻的见解，如《便闭门·酒毒内结》中说道："夫酒虽谷造，原藉曲水两性，湿热二气酿成，少饮未必无益，过饮暗中损命，多饮则乱血，恣饮则注肝。"湿气需要脾阳来运化，曲性剽急悍烈，入肝胆而助阳用。肝胆体阴而用阳，以辛散为补阳之味，以酸敛为补阴之味。酒的曲性辛散剽悍而助阳，阳用增则阴质减。

案中患者多有酒湿，当属脾胃久虚之人，外有寒邪束闭，内有饮食不节，于是脾阳更伤，不能运化水湿，阴浊上逆于心胸阳位而发胸紧咳嗽。前医用陈、半、枳、桔，辛燥耗气，却无温脾降逆之力，继而投下焦之药，与中焦无涉，亦不见效，反致肾气上奔，有阳脱之势，于是用硫黄酸热重坠之品补命门火，半夏辛燥豁痰降浊。阳回后用冷香饮子收功，取附子辛热走窜，通行十二经，草果辛热、橘皮辛苦温、生姜辛热，共除中焦寒湿，炙甘草缓中补脾，热药冷服为反佐之用。《丹溪心法》谓："伏热伤冷，缩脾饮、冷香饮子皆可浸冷服之。"本案用此二方，殊为对证。寒热之际，最宜究心，此案若清热寒下，岂不误哉！冷香饮子出自《杨氏家藏方·卷三》，主治"伏暑中暑，内伤夹暑，霍乱呕吐，腹痛泻利，厥逆烦躁，引饮无度"。《医方考》释本方云："草果辛温，善消肉食；附子辛热，能散沉寒；橘红之辛，可调中气；甘草之温，堪以健脾。而必冷服者，假其冷以从治，《内经》所谓'必伏其所主，而先其所因'也。"

述　治

咳呛经候愆期

龚俊翁乃内，未诊问方。据述咳呛口苦，咽喉如有物阻，时呕清涎，卧难安枕，兼之经候愆期，紫黑成块。余断以肝火痰饮。经曰：诸逆冲上，皆属于火。以此观之，虽经停三月，难断有孕。前医所用杏、芥、枳、桔，法非不善，但徒有开金化痰之力，却无清火伐木之能。兹以病因大旨，兼以经义酌方，大抵此症根原，多由情怀抑郁，必须怡情开怀，庶可速愈。

附方

当归　胆草　黄连　赤芍　枳实　蒌仁　茯苓　黄芩　半夏　姜汁

按：此乃小半夏汤合当归龙荟丸之意，以夏、苓、枳、姜去饮劫涎，以归、芍、芩、连、胆草入血分而清火，加蒌仁以润下，庶几金安木平而愈。

男澍谨识

【评析】 咳呛口苦为木火刑金之候，妇人咽中如脔多为肝气不舒所导致的梅核气病，清涎为风痰为宿饮，月经愆期而色黑紫为血热气寒。综观诸证，其病机当为木火郁滞，上刑金、中宿饮、下血热气寒，推其形成之原因，应为肺气不宣，心火不降所致。

陈修园《三字经》云："肺为钟，撞则鸣，风寒入，外撞鸣，劳积损，内撞鸣……挟水气，小龙平；挟郁火，小柴清。"前医不辨外感内伤，用杏、芥、枳、桔者，究属见证治证，仅有开金化痰之力，而无清火伐木之能。谢氏结合"口苦，咽喉如有物阻，经候愆期"等全身表现，诊断为肝火痰饮，故用小半夏汤合当归龙荟丸清其痰火，复其肺脏清肃之气，终于收功。

附： 一 得 集

中虚气怯

余启初，捕鱼为业，患呃逆病，医以丁香柿蒂汤，迭服如故。复就原医，诊曰：丁香柿蒂汤为止呃神方，连服数剂，毫不见效，且脉已离根，病在难治，因而辞去，始请余诊。

诊得脉来迟细，重按乃得，满面浮气，状如通草糊成，呃声甚长，似空器中出。谓曰：此症之可望生者，正得脉之迟细耳，且细玩有神，毋容惧也。遂用代赭旋覆汤与服。药方下咽，呃声即止，继进二剂，呃声复起。越日又诊，脉症如前，呃则抬肩，声类牛吼。

溯仲景设代赭旋覆汤，原为重以镇怯立意，今声如牛吼，中虚可知，故一服呃止者，乃得重镇之力，再服又呃者，足征中州之虚，而仓廪空乏，尤恍然悟矣。因详诘之，启曰：始因感冒风寒，来求先生数次未遇，向药铺问服一剂，寒已除清，后因胸前不舒，得食身重，复问一剂，不识何药。只见有花色如槟榔者，服下未久，五脏翻裂，有如刀割肠断之苦。始知已往之误，于是以理中加赭石、当归，镇中安脏。日进两剂，呃渐休，脉渐充。按方再服，诸症皆平。唯面部尚浮，以脾虚失统治之而安。

　　按此症因胸不舒，得食身重，理当健运脾阳，或辛温助胃，亦可奏效。夫呃逆，一总名也，有因寒、因热、因虚、因实者，治以清火、温寒、降气、理虚之法，种种不同，敢曰柿蒂一方，遂足以毕斯症之能事乎。

　　【评析】医者最忌见病治病、对号入座。此案之呃为虚证，故强止其呃而呃反亦甚。谢先生寻思"今声如牛吼，中虚可知，故一服呃止者，乃得重镇之力，再服又呃者，足征中州之虚，而仓廪空乏"，故治当补中理中以治其本，标以治呃之剂可矣。本案辨证用药之关键，在于首重病史，并参以四诊。

（赵红军）

诸 痛 门

四肢肿痛

王氏妇年近三十，孀居十载，今春四肢肿痛，手掌足跗尤甚，稍一触动，其痛非常，迨俯仰转侧不敢稍移，日夜竖坐者业经两旬。身无寒热，二便略通，但痛经数月，而面色不瘁。阅前医之药，尽是养血驱风，服至茸附，亦不见燥，唯是肿痛渐加。

余诊两尺弦数，两颊赤色，且肢体关节近乎僵硬，而痛楚彻骨，手不可摸。若果气虚血少，安得不可摸触乎？且数月之苦，而神色不为病衰耶。此必热伤营血，血液涸而不流，正丹溪所称败血入经之症，名为痛风是也。缘寡居多郁，郁则少火变壮火，壮火食气，郁火焚血，恶血结而不行，失其周流灌溉之常，故关节肿痛。

处龙胆泻肝汤，加桃仁、泽兰清火逐瘀，同入竹沥、姜汁通经入络，外以泽兰兜捣敷肿处，内服外敷。按治十日，肿痛乃除。然尚关节不利，步履维艰，日与清肺之药。缘秋令将至，恐燥气焚金，痿软无力。且肺主周身之气，必得肺气清肃，则关节清利矣。又肝强劲急，藉金以制之也。调治半月，乃得全瘳。

龙胆泻肝汤 方见卷二痫厥门肝火生风。

【评析】《内经》曰："气伤痛，形伤肿。"案中患者孀居，肝气郁滞日久，气有余便是火，阻滞于内，而痛发肌肤，是为痛风。脾土主四肢，因而发于四末，胃主关节，于是肢体关节近乎僵硬。但是前医诸药，多偏温补，更添郁滞之象。

于是用龙胆泻肝汤，以苦寒直入肝胆而清火同时，再加桃仁、泽兰芳香入络，导引诸药，竹沥甘寒、姜汁辛凉除热而痉。

由本案可知，疼痛虽然可以是多种病证兼有的症状，但如果以疼痛剧烈为主症，则应视为肝火为患的表现。

肩胛腋痛

汪纶诏，患左肩胛疼痛，自肩入腋至胁，觉有一筋牵引作痛，昼夜叫喊，无少休息。凡攻风逐痰，历尝不应。延余视时病已极，然虽痛闷，口不能言，脉尚不停，且弦大洪数之至，明明肝火为病。曾记丹溪云：胛为小肠经也，胸胁胆经也。此必思虑伤心，心脏尚未即病，而腑先病，故痛起自肩胛，是小肠经已先病也。及至虑不能决，又归之于胆，故牵引胸胁作痛，是胆经又病也。乃小肠火乘胆木，子来乘母，谓之实邪。与以人参、木通煎汤，吞当归龙荟丸，应手而愈。

当归龙荟丸　方见卷二痈厥门肝火生风。

【评析】按照中医的传统理论，病邪由表及里，由经络入于脏腑，如此层层深入，入于腑则半死半生，入于脏则救之已经不及矣。中医的治疗手段如针灸、药物、气功等，主要是作用于经络，至多诸腑而已。无论六经辨证还是脏腑辨证，真实的治疗过程其实都不是在五脏，而是在经络肌腠，通过经络影响脏腑而已，因此古人才有这样的说法："若不明经络，虑其开口动手便错。"本案就可以说明中医的治疗过程确实在经络这一点。近代中医由于受到西医理论的影响，辨证用药只知脏腑，不知经络，造成辨证不确，用药不准，疗效自然下降，学医者不可不知。

肘膝酸痛

王国翁，少年嗜酒过度，致经隧凝痰，近来嗔怒频生，木火炽盛。今春肝阳暴升，肘膝痛楚重坠，寐难成睡，面白而光，舌黄而裂，鼻煤，眼泪，腹痛，便秘，旧痔复作，恶寒鼓慄，玉茎痿缩。脉得关弦尺数，洪而有力，固非阳绝，亦非阴虚。细按诸症丛杂，由乎肝阳拂逆，木盛生火生风，《内经》病形篇曰：诸禁鼓慄，皆属于火。于是以左金丸为君，加入山栀、苍术、白芍、瓜蒌，连进十剂，接服搜风顺气丸而愈。

搜风顺气丸

大黄　牛膝　火麻仁　郁李仁　山药　独活　山萸肉　菟丝子　防风　槟榔
车前子　枳壳　蜜丸。

左金丸　方见卷二痿证门阳缩不伸。

【评析】本门首案"四肢肿痛"是由于郁则生火，郁火焚血，恶血结而不
行；本案则由于嗜酒伤肝，肝阳拂逆，木生火，火又生风，以至于风火痰湿郁滞
经络。本案以病史、体质结合五行与脏腑辨证，不以其恶寒而用温散，不以其脉
洪数而用滋阴，诚胸有定见。至其用药，则以左金辛苦泄肝散火，山栀苦寒以清
相火，苍术化湿通经，白芍、瓜蒌柔肝润燥。继服搜风顺气丸者，此方乃润燥之
剂，药用大黄苦寒峻猛，下燥结而祛瘀热，麻仁滑利，郁李仁入肠润燥通幽，车
前利水，牛膝引血下行。燥本于风，独活、防风辛润搜风；滞由于气，枳壳、槟
榔苦破滞气。又嫌诸药过于攻散，故加山药益气固脾，山萸肉温肝补肾，菟丝子
益阳强阴，邪实不忘补虚，标本内外同治，病无不痊。

搜风顺气丸出自《医方类聚·卷一五三》，主治"中风，风秘气秘，便溺阻
隔，全身虚痒，脉来浮数，亦治肠风下血，中风瘫痪"。本方以大黄苦寒峻猛，
能下燥结而祛瘀热，以为君；以麻仁滑利、李仁甘润，并能入大肠而润燥通幽；
车前利水；牛膝下行，又能益肝肾而不走元气；燥本于风，独活、防风之辛以润
肾而搜风，枳壳、槟榔之苦以破滞；而顺气之药未免耗散，故又用山药益气固
脾，山萸温肝补肾，菟丝益阳强阴以补助之。

腿缝肿痛

胡墉生，初起寒热交作，次日右胯腿缝肿胀，状如腰子，痛闷难忍。自疑痈
毒，延外科治。疡医云：外须用药烂开，内服解毒之剂。墉生母子惶惑，不敢用
伊敷药，唯服其败毒之方，是夜彻痛非常，次早邀视。余晓以横痃之疾，乃酒醉
入房忍精不泄之因，以致精血凝结，挟有肝经郁火而成，决非毒也。授以龙胆泻
肝汤，加山甲、桃仁、肉桂，连服数剂乃消。此症若淹缠日久，用药外敷，不为
解散内结，必成鱼口便毒矣。

龙胆泻肝汤　方见卷二痉厥门肝火生风。

【评析】便闭门酒毒内结，发为痰湿酒癖；诸痛门冷积腹痛，结为痞癖；此案腿缝肿痛缘于酒醉入房，忍精不泄，精血夹肝火凝结而成横痃。

腹股沟属厥阴，厥阴经绕宗筋，酒增肝经湿热，忍精不射致肝不疏泄，而发为精血凝结肝经郁热之证。于是用龙胆泻肝汤去肝经湿热，加穿山甲咸寒攻坚、桃仁甘平活血入络、肉桂辛温主升肝气而痊。

湿热腰痛

徐伯昆，长途至家，醉饱房劳之后患腰痛，屈曲难行。延医数手，咸谓腰乃肾府，房劳伤肾，唯补剂相宜，进当归、枸杞、杜仲之类，渐次沉困，转侧不能，每日晡心狂意躁，微有潮热，痛楚异常。卧床一月，几成废人。余诊之，知系湿热聚于腰肾，误在用补，妙在有痛，使无痛，则正与邪流，已成废人。此症先因长途扰其筋骨之血，后因醉饱乱其营卫之血，随因房劳耗其百骸之精，内窍空虚，湿热扰乱，血未定静，乘虚而入，聚于腰肾之中。若不推荡恶血，必然攒积坚固，后来斧斤难伐矣。以桃仁承气汤加附子、玄胡、乳香数剂，下恶血数升而愈。

桃仁承气汤　仲景

桃仁　大黄　芒硝　甘草　桂枝

【评析】此案精彩之笔在于"误在用补，妙在有痛"。用补者，俗医拘于"肾藏精"、无虚证之说，一见腰痛概以补肾。岂不知劳伤筋骨于前，醉饱房劳于后，肝木不升，湿热郁于下焦，不仅水虚不能生木，且气陷于下焦肝肾而腰痛。

本案初发病时当以升提举陷为法，但经过诸医误治，所进补益之药物与湿热郁积于腰肾经脉，患者"日晡心狂意躁，微有潮热"，足证所积之厚，因而用桃核承气汤。方中大黄苦寒、芒硝咸寒，推陈就新以去前之壅补，桃仁甘平，芳香入络而活血，甘草甘温举陷，桂枝辛温疏肝，加附子宣通经络，延胡索、乳香芳香通络止痛。

蓄血腰痛

黄绍发，腰屈不伸，右睾丸牵引肿痛，服补血行气之剂，病益日进。余诊脉象弦涩带沉。询其二便，小便长利，不及临桶，大便则数日未通，知为蓄血无疑。处桃仁承气汤，加附子、肉桂、当归、山甲、川楝，下黑粪而愈。

【评析】本案类似于上案。睾丸虽然属肾，但厥阴络阴器，故亦以治肝经为法。患者脉弦涩而沉，沉为下焦，涩主瘀血，后果然下黑粪而愈。

肝郁胁痛 二条

刘氏妇，青年寡居多郁，素有肝气不调之患。今秋将半，大便下坠，欲解不出，医用疏导之药，并进大黄丸。重闭愈增，气虚可验。两胁满痛，非补中可投。诊脉浮大而缓，是风邪确据。饮食不进，四肢微热，中虚可知。小水甚利，月经不行，又是蓄血之症。据此谛审，不得其法。细思独阴无阳之妇，值此天令下降之时，而患下坠之症，脉来浮大且缓，系中气久伤，继受风邪入脏无疑。两胁满痛，肝气郁而不舒，唯有升阳一着。四肢独热，亦风淫末疾之义。月经不行，乃风居血海之故。执此阳气下陷，用三奇散，加升麻以提阳气，复入当归，少佐桃仁，以润阴血，果然应手而痊。

三奇散

黄芪　防风　枳壳

【评析】患者肝木久郁，恰逢秋天金气肃降，大便后重艰行，这是肺金禀秋之旺乘克肝木，于是金之收涩、木之疏泄并于下焦，欲行不行，而成此证。这个时候可以上用甘温以缓金气之肃降，下用辛散以解肝气之郁滞的方法进行治疗。

前医误用消导，并用攻下，于是中气既损又降，两胁满痛是由于肝气不升的缘故。卫气不能卫外，则表有风热，亦是中虚之征。月经不行亦为气血阻滞，风邪内陷所致。

三奇散出自王肯堂《证治准绳》，以黄芪甘温主大风、温补肺气，防风辛甘温，亦主大风，彻上彻下，主祛胸膈之风，枳壳苦酸微寒，开胸理气，亦有破滞气之力，加升麻辛甘微寒，升提脾胃中阳气，当归辛甘温补血行血，桃仁甘平，缓肝行血散血而愈。此处桃仁类似于杏仁，亦有开肺气之力，而皮红形似心状，又有降心火以生阴血之力。

可以看出，方中仅以补肺理气为主，少佐升阳、养血、行血之品，这是因为患者中气大虚，不宜过于辛散温升之品，轻托清举，养正邪自除矣。

万海生，腹胁胀痛，或呕或利，而胀痛仍若。医者不察，误与消食行滞之剂，遂腹胁起块有形，攻触作痛，痛缓则泯然无迹。自冬迄春，食减肌削，骨立如柴，唇红溺赤，时寒时热。诊脉两手弦数，似属木邪侮土之证，究归阴阳错杂之邪，正《内经》所谓胃中寒、肠中热，故胀而且泻。处仲景黄连汤加金铃、吴萸、白术、川椒，数剂而安，随进连理汤乃健。

黄连汤

黄连　干姜　人参　桂枝　半夏　甘草　大枣

连理汤　方见卷三吐泻门胃寒肠热。

【评析】本案下利属寒，与脾有关；呕吐属热，与胃有关。腹胁胀痛、呕利后胀痛不减，显属厥阴风木郁滞而上热下寒、外热内寒、时热时寒，所谓当升不升，当降不降，均属阴阳之气错杂。前医误用消导克伐中气，致使腹胁气块不行，时作时止，痛时耗气则现，痛缓则消。

黄连汤出自《伤寒论》，取黄连苦寒、干姜辛热解中焦呕利，加人参甘平大补元气，半夏辛燥豁痰降气，大枣甘温和营，甘草甘温补土缓急，桂枝辛甘温、金铃（川楝子）苦寒、吴茱萸辛苦热，三者俱入厥阴，辛开苦降，疏肝理气开结，另辅白术甘温微苦健脾，川椒苦辛温醒脾。

少腹胀痛

汪慎余，由苏州归，时当酷暑，舟中梦遗，旋因食瓜，继以膏粱，致患小溲淋痛。此湿热乘虚入于精道之据。途次延医，投利湿清火之药，淋痛虽减，又加少腹胀急。舟至许湾，左睾丸偏坠，胯胁牵痛，而少腹之胀日益甚。小水清利，大便不通。连延数医，俱以五苓散合疝气方，更增车前、木通，颠连两日，少腹胀不可当，左肾肿大如碗，烦躁闷乱，坐卧不安。

急切邀治，脉得沉弦。遂处桃仁承气汤，重用肉桂，加当归，一服大便下瘀黑二升而愈。

夫邪结膀胱少腹胀急之症，原有便溺蓄血之分、在气在血之辨，盖溺涩症小便不利、大便如常，蓄血症小便自利、大便黑色，此气血之辨，古训昭然。今者少腹胀急，小便自利，则非溺涩气秘，显然明矣。独怪世医既不究邪之在气在血，且已知小便自利，反以利水耗气之药，其何以操司命之权耶。

此症愈后，继以后一方连服数剂，以杜其根。

附方

当归　附子　肉桂　山甲　元胡　桃仁

按《伤寒论》云：蓄血症，少腹硬满，小便自利，大便黑色，桃仁承气汤主之。水气症，头汗出，大便如常，小便不利，五苓散主之，十枣汤亦主之。燥粪症，腹满痛，大小便俱不通利，承气汤主之。

男澍谨识

【评析】本案的关键在于小水清利而大便不通，这是血结膀胱的表现。人皆知妇人伤寒有热入血室之证，孰知男子房劳梦遗、感受湿热亦有此证。患者梦遗，精室空虚，又吃生冷、膏粱厚味，于是湿热内陷下焦，与阴血相搏，成湿热淋浊。前医俱以消导利湿，而无半分疏散升提之品，以致肝气郁滞，陷于下焦，不能上升。

方用桃仁承气汤以下蓄血。重用肉桂者，以其脉沉弦，下焦乃阴寒之地，非温不开；用穿山甲者，尤具斩关夺将、活血通络之能，今人治前列腺增生症有瘀阻者亦多用之。参看便闭门湿热阻塞案。

冷积腹痛

江发祥，得疝癖病，少腹作痛，左胁肋下有筋一条，高突痛楚。上贯胃脘，下连睾丸，痛甚欲死，或呕或利，稍缓若无，呕利则痛苦迫切。连宵累日，绝粒不进，或得腹中气转，稍觉宽舒。医人不识，辄以治疝常法，苦辛之味，杂投不已。有以肾气不藏者，或以冲任不固者，而金匮肾气、青囊斑龙，迭投益甚。误治两载，疾已濒危。

视其形瘦骨立，腹胁贴背，知为误药减食所致。按脉滑沉，且觉有力。审病经两载，形虽瘦而神不衰，拟是肝胃二经痼冷沉寒，积凝胶聚，绸缪纠结，而为痃癖之症。盖痃者，玄妙莫测之谓；癖者，隐辟难知之称。察脉审症，非大剂温通，何以驱阴逐冷。

于是以附、术、姜、桂、故纸、胡巴、丁、蔻大剂，稍加枳实、金铃，以为向导，兼进硫黄丸火精将军之品，用以破邪归正，逐滞还清，冀其消阴回阳、生魂化魄之力。日夜交斟，按治半月，病全不减。再坚持旬日，势虽稍缓，然亦有时复增，且沉滑着指之脉，仍然不动。因谓之曰：病虽减，而积未除，尚非愈也。此症颇顽，姑忍以待之。所喜者倾心信治，余益踌躇。因思冷积不解，欲与景岳赤金豆攻之，然恐久病体衰，断难胜任其药，只得坚守前法，再进旬日，忽然大便大通，所出尽如鱼脑，其痛如失。姑减硫黄丸，仍与前药，稍加黄柏，每日出鱼脑半瓯。再经半月，前药不辍，鱼脑方尽，冷积始消。前此腹胁高突之形，决然无迹，厥后露出皱纹一条，如蛇蜕之状。乃知先贤人身气血痰水之积，均有澼巢科臼之说，为有征矣。

【评析】 大凡腹满疾患，一般都是寒邪为患，这是中医经典的基本看法。《金匮要略》有腹满寒疝一篇，其第一条曰："趺阳脉微弦，法当腹满，不满者必便难，两胠疼痛，此虚寒从下上也，以温药服之。"对于这一类病证的治疗，除了《伤寒论》、《金匮要略》二书所载的经方以外，后世颇有发展。其中王好古从李东垣学，尽得所传，并写成《阴证略例》一书，尤其具有重要的临床价值。本案两年之疾，屡经误治，已濒危亡，能获愈者，功在谢氏识证，亦在病人信守。守方治疗，专议温通，半月不减，不为所动，坚持旬日，大便使通，再经半月，寒凝方尽，非艺高人胆大者，孰能为此！

此案关键在于硫黄的应用。硫黄酸热重坠，直补下焦元阳，其温阳之力犹强于姜、桂、附等药。

血寒腹痛

蒋振辉乃室，向有腹痛带下之疾，用通经去瘀之药获效，医者病家，辄称用药之妙。讵痛虽暂止，而经水自此失常，迨至旬日一下，又旬日点滴不断。累延半载，腹痛仍作，痛时少腹有块，触之则痛愈增，痛缓则泯然无迹。旧医犹引旧例，更指拒按为实之条，用尽通瘀之药，以为通则不痛，而有形无形，置之弗论。自此胀痛愈增，无有缓时。及加呕逆不止，大便不通，医复于桃仁、灵脂药中，更加大黄、枳实。服下腹中窒塞，气急上冲咽嗌，四肢冷汗时出。

迫切之顷，夤夜邀视，病家绝不怪前药之误，尚问巴霜丸犹可及否？余曰：补之不暇，尚可通乎？况腹中真气悖乱，愈攻愈散。于是以丁、蔻、附、桂、小茴、川楝，猛进二剂。所幸少年形体尚旺，俾浊阴迷漫之逆，藉以潜消。后加紫石英、枸杞、当归、苁蓉亟进，间以归脾汤吞滋肾丸，一月方健。缘此症多由房劳过度，冲任损伤所致。医者不知专固奇经，反行破气耗血，致有此逆。最可恨者，医与病家不知定乱反正之功，谓余为偶然之中，且议少年妇女，服此补剂，必难叶孕。嗣后每一临月，辄用通行之药，致令果不叶孕，可胜慨哉！

归脾汤　方见卷二虚寒门误表亡阳。

滋肾丸　方见卷二痿证门阳痿不举。

【评析】本案属于喻嘉言所谓的"驱良民以为盗贼"之类的虚证，殆由于反复活血祛瘀导致营血大虚，以至于阴气弥漫，虚寒内存，其治疗方法不外温阳散寒、补益肝肾而已。怎奈医者拘于"痛则不通，通则不痛"之语，治诸痛多用活血化瘀，是将中医之通法庸俗化矣！所谓不通当求其因，因寒而凝者，祛寒即是温通；因气而瘀者，理气即可化瘀；因痰而闭者，豁痰即可启闭；因虚而阻者，补虚令血脉充盈即可开通。不必强求其通而自通，乃为治本之法。此案可为滥用活血化瘀者之当头棒喝。

患者腹痛带下，是寒湿居于下焦，偶用活血化瘀之药，仅为气流血通，取一时之效。日积月累，气血渐伤渐少，于是肝不主疏泄而月事失常，肝气郁滞于下焦不能上升，而腹痛胀大有形，此时理气疏肝即可峰回路转。奈何拘于定见，不改前辙，患者病加，更兼肝木克伐脾土之兆。前医更于活血化瘀中加承气攻破之法，于是阴气弥漫，中土无光，阳气虚衰。

方用丁、蔻、附、桂、小茴、川楝之药，类似于前诸案，取肝脾两治之法，健脾疏肝，稍后再加杞、归甘温补血，苁蓉甘咸温补阴益精气，紫石英辛甘温重镇阳气，潜消阴霾。后用归脾汤补心脾之血，滋肾丸调和肝肾阴阳而健。

积热腹痛

吴妪，初起心腹间微痛，越二日，痛苦异常，汗大如雨，水米不入，口不作渴，小水清利，神昏懒言，坐难片刻，俨然虚极之象。自云素属中寒，难以凉剂。

诊得六脉时伏，内外一探，虚实难决。因思痛症脉多停指，况阳明痛极必汗，若三阴之痛，必面青背曲，何得汗大如雨？势必内有积热，所以饮食加痛；病方入里，所以口不作渴；痛难支持，所以神昏懒言。乍观虽惑，细究无疑。于是君以芩、连、白芍，平肝清火，臣以槟榔、厚朴，下气宽中，佐以油归润肠，使以泽泻下行，三剂通利而全愈。盖此症极多，治不一法，倘大便旬日未解，及壮实之体，宜承气汤攻之。正所谓痛随利减，通则不痛之意也。

【评析】本案分析丝丝入扣，可谓曲尽其情矣。上案之痛由于虚寒，此案之痛由于积热，寒热虚实当对照着看。谢氏从出汗与口渴辨虚实寒热，谓"阳明痛极必汗，若三阴之痛，必面青背曲，何得汗大如雨？势必内有积热，所以饮食加痛；病方入里，所以口不作渴"，极见高明。如果拘于热证口渴，寒证口不渴，谬矣！后云"倘大便旬日未解，及壮实之体，宜承气汤攻之"者，阳明腑实已成，六腑以通为用，方随法立。

宿食腹痛

傅妇，素属阴亏，常宜斑龙丸。无病求诊，冀余写补剂。余曰：脉来弦紧而沉，有凝滞之状，腹中必有宿食，秋深恐成痢疾，目今调治，昔药非宜。况邪气久居肠胃，其脏气之虚实可知。但伏邪未溃，岂可暴攻？譬之贼兵方聚，未张其势，我等只宜先固城郭，以示其威，令其自散可耳。

以四君子汤加枳壳一剂，服下腹中略响，正邪气缓散之征。讵妇女辈闻余言有滞积，竟私煎服浓姜茶汤一碗。下咽之后，腹中绞痛难堪，下利数十行，头身大热，十指微冷。时值傍晚，急延余视。初不知其服姜茶汤也，谓曰：四君逐邪，果有如此之暴耶？因述所误。盖微积久伏，肠胃素薄可知，得此姜茶刮决之物，岂不大张其势。然至圊虽勤，所下甚少，余邪尚存未尽。而既已误治惹动其邪，无如乘其元气未败，再与疏通，尽驱其邪，更以小剂行气之品一剂。泻下腹痛略减，但潮热指冷不除。次早复诊，问所下何物？视之，一团白沫，隐然秋深肠澼之征。此时人事困顿，脉仍弦紧，是知当理阳气，投建中汤以建立中气，弗投理中以复削其阳气，与《金匮》小建中汤一剂，其症悉痊。

愈后，余不禁自笑。盖初因未病，余寻病治之，中因自误，余即以误治之法治之，末因脾阳衰弱，余全不以补药补之，见亦奇矣。而非见之奇，实见之先耳。

小建中汤

芍药　桂枝　甘草　饴糖　姜　枣

【评析】无病求治，正虚食积，本欲缓培正气，而使邪气自消，因而予四君子汤加枳壳以补气和胃。但是患者竟然私服消导之品，结果消磨正气，强驱中焦积滞，随而正邪交争，有渐变痢疾之势。谢先生因势利导，最后以调和营卫善后，终获痊愈。

《素问·阴阳应象大论》说："病之始起也，可刺而已，其盛，可待衰而已，故因其轻而扬之，因其重而减之，因其衰而彰之。"不是和疾病对着干，而是见机而行，因势利导，这就是中医与西医在方法论上的根本不同。

附：　　　　一　得　集

胸脘脉痛

吴鼎三，形禀木火之质，膏粱厚味，素亦不节。患胁痛冲脘之病，绵缠两载。痛时由左直上撞心，烦悗莫耐，痛久必呕稀涎数口，方渐安适。始则一日一发，继则一日数发，遂至神疲气怯，焦躁嘈杂，难以名状。医者不从正旁搜求，用控涎、导痰诸方，治之毫不中窍，延磨岁月。迨至春升，一日痛呕倍甚，吐血两碗，红白相间，结成颗粒，是阳明离位之血留久而为瘀者，所当审辨也。神昏气涌，目瞪如毙。即进人参、当归二味，渐渐苏回。嗣后神容顿萎，杜门静坐，不乐对客交谈。而气上撞心、胸胀脘闷诸症，仍是一日一发。守不服药，以攻补两难，唯日进参汤而已。

值余道经其门，邀入诊视，细询其由，始知原委。问曰：伤症乎？余曰：非也。曰：痨症乎？曰：非也。曰：非伤非痨，请先生明示何症？余曰：肝气病也。

诊得脉来弦大，弦为肝强，大则病进。记读《灵枢·经脉》篇云：足厥阴所生病者，胸满、呕逆。又仲景云：厥阴之为病，消渴，气上撞心，心中疼热，饥不欲食，故见嘈杂焦躁等症。窃意焦躁嘈杂，即古人所谓烦冤懊恼之状。知肝气横逆，郁火内燔，仿仲景治胸中懊恼例，用栀子淡豆豉汤以泄郁火，参入叶天士宣络降气之法，以制肝逆。酌投数剂，诸症渐愈。

附方

栀子　淡豉　郁金　当归须　降香　新绛　葱管　柏子仁

厥后诊云：前进泄郁降逆之法，虽两载痼疾，数剂而瘥。然拟暂行之法，未可久恃，缘甘平之性少，苦辛之味多，仅使中病即已，勿过用焉。亟当善为转方，所谓用药如用兵，更订四君子加白芍、远志，续服多多益善。

【评析】患者木火体质，又饮食不节而伤脾胃，于是肝郁气滞而横逆中焦。恰胃中有宿痰留饮，因木横逆而上凌于心，于是痛时撞心，烦悗莫耐，吐出痰涎即安。追本溯源，病在厥阴，而非中土宿饮，控涎、导痰诸方自然无功。迁延至春天，青帝司天，肝气横逆，郁火内燔，痛呕吐血，神疲倦怠。

先以人参甘平微苦之品大补元气，当归甘温微辛之物补血活血，神气得以渐回，但治不及本，仍属愦事。方用栀子豉汤中栀子苦寒走三焦，导热趋趋下行，淡豆豉苦辛平宣郁通络，又为子实类亦下行，加郁金辛苦寒、柏子仁甘平微苦、降香辛温，三者芳香入络，解郁去热，新绛活血，葱管解表。后以四君子加白芍、远志善后，乃平调心、肝、脾之意。

复舅父治腹痛书

昨接来谕，藉知仁台旧病尚未全愈。晚遍考方书，兼参尊体素禀，互相酌筹，总由命门火衰，不能熏蒸脾胃。请试饮食，恶寒喜暖，而脾胃之阳虚可验。更征腹痛绵绵不绝，而脏腑之阴寒可凭。药当温固中焦，宣通肾气，但固中勿令壅闭，宣肾毋耗真元。如附子、故纸、胡巴、鹿茸、益智等类，殆所必需。阴味宜减，阳味宜加，审度于可否之间，因应于化裁之内。务令真阳健旺，阴气潜消，俾中焦丕振，脾胃运化有权，下焦温暖，肾元开阖有职，则身中元气，浑然太和，奚患腹痛之不愈也？辱承下问，谨陈大略如左。

【评析】"固中勿令壅闭"，中焦脾胃为轴，乃一身气机之枢纽，轴滞则轮不转；"宣肾毋耗真元"，肾乃水火之脏，寓真阴真阳，温补勿过燥热。阴阳互根，唯求中和。

与长兄治悸痛书

屡接来书，颇为病累，急欲图治，以保天年。弟于手录中，查阅甲辰秋有来书，偶因醉酒激怒，心悸难支，服参数钱，遂好如故。自后每遂喧闹之地，则惕然而惊，至幽静之处，方渐安适。连年所服之药，无非养心生血。近月以来，怔忡尤甚，动静无分。所幸时惊时止，故不服药尚可耐过，以虑作文之时，心悸难以完卷。现在精神，似实为惊所困，时爽时滞，难以名状，望为斟酌云云。

余思兄之旧病根源，良由将息失宜，耽酒多怒，扰动五志之阳，下元水亏，风木内震，肝肾阴耗，故多怔忡。连年所进汤丸，悉责心虚为患，是故终难杜绝耳。弟于时惊时止之情，悟出肝风内震之旨，仿叶氏养肝育阴方法，佐以潜阳为治，服之已获大效。奈停药半载，心悸虽觉如失，而气痛之累渐至矣。己酉春，气痛尤甚，横攻两胁，直冲上咽，作噎呃声，进清肝凉血，及五磨、降气诸法，仍无实效。迨至庚春，不唯诸款未减，而胸脘肩髃间更加痛胀交迫，噎症之状又渐著矣。

古称喉间如物阻，咯之不出，咽之不下，曰梅核症。又饮食之际，如有物梗阻塞之状者，名曰噎。兄于此症，殆有暗符。夫噎与梅核之由，皆因七情郁勃，或纵情恣欲，或偏嗜酒食，令人气结痰聚，阴阳不得升降故也。今兄之病，既非噎膈，又非梅核，形症虽异，而其因则一也。据述胸胀脘痹诸症交迫之时，饮酒一瓯，似觉渐减，饮至数瓯，则渐如失者，盖缘平日之偏造为坚垒，必藉酒引转为输导，乃同气相求之义也。故饮之甚快，而不知病之所造益深矣。

原夫曲麦之性，极能升腾，横纵难制，亦为各归五脏而受之，故有喜怒忧悲恐五者之不同。更有禀阳脏者，伤于剽悍之性，而终于咳嗽、吐血、痿躄、偏枯之疾也；禀阴脏者，伤于清冽之气，而终于肿胀、关格、脱肛、噎膈之类也。至于偏注肝经而为病者，不一而足。每观酒后多言好怒，则酒偏投肝，已有明征。然酒性虽反投肝为胀为痛，而浊气必输于肺为壅为痰。是以金失其刚，转而为柔，木失其柔，转而为刚。横逆上冲之势，实基于此。去春大人用消金之法，其心思处治，已见一斑。故喉间如有物阻，皆气与火互相交成也。欲杜此患，先宜节酒，次宜节烟，再以药饵，参以静功，俾肝无助虐，肺有清肃，则浊邪不致上升，肝阳抑之而下。谨调半载，可望全安。弟搜尽枯肠，愿兄留意。谨复。

【评析】酒客之人，水虚而木火偏旺，故用叶氏养肝育阴为法，佐以潜阳。本当痊愈，奈何患者偏嗜酒肉，纵情恣饮，医虽仁心，亦难为之，养生者切诫之！谢子秉承父业，亦精于体质之论，其论"禀阳脏者，伤于剽悍之性，而终于咳嗽、吐血、痿躄、偏枯之疾也；禀阴脏者，伤于清冽之气，而终于肿胀、关格、脱肛、噎膈之类"，可参看便秘门"酒毒内结"案后谢氏之论："善饮之人，其有终于痿厥偏枯之疾者，禀阳脏而伤于热烈之曲性故也；有终于肿胀膈噎之疾者，禀阴脏而伤于寒冷之水性故也"。

（赵红军）

淋浊门

败精阻窍

潘绍辉，得淋浊病，溺则管痛艰涩，茎口时有败精溢出。凡利湿清热养阴制火诸法，久治不效。

视其形肥年壮，溺出浑浊，停久底有膏积。据此精溺同出之症，决非小肠湿热。细思溺管与精管外窍虽同，而内窍各别，若果湿热壅塞溺管，则前药岂无一效者？此必少年欲心暗萌，或房劳强忍，精血离位，忍而不泄，古云如火之有烟焰，岂能复返于薪哉？其离位之精，出而不出，日久必聚为腐秽胶浊，且牵引新精妄动，故溺欲出而败精先阻于外，是以管痛艰涩也。

若不急驱精管腐浊，徒然渗利溺管，岂非南辕北辙乎？爰拟宣通窍隧瘀腐之法，以牛膝、桃仁、黄柏、山甲、金铃、远志、琥珀、白果、鹿角屑合煎服之，秽浊果通，溺出如鸦胆子大者六七粒，每粒红白相间，更有精裹血者，共服四剂始痊。须知精道之浊，亦有肾虚不摄之症，然必滑而不痛耳。

【评析】败精阻窍，精血离位，不同于湿热淋浊，不能仅仅用清解渗利方法。本案取琥珀甘平宁心通窍利湿，远志辛苦温化痰通心活络，黄柏苦寒坚阴，泻火凉血，俾心肾水火相交，水升火降，桃仁甘平善消旧瘀，山甲咸寒攻坚化腐，牛膝甘酸平引邪下行，鹿角屑咸温祛腐而走阴血，白果甘苦涩清金化湿固精。溺出如鸦胆子者，今人称之为前列腺结石者是也。

肝经热结

傅瑞廷之女，年十龄，时值六月，发热口渴，小便淋秘，溺则号痛不已。延医以利水之药，渴热不减，而阴户肿胀。又以三黄散、马齿苋敷之，遂至溃烂不堪，臭秽之极。更延疡医，概以解毒之药，因而益剧。腿胯结核，稍欲解溺，则号痛日甚，畏解不解，而少腹胀满难当。内服外敷，百治不效，危急之间，请决死生，以余非外科也。

余视斯症，内外脉色，悉皆火象，独唇舌不燥，尚有可疑。因思阴器属肝，此必湿热下陷，聚于肝经血分，故唇舌不显燥象。若湿热在于气分，则唇舌必燥也，故清利无效。但十龄稚女，冲任未通，亦无热入血室之症。因询食桃子颇多。盖未熟之桃，最能助肝燥血，热结肝经故耳。处龙胆泻肝汤兼龙荟丸，大便下血一瓯，小便乃利，阴溃自愈。

龙胆泻肝汤

当归龙荟丸　二方俱见卷二痫厥门肝火生风。

按：集中各门，唯淋浊一症，案仅二条，概由兵燹之后纂辑故也。前凡例中独于此条病机阐发尤详，语虽不伦，理或非诬，学者当合观之。倘博览之士更能搜采补入，则幸甚。

男澍谨识

【评析】阴户肿胀者，肝经湿热为患。此案为实证，要点在辨气分血分。"热在气分，唇舌必燥；热聚血分，故唇舌不显燥象"，临床足资借鉴。温热病邪在气分有舌苔，入营血反无苔，于此理同，学者当触类旁通。当归龙荟丸出自寒凉派大家刘完素的《黄帝素问宣明论方》，药以龙胆草、青黛入肝经而直折其火，以大黄、芩、连、栀、柏通平上中下三焦之火。芦荟大苦大寒，气躁入肝，能引诸药同入厥阴，先平其甚，而诸经之火无不渐平矣。当归和血，且防诸药苦寒伤阴，与龙胆泻肝汤用少量当归、生地之意义同。妙在复加少许木香、麝香，行气而通窍，不使气血凝滞。此方乃峻剂，若非实火，不可轻投。

另，果实未成熟之时，禀木生生之气，待成熟以后木气遂衰，又须金气相助而落。如枳实、枳壳俱属沉降之品，枳实可降至下焦，枳壳却居上焦，为开胸理气之品，即生熟之别也。未熟的桃子生气旺盛，多食自然助肝，木曰曲直，当升不升，郁于下焦而成湿热。

（赵红军）

杂 症 门

颊颐浮烂

许静堂内人，年近六十，素多劳虑，患口疮唇裂，顶生痱疹。久服祛风清火药，渐至两颊满颐，浮烂淋滴，愈治愈剧。时值寇氛，静堂商楚被劫，家计萧条，疡医亦束手辞之。始延余诊，决一逝期，非求治也。

余视所患处悉白色，水液流注，并无秽脓，自口颊延及胸项，亦无漫肿。且喜脉象不大，肉食不呕，身亦凉，便亦利，因谓此症七恶不见，五善备陈，十分可治，但取效甚迟耳，其家甚喜。及见疏方用薛氏加味归脾法，戚友皆蹙眉，诸郎君亦咸缄口，察其必不能用。

姑与在庠季子论曰：尊堂颊项浮烂，孰不谓之毒火。失火犹贼也，贼至则驱之，固也。然有邪盛正虚之时，不但贼不受驱，且驱之而正反伤，此安民攻寇之法，即医家攻补兼行之法，况养正之法可转为驱贼之方。当今之世，乘正之虚，寇盗蜂起，孰知乱世之寇匪，即治世之良民。古之良帅，奉行坚壁清野之法，以养正安民为怀，首逆潜消，而胁从归顺。通之于医，正所谓养正则邪自除，未有伐正而能保身者也。况《内经》原有少火壮火之分，后贤更详有形无形之辨，乌可混施而不讲乎？尊堂禀赋虚弱，素多劳虑，离宫自燃，心火外炎，此本身之元气外越，收之养之不暇，尚可视为毒火而清之驱之乎？考古明贤之论，谓无形之火，生生息息，窈窈冥冥，为先天之化，为后天之神，为死生之母，为玄牝之门，又岂于形迹所能摹拟者哉？夫形迹不能摹拟，则虽外显火象，不可断为真热，概行攻伐。然亦非谓无实火也，唯在察其真假耳。故曰有形之火不可纵，无形之火不可残。若能知火之邪正，而握其盈虚伸缩之权者，则神可全而病可却，是生道在我矣。试观疡科痈疽溃后，气血已耗，每以补药收功，如八珍、十全、养荣归脾之法，历历不爽，此岂余之创见乎？

季子长揖钦服，其昆季与戚友谓曰：此老用药似非，而所谈却是，命煎药当余面进。服后果安。余归时，嘱临夜再进一剂。旬日中竟服二十剂，其烂始敛，服至五十剂，其功始半。但苦流注不干，促余外药。疡科余素不娴，敷贴之方未备，姑与古矿灰傅之，转进十全、保元，间服而痊。季子感余再造，蒙赠诗联，余亦领笑曰：此秀才人情也。

因忆向年朱叔岳母太夫人孀居有年，焦劳忧郁，虚火外炎，患口舌糜烂，日进清凉，虚火愈炽。复延外科包治，愈增糜烂，延及唇外。适余归里招视，其色甚白，脉息亦微。余谓并非外症，实皆心脾郁结，虚火烁金。夫心主血脉，脾主肌肉，肺主皮毛，故皆受累。急当调养气血，则虚火自藏。疏与归脾汤，兼进天王补心丹，嘱其多服。讵意只服数剂。余转浒湾，而前医复至，总认热毒攻注，谤余为火上添油。岳家无所依治，疡医日进丸药，外用膏丹，乃至牙宣颊裂，爪脱发落而逝。因思疡医之药，必是丹铅之毒，方有如此之酷，深堪悼惋。若知乱世之寇匪，即治世之良民，通于壮火食气、气食少火、壮火散气、少火生气之理，何至生灵荼毒，玉石俱焚耶？此余耿耿于衷，深为感悼，因并志之。

【评析】经云"察色按脉，先别阴阳"。此案颊颐浮烂有类于现代医学之淋巴结核，庸医不识，见疮毒概从火治，致有此患。火有虚火和实火、有形之火和无形之火之分。所谓"少火生气，壮火食气"，"有形之火不可纵，无形之火不可残"，虚火当补，实火当泻，临证皆当深思。谢氏从其"所患处悉白色，水液流注，并无秽脓，自口颊延及胸项，亦无漫肿。且喜脉象不大，肉食不呕，身亦凉，便亦利"脉症，辨得其为虚寒病机，处以加味归脾、十全、保元等补益收火之剂，故收全功。

后附口舌糜烂、延及唇外案，疡医以热毒论治，攻以铅丹之毒，终至牙宣颊裂、爪脱发落而逝，可作反面教材一观。

记读《张氏医通》，石顽曰：尝读《内经》有脱营失精之病，方书罕言，近唯陈毓仁痈疽图形，仅见失营之名，究无方论主治，故粗工遇此，靡不妄言作名，为害不浅。

夫脱营者，营气内夺，五志之火煎迫为患，所以动辄烦冤喘促，五火交煽于内，经久始发于外。发则坚硬如石，毓仁所谓初如痰核，久则渐大如石，破后无脓，唯流血水，乃百死一生之证，是以不立方论，良有以也。其形著也，或发膺乳腋胁，或发肘腕胫膝，各随阳阴偏阻而瘕聚其处。久而不已，五气留连，病有所并，则上下连属如流注。然不可泥于毓仁之耳前后及颈间，方目之为失营也。以始发之时，不赤不痛，见证甚微，是以病者略不介意。逮至肿大硬痛，盘根错节已极，岂待破后无脓，方为百死一生之证哉。

原夫脱营之病，靡不本之于郁，若郁于脏腑，则为噎膈等症。此不在脏腑，病从内生，与流注、结核、乳岩同源异派。推其主治，在始萌可救之际，一以和营开结为务，而开结全赖胃气有权，方能运行药力；如益气养荣之制，专心久服，庶可望其向安。设以攻坚解毒、消火消痰为事，必至肿破流水，津复外渗。至此日进参芪，徒资淋沥。其破败之状，如榴子之裂于皮外，莲实之嵌于房中，与翻花疮形象无异，非若流注、结核之溃后，尚可图治，亦不似失精之筋脉痿躄也。

详脱营失精，经虽并举，而死生轻重悬殊。脱营由于尝贵后贱，虽不中邪，精华日脱，营既内亡，瘕复外聚，攻补皆为扼腕，良工无以易其情志也。失精由于先富后贫，虽不伤邪，身体日瘦，内虽气结，外无瘕聚，投剂略无妨碍，医师得以施其令泽也。然二者之病，总关情志，每每交加，而有同舟敌国，两难分解之势，故毓仁以失营二字括之。惜乎但启其端，而肯綮示人之术，则隐而不发。何怪粗工谬言为道，妄用砭石，宁免五过四失之咎欤。愚窃思石顽之论，足与是案互相发明，故并录之。

男澍谨识

归脾汤

人参　白术　茯神　茯苓　黄芪　当归　远志　枣仁　木香　甘草　龙眼
或加丹皮、山栀、柴胡、白芍。

天王补心汤

生地　人参　元参　丹参　桔梗　远志　枣仁　柏仁　天冬　麦冬　当归
五味　　一方有菖蒲，无五味。

【评析】《内经》所谓"脱营、失精"，今之恶性病变多见之。脱营由于"尝贵后贱"，失精由于"先富后贫"，此类病症与个人际遇及社会客观现实等致病因素有密切关系。谢先生析其病因，推其主治，提出"和营开结"、"全赖胃气"的治疗大法。此王道不二之论，乃远见卓识，亦可为我们今天治疗恶性疾患增加一个有益的思路。今人见"肿瘤"悉归于"毒"，滥用清解逐破之刚峻猛剂，可不反省乎？本论极其精当，殊可玩味，大家可参看内伤门论王玉溪脱营失精之论。

咽喉肿痛

陈继曾尊堂，体素清癯，高年无病，旧冬患伤风咳嗽，疏解已痊，随患咽喉微肿，小舌垂下，盐点无益，守不服药之戒，渐至喉间窒塞，饮食维艰，始延医治。投疏风化痰之药，口舌糜烂，啜芩、连、知、梗之属，喉痛愈增。吐出蛔虫二条，人事大困，肌肤发热。医者群至，俱称风火，然见高年形衰色败，究竟不敢下手。

余视牙关甚松，会厌口舌一带俱白，细思咽主胃，喉主肺，今肺家无恙，故呼吸无碍，其舌吐甚艰，是病在于咽，而不在于喉也。又赤色为阳，白色为阴，今满口色白，其为阴火明矣，若果阳火为患，咽喉出入之地，岂能久待累月乎？必高年脾胃既衰，中土聚湿，新进水谷之湿不能施化，与内中素蕴之湿挟身中生生之气，郁蒸如雾，上冲咽嗌，故作痛楚。延于口舌则糜烂，浮于肌肤则身热，是少火变为壮火，良民变为匪类矣。奈何反进苦寒戕胃，致中土湿而且寒，故蛔虫外出，而成种种危候。急与理中丸五钱，青黛为衣，令其口含噙化。是夕咽痛减半，竟得安睡。继进连理汤数剂而安。

其病愈后，同道咸议余为补医，以咽痛烂舌之症，从无参、术、干姜之治。岂知凡病有阴有阳，有虚有实，法当随症施治，岂独咽喉口舌为然哉。

连理汤　方见卷三吐泻门胃寒肠热。

【评析】此案要紧处，一是辨阴火实火，"会厌口舌一带俱白"，"赤色为阳，白色为阴，今满口色白，其为阴火明矣，若果阳火为患，咽喉出入之地，岂能久待累月乎"；二是从脾胃虚火识证，颇得李东垣《脾胃论》之心法；三是妙在论治之巧，"与理中丸五钱，青黛为衣，令其口含噙化"，是反佐之法。理中丸配黄连，四逆汤配猪胆汁、人尿等方药，皆是此类治法。宜参看产后门潮热腹痛案。

颈项生疽

黄荣青，项外结喉之间，忽生硬疽。延疡医调治，与疏风化痰之剂，疽形渐长，按之坚而不痛。将欲敷药，就正于余。余曰：岂有不寒不热不痒不疼之毒乎？此症由于思虑郁结，营卫留滞，以致气结不行。当进益气和营之药，不治而治也。连服归脾数十余剂，其核疽自化而消。

归脾汤　方见前本门颊项浮烂。

【评析】临证尝见一16岁少年颈部爆发骨瘤，经西医诊断为肉瘤，先手术，继而化疗、放疗，虽花费巨资，最终却倾家荡产、不治而终，为之感叹！与此案病状相类。然谢氏辨虚实，以不寒不热不痒不疼而排除其为外感六淫之毒，审其病因为"思虑郁结，营卫留滞"，此为诊治之关键。最终确立以补为主的治疗法则，"当进益气和营之药，不治而治也"，处以归脾汤，温补以化核疽，终获痊愈。能遇良医，实患者之幸也。若今日，吾不知其果何如！

本案应与首案颊颐浮烂互参。

下唇生疮

詹盛林，冬月由远地言旋，沿途下唇燥裂，时忽干痛，谓为霜风所侵，屡以猪膏涂润，而掣痛反增。质之医者，皆称风火，日与清凉之药，因而糜烂。至家就诊于余，许以一剂可效，再剂可痊，遂疏椒梅附桂连理汤去甘草。盛闻余功限甚速，坦然服之，果验。门人疑而问曰：唇烂不受寒凉之药，愚辈知为虚火矣。既举附桂理中，何以复加黄连，又何以更用川椒、乌梅乎？答曰：此正所谓下唇生疮，虫蚀其肛，其名为狐。若是虚火，岂有下唇已烂，上唇安然，且口舌无恙乎？门人退而喜曰：毫厘千里，良不诬也。

考狐蟨症，谓狐蟨、狐疑不决之状，内热生虫之候也。上唇生疮，则虫食其脏，曰蟨；下唇生疮，则虫蚀其肛，名曰狐。雄黄丸主之。按先君临治斯症，不以雄黄丸，而投与椒梅理中汤，殆医之不可尽以成法拘者也。

男澍谨识

【评析】《金匮要略》："狐蜮之为病，状如伤寒，默默欲眠，目不得闭，卧起不安，蚀于喉为惑，蚀于阴为狐，不欲饮食，恶闻食臭，其面目乍赤、乍黑、乍白。蚀于上部则声喝（一作嗄），甘草泻心汤主之。"依此，狐蜮病的病机应该属于胃有伏热，同时脾有寒湿，热邪与寒湿相煎为湿热，湿热久伏入于血分，形成血分热毒。本案谢先生处以椒梅附桂连理汤者，正与病机相投，且川椒、乌梅又具杀虫之效。

火衰目盲

黄荣青，年近六旬，形体素虚，今秋忽患目视不清，至晚直不见物，来寓索补水之方。余视其面色萎黄，形容憔悴，知由忧思抑郁，损伤心脾所致。夫水仅能鉴物，而火则能烛物，今至夜不见，则无火不能烛物可知。夫心为阳而居上，心火过亢，则多妄见；心火衰微，则不能烛照，故至夜如盲也。与理中加故纸、益智，间进归脾汤数十剂，乃获复旧。

归脾汤　方见卷二虚寒门误表亡阳。

【评析】经云"目得血而能视"。《黄帝内经》说："阳气者，若天与日，失其所，则折寿而不彰。故天运当以日光明，是故阳因而上卫外者也。""水能鉴物，火能烛物"，谢氏深悟人身阴阳水火之妙理。此患目视不清，发于秋而至晚尤重，乃阳气不足，敛降太过所致；"面色萎黄，形容憔悴"，乃心脾两虚，精血不能上荣所致。故处以理中加补骨脂、益智及归脾汤等，心脾肾同补之意。若今人率用六味、杞菊等阴腻填充之剂，岂不延误！

目赤羞明

金绍裘内人，患两目红赤，畏日羞明，左眼尤甚。延目科医治，日进清火散寒，目愈难开，饮食日减，形体日瘦，始延余治。余于目科素所未娴，谛思经旨有云：五脏精华，皆上注于目，禀气于脾。合于色脉，当推中气久虚，五脏失禀，精不注目，虚火上炎。此内因之疾，既非发散可解，更非沉寒可清，当从甘温泻火之法，授以归脾汤加柴胡、丹皮十余剂，目赤渐退，光明如旧。且从此气充血盛，已叶孕矣。

【评析】面目红赤概非尽为火热之证。火有虚火与实火之分，当视其缘由而治。"日进清火散寒"之剂而"目愈难开，饮食日减，形体日瘦"，此非实热火证。饮食日减则脾胃气虚，形体日瘦则血亦虚，可知此为李东垣所谓脾胃内伤之"阴火"、虚火之证。虚火当补而实火当清，同用归脾，上案则加补骨脂、益智仁补血填精，本案则加柴胡、丹皮甘温泻火。虚实寒热辨证得宜，故气血充、虚火退而眼复光明。薛立斋擅用此法，谢氏得其真蕴矣。

消　中

喻廷锦，能食而疲，时饥嘈杂，小便赤涩，胸膈间微若有痛，诸医咸谓消中，误认为火，连服生地、麦冬、芩、连、知、柏，数月不辍，遂至时欲得食，旋食旋饥，面黄形瘦，小水愈赤。有进竹叶石膏汤者，疑而未服。

余诊得脉息属虚，曰：君几误死。能食而疲，此乃脾弱胃强，法当扶脾抑胃，奈何认为实火耶？其昆季咸知医理，群起而问曰：小便赤涩，岂非火乎？余曰：君不闻经云中气大虚，溲便为之变耶？且从来大小二便，岂定为虚实之确据耶？今诸君以便赤即认是火，则天下皆医矣。遂疏六君子吞左金丸，数日稍愈。后除左金，独用六君子汤，百余剂而安。

左金丸　方见卷二痿证门阳缩不伸。

【评析】消渴疾与今之糖尿病有部分重叠，以多食、多饮、多尿为主要症状，分上消、中消、下消，中消的治疗多取甘寒滋腻之品。但临床上病机复杂，不尽相同，此案中患者纳健易饥为胃火，饥时嘈杂为胃阴虚，胸膈间微痛为胃气郁滞。胃中火盛则消谷善饥，而壮火食气，消磨中气，于是不仅胃气不降，而且脾气不升，以致中气大虚，面黄形瘦。前医误以为仅有实火，而数投苦寒之品，更伤中气。又胃主肌肉，因而形瘦面黄。

方用左金丸。黄连苦寒降胃气，清胃火，吴茱萸辛散温脾疏肝。用六君子汤健脾补土，再用六君健脾善后而安。

脚 气

聂义远之妻，病始畏寒发热，两足僵硬，微肿疼痛，步立不能。医者不知为脚气之病，误与发表，渐至气急上冲，腨皮红赤，热痛难耐。又疑为毒气所致，遂付疡科医治。而气冲热痛，愈觉不支，急迫之间，求治于余。

诊得右脉洪而无力，左脉伏而不见。形羸唇白，声微舌润。询其体格，又属素虚，理宜调补气血；但气冲、便秘、足腨红肿热痛之极，此属气实明征，且脚气古称壅疾，是又不可遽补。

从此酌量先后缓急诸法，当先治其标，而后治其本也。缘按症以气血虽虚，而经络必滞，宜先与疏通经络，而后调补气血，方为合法。于是将古方鸡鸣散除苏叶，恐再散也；加生芪，以固表也；入桑皮，以下气也；减桔梗，恐载浊也。面嘱只服一剂，次日当视症定方。服后大便亦通，肿痛少除，气冲大减，寒热悉瘥。其家见药已效，更进一剂，亦觉相安。越日，疡医适至，意在侥图诈取，谬谓毒气未化，当用敷药。更仿余方加防己、苍术，内服外敷。是夜寒热顿起，汗出衣发俱湿，神魂飘荡，气上冲心。余复视时，张口瞑目，危险至极。急进十全大补汤，二剂始得稍安，又数十剂方全安。原此症《内经》所言因于气为肿，四维相代，阳气乃坏。只因气冲便秘，订一剂之方者，势不得已也。乃病家轻命图便，违嘱投药，而疡医复贪功射利，罔识忌讳。嗟嗟！此当世通弊，独聂氏哉。

十全大补汤　方见卷一伤寒门同病异治。

鸡鸣散

苏叶　吴萸　桔梗　木瓜　橘红　槟榔　生姜　鸡鸣时冷服。

【评析】关于脚气，朱丹溪云："盖因湿为之，南方之人，当风取凉，醉以入房，久坐湿地，或履风湿毒气，血气虚弱，邪气并行腠理，邪气盛，正气少，故血气涩，涩则脾虚，虚则弱，病发热。四肢酸疼烦闷者，暑月冷湿得之；四肢结持筋者，寒月冷湿得之；病胫肿小腹不仁，头痛烦心，痰壅吐逆，时寒热，便溺不通，甚者攻心而势迫，治之不可后也。此壅之疾，壅未成当宣通之。"可知这是一种发于长江以南的湿热壅滞性质的疾患，和目前我们称呼为"脚气"的脚癣不是一种病。

医云"有一分恶寒，便有一分表证"，此论不可拘泥，学医最忌拘执而死于句下。乳痈初起有恶寒，表虚之人气机内陷亦有恶寒，此案即脚气之初表现为恶寒发热，但非为表证，临证当深思其理，不可一概解表。庸医不识，误用解表而致加重。

至其施治，本虚标实之证，尤须究心。谢氏制定先疏通后补益的治疗原则，用古方鸡鸣散为主方加减化裁。方名鸡鸣散者，是指服药时间。其煎服法要求诸药共研粗末，至五更鸡鸣时作二三次冷服。五更鸡鸣乃阳升之时，取阳升则阴降之意。天明时大便当下黑粪水，即使肾所受寒湿毒气从大便排出，服药后尚需注意早饭须待药效过后再服。谢氏每增减一味皆匠心独运，颇显辨证精细而功力老道。后追以十全大补救急者，正应前论。

鸡鸣散出自《朱氏集验方·卷一》，主治脚气，功效为"行气降浊，宣化寒湿。"

肠 痈

文定辉，病苦少腹胀满，肛门重坠，欲解不解，时下脓血。诸医咸称休息痢，百治不愈，淹缠半载，延余施治。视其神色不衰，少腹按之愈痛，所下或尽是白脓，然亦有时污血。诊脉举按皆滑，沉候略带微数，疏方与黄芪、防风、银花、山甲、丹皮、瓜蒌、连翘、白芷、甘草。一剂下白脓带黑污而出，腥秽不堪者一勺，少腹始舒，后重乃除。再剂除瓜蒌，加薏苡而痊。此肠痈之症，因用排脓之药也。

【评析】肠痈之证为湿热聚集而腑气不通，《金匮要略》专列大黄牡丹皮汤以治之，此案则不然。病久缠绵，肛门重坠，时下脓血而虚实夹杂，有似痢疾，此处最宜误诊。谢氏视其神色不衰，断然排除了休息痢，后又按其腹部疼痛，最终确诊为肠痈，此为治疗成功之关键。中医治疗有辨病论治，亦有辨证论治，二者相辅相成，各有其优势所在。思辨越接近病症本质，用药越准。至本案用药，则处以甘凉解毒、排脓、攻补兼施之剂。其用药与疡科名方仙方活命饮有相类之处，所不同者，因其病程缠绵日久，故重加一味黄芪补气排脓，药证相宜，故效如桴鼓。

　　　　　　　　　　　　　　　　　　　　　　　　　　　　（赵红军）

卷 五

产 后 门

腹胀便闭 二条

孙康泰内人，产后一日，畏寒发热，恶露不下，满腹作胀，手不可按，二便俱闭，胸紧气迫，危急邀视，知为产后受寒所致。盖血得寒则凝泣而不行，非温不通。先与失笑散二钱，次进黑神散，重用姜、桂，加漆渣、山楂，急煎与服。顷刻小水先利，污水随下，腹始稍宽，气始稍平。是晚再进一剂，大便甚通。次日泄泻不止，腹痛口渴。当斯时也，于泻宜补，于痛宜通，是通补两难立法。询知临产食鸡汤过多，缘腹中所蓄瘀血，今得温通，腹中宣畅，恶露已从前阴而下，食滞又从后阴而出。津液暴失，宜乎口渴。然喜脉无洪大，神不昏迷，许以无忧。但身中之津液下泄、精气不腾之症，当从釜底暖蒸，庶几氤氲彻顶。疏与苓、桂、故纸、姜炭、木瓜、甘草，投之渴、泻、腹痛俱止。

黑神散

地黄　当归　赤芍　蒲黄　桂心　干姜　甘草　黑豆　童便

失笑散

蒲黄　五灵脂　等分，醋调服。

【评析】产后多虚、多瘀、多寒，此为辨治产后病的一贯法则。谢先生救急多从温通入手，本案即遵循这一原则进行治疗。

失笑散出自《证类本草》卷二十二引《近效方》，主治"瘀血停滞，心腹剧痛，或产后恶露不行，或胞衣不下，或月经不调，少腹急痛"。黑神散出自《妇人良方》卷十八，原方主治为"妇人产后恶露不尽，胞衣不下，攻冲心胸痞满，或脐腹坚胀撮痛，及血晕神昏，眼黑口噤，产后瘀血诸疾"，乃妇科常用之剂。方从四物汤去川芎加味而来，熟地、当归、赤芍润以濡血，蒲黄、黑豆滑以行血，桂心、干姜热以破血，甘草缓其正气，童便散其瘀滞，且引血下行。二方合用，使瘀血得下而痛胀自除。

下后泄泻、口渴乃阳不化阴，津液不得上承，故用"釜底暖蒸"之法。方以茯苓、桂枝、甘草温阳化饮健脾，又以木瓜酸甘生津止渴，补骨脂温肾蒸腾，姜炭散寒涩肠止泻。全方重在通阳化气。"氤氲彻顶"即水液随阳气而蒸腾于上之意。如此则泄泻除而口渴诸症遂消。层层递进，理法森严。

周秋帆茂才之内人，产后恶露甚少，腹大如箕，自言作胀，小水甚长，大便不通，俨似蓄血之症。但口虽渴，喜饮热汤，两尺脉亦软濡，可知血寒凝滞。投以黑神散不应。更医用大黄、红花、枳壳之药，腹胀愈甚，腹坚如石。再求余治，知为寒邪凝结，必当温通，连进附、桂、干姜、归、芍，似胀稍宽。

叠投二日，已经四剂，而恶露不下。窃思舍此温通之法，决无破血可进，然非血行，胀何由消？考古治虚损吐血逐瘀之法，有花乳石散之例，能化瘀血为水，不动脏腑，可引以为用。遂煎米饮调服二钱。少顷腹中气响，前阴出秽水甚多，大便亦通。叠进前药，胀消一半。唯腹右稍坚，十指挛急，足亦时僵，此气血虚寒，今始大露。改进理阴煎，重加附子，诸症悉瘥。后进养荣汤数十剂，调理全安。

人参养荣汤　方见卷二虚寒门误表戴阳。

花乳石散　局方

花乳石五两，产硫黄山中，状如黄石，有黄点，如花之心，故名。近世皆以玲珑如花乳者伪充。欲试真伪，煅过置血上，血即化水者真　硫黄二两　上二味，同入炀，盛罐内，盐泥封固，煅一伏时，研如面。每用二钱，食远童便调服。

按：花乳石散治气虚血凝，瘀积壅聚，胸膈作痛，宜用重剂竭之。妇人产后血逆血晕，胞衣不下，或子死腹中，俱宜服之。瘀血化为黄水，然后以独参汤调之。

男澍谨识

【评析】临证之际，理法方药各具其妙，各当其宜。中医既辨证论治，辨证须准确，而择药须精当，假如理虽明而用药不准，亦不济也，此案即可说明这个道理。产后恶露少而肚腹胀大，一般皆会考虑瘀血不行，又口渴喜热饮、尺脉濡弱，此为阳虚瘀血。大体而言，辨证没有大的失误，但用温通下瘀的黑神散为什么没有效果呢？此处最宜深思。他医用大黄、枳壳破气之剂而加重，是虚以实治，误矣。此亦从反面证明其非为热瘀实证。谢先生一妙在用药精准，舍弃诸多破血药不用，而但用花乳石者，因其擅化瘀血而辛香入络，不伤正气，诚妙剂也；二妙在大剂温通，先用理阴煎加重附子，增强其温通之效，善后用人参养荣汤补养气血，故收全功。

又，据其方后补注，花乳石与硫黄为共生，所谓方以类聚，物以群分，自然亦有温热之性。

少腹绞痛

周吉人先生内人，冬月产后，少腹绞痛。诸医称为儿枕之患，去瘀之药，屡投愈重，乃至手不可触，痛甚则呕，二便紧急，欲解不畅，且更牵引腰胁俱痛，势颇迫切。急延二医相商，咸议当用峻攻，庶几通则不痛。余曰：形羸气馁，何胜攻击？乃临产胎下，寒入阴中，攻触作痛，故亦拒按，与中寒腹痛无异。然表里俱虚，脉象浮大，法当托里散邪。但气短不续，表药既不可用，而腹痛拒按，补剂亦难遽投。仿仲景寒疝例，与当归生姜半肉汤。因兼呕吐，略加陈皮、葱白，一服微汗而愈。得心应手之妙，不知其然而然者有矣。

当归生姜羊肉汤

黄芪　人参　当归　生姜　羊肉煮汁煎药。

如恶露不尽，加桂行血。

【评析】"形羸气馁，何胜攻击"一句，当为此案要点所在。中医治病先辨体质。产后之病多虚、多寒，若仅拘泥于瘀血为患，而不辨虚实寒热，虚以实治，犯"虚虚"之诫，教训非浅。当归生姜羊肉汤出自《金匮要略》，治妇人血虚感寒之妊娠腹痛。此案少腹绞痛而"形羸气馁"，"表里俱虚，脉象浮大"，法当温阳补虚，托里以散寒邪。"但气短不续，表药既不可用，而腹痛拒按，补剂亦难遽投"，故用当归生姜羊肉汤温补营卫气血，以散寒邪。方用当归甘以补血，辛以散寒，苦以通脉，当归为血中气药，故有温阳散寒之力，又以血肉有情之羊肉腥膻入血走络，大补气血，黄芪升阳益气，人参补血益气，生姜葱白散寒，陈皮和胃。得心应手之妙，尤显灵机活法。

潮热腹痛二条

吴元初室人，产后三日，潮热腹痛，八珍、五积之属，辄投不效，反致潮热愈盛，腹痛愈增，至第七日，口疮唇烂。有以为实火者，投芩、连不纳；有以为虚火者，用附、桂亦呕。遂至呃哕神昏，人事大危，诸医袖手。余谓此症唇口虽烂，然喜饮热汤，脐腹虽痛，而手可重按，显系内寒外热。第寒热拒格，药当偷关而过，所谓求其属也。宜与理中先调其胃，法取小丸二两，拌青黛为衣，石膏为衣，或呷或吞，任其缓进，盖仿长沙白通加人尿、猪胆之遗意也。药下果得胃安不呕。随选八味地黄汤以导阴火，热收痛止而安。

八味地黄汤　方见卷二虚寒门寒毒中脏。

【评析】此案之关键处，一在辨其内真寒而外假热。"唇口虽烂，然喜饮热汤"，此为内寒；"脐腹虽痛，而手可重按"，此为内虚。可见其病机为内虚寒证，热证只是假象，为虚阳上扰之证。二在其治法。"第寒热拒格，药当偷关而过"，此论虚火不同于实火，不能直折，而应该从病机入手。病的本质在于内虚、下寒，因此治病必求于本，当温补下焦。方用理中丸拌青黛、石膏为衣，呷吞缓进者，此为具体治法之技巧。杂症门咽喉肿痛案亦以理中丸拌青黛为衣，口含噙化，于此理同，乃防热药入口格拒之意，正同于《伤寒论》四逆加人尿猪胆汁汤用法。善后用八味地黄丸引火归原，导阴火下行，热收痛止而安。

吴显余内人，小产后腹痛，夜热咳嗽。医者作瘀血治之，遂尔腰屈不伸，痰多食减。又以理中、四物之属投之，致令夜热大作，少腹极痛，脉来迟紧带弦。因谓之曰：此中虚而血寒也。四物泥腻，非痰多食减者所宜，理中壅燥，岂夜热咳嗽者能任？遂疏黄芪建中汤，迭进而安。

黄芪建中汤　方见卷二内伤门泄泻不食。

【评析】此案用黄芪建中汤的依据全在于脉。迟为阳气虚，紧为寒盛，而弦为肝急、为痛，因此谢先生得出其病机为"中虚而血寒"的结论。经云"劳者温之"，仲景立小建中汤、黄芪建中汤以疗虚损诸疾。《金匮要略》血痹虚劳病篇曰："虚劳里急，悸，衄，腹中痛，梦失精，四肢酸痛，手足烦热，咽干口燥，小建中汤主之"；"虚劳里急，诸不足，黄芪建中汤主之。"二方温中补虚，缓急止痛，同治虚劳诸症，所不同者，黄芪建中汤加黄芪，所治之证更兼营气不足。谢先生云："四物泥腻，非痰多食减者所宜，理中壅燥，岂夜热咳嗽者能任。"黄芪建中汤理气血而不腻，祛寒痰而不燥，产后虚劳，正宜用之。选方用药精妙如此，最堪玩味。

呕吐脉痛

陈飞云学博之女，产后两月，忽然战慄，左胁微痛，胸中窒塞，屡进表散之剂，寒慄愈盛，呕吐清水。时值天气炎热，诸医莫辨虚实，招予视之。诊其面色，红中带青，脉象甚微，久按觉弦，细揣知为久寒在血。其左胁微痛，是肝气郁而不伸；肝挟相火，是以面色青红；木邪侮土，是以胸中窒塞、呕吐清水。因思厥阴中寒，相火内寄，非发表温经，病必不解。但发表宜兼养血，温经最忌助阳，宗仲景治厥阴久寒之例，与当归四逆加吴萸、生姜，药下立安。

当归四逆汤　方见卷二虚寒门寒毒中脏。

【评析】此案要点当分两处看。一在于辨证。谢先生抓住其"左胁微痛"的主证，定其病位在厥阴肝经。因两胁为肝脉所过，肝虽位于右，而气则升于左。虽然面色发红，但"红中带青"，青为肝之本色，"面色青红"为肝挟相火，此是辨证的细微之处。"脉象甚微，久按觉弦"是辨寒在厥阴的关键。寒盛则阳气郁遏，故脉象甚微，久按觉弦者，弦为肝脉，亦主痛症。"左胁微痛"为肝气不舒，"胸中窒塞，呕吐清水"为木邪侮土。二在于治法。病机既明，用药当顾及妇人产后多虚的体质特点。谢先生提出了"发表宜兼养血，温经最忌助阳"的治疗原则，最终用厥阴伤寒之当归四逆加吴萸生姜汤养血散寒而取效。这种审慎求因、寻思妙理、精确用药的职业操守，确实值得后人学习。谢先生精于伤寒及脏腑等各种辨证方法的综合运用，由此亦可见一斑。

《伤寒论》第 351 条："手足厥寒，脉细欲绝者，当归四逆汤主之。"第 352 条："若其人内有久寒者，宜当归四逆加吴茱萸生姜汤。"前条指出当归四逆汤用以治疗血虚肢厥，后条进一步指出，在血虚肢厥兼伏寒的情况下，加生姜散饮，吴茱萸散寒。

寒热如疟

萧洪元室人，产后偶然寒热如疟，医以外感，投五积散，不效。洪元自知医理，又与黑神散，不应。更医以为血虚，进八珍汤，是夜潮热烦躁；次早口干舌裂，又用归、芍、芩、连，服后火势愈腾，唇口愈燥，咽喉窒痛，胸腹胀迫，燥渴异常，脉来洪数，按之亦皆鼓指。内外一占，俨然大热之象。但临产艰难，神气固丧，且血下甚涌，阴营亦伤。思人身阴阳相抱，始得资生，今阴精内竭，孤阳外扰，若非滋液敛神之法，势必阴亡阳灭而已。因处大剂理阴煎，加附子、五味，另用龙眼二斤，熬汤掺服，服后寒战、重覆不减，唇舌俱淡，乃阳微之状已彰。但明知产后血枯阴涸，且脉形未敛，尚不敢偏行辛温，确守前意，滋液敛神、甘温到底而安。

按：妇人产后血虚、发热燥渴诸症，愚曾用理阴煎重加姜炭而安，盖产后血夺，阳无所依，浮散于外。姜炭散虚热之上品，引血药以生血之灵丹也。

男澍谨识

理阴煎　方见卷二虚寒门误表戴阳。

【评析】中医治病的精髓在于辨证论治，病变多端而治无恒法，临证不可守死方以治活人，疟证亦然。此案乃产后用药失误所致的阴虚阳浮之症。初感寒热，医者没有顾及患者"临产艰难"、"血下甚涌"等产后阴血亏虚的生理特点，骤用发表夺里之峻剂五积散治疗，致使营血为之重伤。谢先生"内外一占，俨然大热之象"，排除其热之假象，确定其真寒的病机本质。治法用药上，考虑到"人身阴阳相抱，始得资生，今阴精内竭，孤阳外扰，若非滋液敛神之法，势必阴亡阳灭而已"，故处以理阴煎加附子、五味子以及龙眼二斤收阴摄阳，使阴阳交济，相抱相生，火归其位而营血复生。用龙眼二斤者，量可骇人，今人绝无仅有！理阴煎出自《景岳全书·卷五十一》，"凡真阴不足或素多劳倦之辈，因而忽感寒邪不能解散，或发热，或头身疼痛，或面赤舌焦，或虽渴而不喜冷饮，或背心肢体畏寒，但脉见无力者，宜用此汤照后加减以温补阴分，托散表邪。"本方以阴柔之当归、熟地配伍刚燥之干姜，刚柔相济，补阴而不碍脾阳，用途极广，应予仔细体会。

谵语发狂 二条

戴琪圃室人，小产后业已越月，忽然浑身战慄，卒倒无知，目瞪手散，半晌略醒，旋发强言，或骂或笑，或歌或哭，一日两发。驱风养血之药，投之无算，而病不少衰。延余视之，见其产后久病，犹气旺神充，因笑曰：病之情由，吾深得之。戴曰：何谓也？余曰：令正之禀，必素多肝火；前之小产，必因多进补剂，以致血得热则沸腾而下。产后身中之火未息，冲任之血未安，胞宫之秽未尽，则污瘀之血势必从火势而冲心包，以致神魂狂乱，少顷火降而人事清，移时火升而神机似乱矣。故病发时浑身战慄者，正《内经》所谓诸禁鼓慄，如丧神守，皆属于火。病经两旬，若谓血虚风动，安得久病而神不衰耶？用铁落饮合当归龙荟丸，加漆渣、桃仁、花乳石，下污血一片，而神清病愈。世知药能治病，抑知药能治鬼乎？近时通弊，尤属可笑，故记之。

【评析】经云"肝藏魂，心藏神，脾藏意，肺藏魄，肾藏志"，邪扰五脏，精气不得内守，则发为癫狂之证。所谓神鬼附体之说，乃无知妄说，其实质皆是脏病。本案关键在于"前之小产，必因多进补剂，以致血得热则沸腾而下"的病史分析，否则小产后温补尚且不及，何以敢投寒剂？癫狂躁扰，无有宁时，多由痰火扰乱心神致病。生铁落饮出自明代医家王肯堂的《证治准绳》，清心涤痰，主治狂证。方用贝母、陈星、连翘、茯神、远志、橘红清心涤痰，安神定志；丹参、元参、天冬、麦冬养心血，滋心液，壮水济火；钩藤、辰砂平肝息风，重镇宁神；石菖蒲开心孔而通九窍，复其神明之用。谢先生定见在胸，自无犹豫，故用生铁落饮合当归龙荟丸下火祛邪，加漆渣、桃仁、花乳石以下污血。邪瘀去而神魂返宅，病体得痊。

周捧书乃室，小产后数日，恶露如崩，胸紧腹胀，气迫窒塞，怒目而视，人事大困，自言见鬼于前。余临其帷，犹用法师敕符喷水，燃火叫喊。余见之大为惊骇，盖知其心阳将脱也。急以芪术、鹿茸、姜炭、枣仁、五味、龙齿，约重斤余。捧兄以产后瘀血，且因天令亢热，疑不敢用，因面令煎服。进药时神气愦乱，目已半合，身已将僵，余为惊怖，盖恐其药之不及也。亟为灌完，随命复煎一剂更服，毫不为动，于是又煎一剂，服之而神少醒，自云：身非己有，渺茫不知所从。盖神魂尚未归宅之验耳。更加五味一倍，又服一剂，是晚神魂略安，犹然时惊时惕，时恐时昏，不敢开目。次早脉犹未敛，按之豁大如空，下血淡少。仍与前方，连进一剂，始敢开目，饮食大进。忽然腹中作痛，下血水，腥臭不堪，意者果有瘀乎。于是原方加泽兰、益母、生蒲黄、肉桂一剂，下出朽腐白肉一团。众妇不知何物，余曰：此变胎也。妇视之果然。痛始除，胀始消。随以归脾汤加鹿茸、姜炭、肉桂，连进十剂而健。初视时，舌白胀满塞口，外以蒲黄、干姜末搽舌，遂缩如原。

【评析】同为"见鬼"之证，上案为肝火，此案为心阳将脱，谢先生临急症而辩证之细、处置之捷，最宜玩味。药用芪、术健脾益气，鹿茸补精血而温心阳，姜炭温脾阳而止血崩，枣仁、五味酸敛以收心气，龙齿重镇安神。诸药合用，共收安神固脱之效。重剂数进，亦有直驱下焦、引阳下潜之意。

中医非不能治急症也，今人已失其法矣！此案先生辨脉、用药之经验，可师可法。初服药脉仍豁达如空者，乃心血失守，神明外泄之机，故加五味子增强收敛之效，中医治病，总以脉复平和为度。腹痛下血腥臭者，有瘀血也，泽兰、益母草、蒲黄、肉桂乃温下之剂；继以归脾汤加味善后者，补养心脾之意；后因其舌满而外用蒲黄、干姜末外涂者，舌为心之苗，此乃心经阳虚、逼寒于外，治寒以热之法也。

谵语自汗

黄杏帘先生之媳，体气孱弱，素禀肝火，且针黹书画，日夕劳神。今秋产后，即下榻如常，因目中觉燥，自取旧方，药只熟地、白芍二味，立时恶露顿止，目瞪反张，逾时方醒，醒而复发。昏夜邀视，合室惊惶，坐视片刻，连发二次，醒时忽言见鬼，一身战慄。余诊两脉，幸无洪大，知为神魂不藏，隔壁喊叫，闻之则发，探病客至，见之亦发，立时怒目上视，十指紧撮，牙关随闭，面若涂朱，汗出如雨，片时之久，稍呕微涎，人事复清。余坐二时之久，已发三次。家人咸称邪祟，又议恶露上攻。余曰：闻声则惊，见生人则惕，显属正气大伤，因生惧怯。且恶露虽止，腹无着痛，实因芍、地酸寒凝滞之故。唯有收敛温通一法，尚何恶露可破，邪祟可驱哉？重用参、归、姜、桂、龙齿、五味、茯神、钩藤、龙眼，迭进不辍，其势渐缓，恶露随下而痊。或问曰：病因血止而变，今用补血而反通者，何耶？答曰：《素问》病机篇云，血气者，喜温而恶寒，寒则凝而不流，温则消而去之耳。

【评析】"体气孱弱，素禀肝火"，当为血气不足体质；"目中觉燥"，虽当补养肝血，但不得骤用滋腻之剂以伐其生气。正由于误服熟地、白芍之酸寒敛滞阴血，逼迫虚阳于外，故成此案神魂不藏之祸。可见临证用药，贵在勿伐生气。谢先生辨其"闻声则惊，见生人则惕，显属正气大伤，因生惧怯"，虚实之辨为下一步处方遣药之关键。

"血得寒则凝，得温则行"，谢先生用"收敛温通"之法以通行血脉，恶露下而病自安。"收敛温通"四字，最堪玩味。中医治病有专治法，有杂治法，伤寒六经分明，用药不可混淆，见一经则用一经之药，此谓专治。杂病多经同病，一脏受损则多累及其他脏腑，故需多经同治。当升则升，当降则降，如血府逐瘀汤桔梗与枳壳并用；当散则散，当敛则敛，如东垣风药发散的同时，多配伍白芍之类，以免耗散真气。此案则收敛与温通并行，干姜、肉桂者，温通血气以祛邪外出也，龙齿、五味者，收敛真气以使神魂内守也。收敛与温通并行不悖，所谓"车走车路、马走马路"是也。

腹痛自汗

吴应新内人，产后寒热腹痛，诸医以芎归加入行瘀之药，两投愈痛，人事困顿。余以血虚腹痛，当温养血液，疏以理阴煎，畏而弗服。明是血虚发热、气虚生寒之症，误以时行疟症之治，以致大汗如洗，衣被皆透，举室慌乱，复延余至。

原知产后津脱之症，未敢轻许可治，所喜脉无躁扰，神明未乱，亟以大剂人参养荣汤，叠进三剂，外以五倍末津调敷脐，其汗稍收，而寒热乃除。唯腹痛既非瘀血，必是内寒无疑。但血去液伤，辛温难进，爰拟交骨未缝，寒入阴中，仿仲景产后腹中疞痛属寒疝之例，与当归生姜羊肉汤，服下腹痛果除。后数日，又因换衣触寒，寒热复起，舌心灰黑。与理阴煎加附子一剂，寒热虽息，而大汗仍来。重进养荣汤，三剂不应，外以荞麦粉扑之，汗亦不止，余甚踌躇。其家以为尸汗，咸称不治。余曰：药虽未效，症尚未变，且脉亦甚微，亦属吉象，仍将原订养荣汤用五味子八钱，外以龙骨、牡蛎粉扑之，其汗稍息。复将原方昼夜三剂，其汗始收，舌黑始退。自云心多惊怖，犹是血去液伤，重进归脾、养心，数十剂始健。

养心汤

黄芪　茯苓　获神　当归　川芎　半夏　柏仁　甘草　枣仁　远志　五味
人参　肉桂

当归生姜羊肉汤　方见前本门少腹绞痛。

【评析】妇人以血为本，产后尤多虚多寒，当归生姜羊肉汤乃其正治，奈何率用行瘀破血之剂，以致变症百出。此案又为产后滥用活血化瘀者之当头棒喝。

值此津脱危急之际，内服人参养荣汤加五味子以补养，外用五倍子、龙骨、牡蛎等敷脐扑敛，迭进大剂，方挽危难于顷刻。内服、外用迭进，危急之时随证治之，匠心独具，可师可法。用养心、归脾汤者，药用人参、黄芪以补心气，川芎、当归以养心血，茯苓神、远志、柏仁、酸枣仁以泻心热而宁心神，五味子收神气之散越，半夏去扰心之痰涎，甘草培补中气，肉桂引药以入心经，润以滋之，温以补之，酸以敛之，香以舒之，则心得其养。汗为心之液，津血本同源，此乃王道不二之治。舌心灰黑是中焦虚寒、痰饮凝聚之象，因而投温补之剂，大汗不收，但患者血衰气馁，不能妄行辛燥，直以温补贯彻始终，所谓求其属也。

养心汤出自《仁斋直指方·卷十一》，原方主治为"劳淋、气淋"，《医方考》论本方云："《内经》曰阳气者，精则养神，故用人参、黄芪、茯神、茯苓、甘草以益气；又曰静则养脏，燥则消亡，故用当归、远志、柏仁、酸枣仁、五味子以润燥；养气所以养神，润燥所以润血；若川芎者，所以调肝而益心之母；半夏曲所以醒脾而益心之子；辣桂辛热，从火化也，《易》曰火就燥，故能引诸药直达心君而补之，经谓之从治是也。"

口渴自汗

吴鹤皋乃室，是临川陈祥光之女，产后两旬，忽然汗出二日，医治数日，身热烦扰，口干发渴。祥光因鉴媳妇之误命也，请诊而任其治焉。视其舌光如镜，边刺红燥，身热烙指，汗出粘手，口虽渴而热汤不畏，脉虽洪而重按无力，可知汗血同源，内液枯涸之故。非收神敛液，势必神丧而亡。急用黄芪、桑叶、麦冬、五味，四味同煎，不杂他味者，盖仿血生于气、水生于金之意也。直进十余剂而康。祥媳误案，附虚寒门误表气脱。

【评析】前医治数日无效者，或因汗出为热，而以寒凉之剂重伤阴血，阴不敛阳，故见"身热烦扰，口干发渴"。汗血同源，脉洪为火盛，洪而无力为营血不足；口渴为热盛，渴而不畏热汤为虚阳上扰。虚实之辨只在一线之间。值此似是而非之际，如再误用白虎汤以实治虚，殆矣！谢先生用黄芪、桑叶、麦冬、五味子，药仅四味，而理法完备。黄芪补气，血生于气；麦冬润肺，天一生水，从上而降；五味子敛阴，且滋化源，金水相生；用桑叶者，既散浮热，亦理肺燥，可使药效达于上焦皮毛，诸症自愈。如此精妙之治，非精熟阴阳五行之理者岂能为之！

五更泄泻

吴乐伦乃室，年近四旬，素患小产，每大便必在五更，服尽归脾、四神、理中之药，屡孕屡坠。今春复孕，大便仍在五更，诸医连进四神丸，不仅解未能移，并且沉困更甚，商治于余。

诊毕，乐兄问曰：拙荆虚不受补，将如之何？余曰：此乃八脉失调，尾闾不禁，病在奇经。诸医丛事脏腑肠胃，药与病全无相涉。尝读《内经·骨空论》曰：督脉者，起于少腹以下骨中央，女子入系庭孔。又曰：其络循阴器，合篡间，绕篡后，别绕臀。由是观之，督脉原司前后二阴，尊阃督脉失权，不司约束，故前坠胎而后晨泻也。又冲为血海，任主胞胎，治之之法，唯有"斑龙顶上珠，能补玉堂关下穴"，但久病肠滑，恐难以尽其神化，当兼遵"下焦有病人难会，须用余粮赤石脂"。如斯处治，丝毫无爽。五更之泻，今已移矣，十月之胎，今已保矣。《内经》一书可不读乎。

按：四神丸原为五更火衰泄泻而设，今施于下虚关滑，宜乎不中肯綮。矧五更为诸阳之会，八脉之聚，非专固奇经，乌乎有济。而余粮、石脂二物，人皆泥为重坠伤胎，今反不然者，《内经》所谓有故无殒，亦无殒也。

男澍谨识

【评析】中医治病，理法方药，环环相扣，缺一不可。谢先生精熟各种辨证方法的综合运用，卓然大家。识证准，药不准，亦难取效，此案与本门崩漏案皆从奇经论治收功，此案治在督脉，彼案治在冲脉，是为要点。

或问五脏之虚与奇经之虚诊治有何区别？五脏乃气血虚而在经，奇经则精髓枯而在络，经为大道易达而气血易补，络为隐曲之地而精髓难复。就奇经起始而言，为丹田、命门元气之所居，关人性命之根本，故其伤也重，其治也难，叶天士发明"非血肉有情之品难补奇经"，即是此理。谢先生此处引"唯有斑龙顶上珠，能补玉堂关下穴"论奇经之治，亦得其妙。"斑龙顶上珠"指鹿角霜。余粮、赤石脂者，《伤寒论》已论理下焦之意，学者参之。

阴菌下坠

桂煜堂内人，因取乳服药，患阴菌下坠，足腹肿满，又误治半载，忽变口噤舌缩，诸医无从措手。延余诊脉，六部按之全无，似属不治，盖心主血脉，舌为心苗，有内外交绝之象，然呼吸调匀，神明未乱，面无杂色，均非死候。因原其始而求其理：妇人两乳，乃冲任所关，故乳汁与月水相应；误投下乳之药，冲任大伤，以致子宫脱出；又因误治，肾气散越而为肿满。按少阴肾脏，位虽居下，然其脉常萦舌本。今气已坠散，脉道不能上朝，故脉不至而舌本不能萦也。此际收摄之法，有断然必用者矣。遂处大剂人参养荣汤，重加鹿茸、艾叶，频进旬日，新旧诸恙，统护痊安。噫，医可不求其理哉。

人参养荣汤　方见卷二虚寒门误表戴阳。

【评析】阴菌下坠即子宫脱垂。本案因产后服下乳药太甚而损伤气机，累及冲任，致气机下陷，故子宫脱出。口噤舌缩者，足少阴肾之经脉散布舍下，此乃伤及肾气也，津液不能上承，筋脉拘挛之故；六脉全无者，气血陷而近乎脱矣。此全误治之罪也，故亟当大补收摄。及治不用补中益气汤者，补中益气汤治在肝脾，升散稍强；人参养荣汤加鹿茸、艾叶乃心、肝、脾、肾同治之义，补养尤专，且鹿茸能入奇经，于产后虚脱更为适宜。

崩漏 二条

丁桂兰内人，年近五十，得崩漏之病，始则白带淫溢，继则经行不止，甚则红白黄黑各色注下，绵绵不绝，迁延五载，肌肤干瘦，面浮跗肿，胸胁作胀，谷食艰进，所下已有腥秽，自分必死。所喜脉无弦大，可进补剂，然阅前方，十全、归脾之药，毫无一效。

窃思妇人久崩，调补气血不应，必是冲脉损伤。考《内经·逆顺》篇以冲称血海，又为五脏六腑之海，又云冲脉起于胞中，而胞中原属命门，因推人身自头至足、腹前背后，无不禀承于命门，以海为百脉之宗，经络发源之地，然非独血海为然也,即气海、髓海、水谷之海,亦皆禀承于命门,与人身气血之盛衰,大有关系。再考《内经》于胸胁支满、妨于食、时时前后血,必因少时有所大脱血,或醉入房,气竭肝伤。此症虽非醉犯房劳,必当年产后胞户未扃,房室不慎,损伤冲脉可知。夫冲既不蓄,则诸脉皆废不用,有职无权。由是任脉不为之承任,带脉不为之带束,督脉不为之统督,阴阳跷维不为之拥护。故身中之精华,散漫无统,无所禀承,不及变化,所以诸般颜色之物,注于冲路而下,譬之漏卮,不竭不已也。所服参、芪、归、术,计非不善,但甘温守补,岂能趋入奇经?

仿《内经》血枯血脱方法,特制乌鲗丸,义取咸味就下,通以济涩,更以秽浊气味为之引导,参入填下之品,立成一方。似于奇经八脉,毫无遗义。且令其买闽产墨鱼,间日煮服,亦是同气相求之意。如此调理两月,按日不辍,五载痼疾,一方告痊。

后黄鼎翁之内,悉同此症,但多有少腹下坠,未劳思索,径取前方加黄芪而痊。

附方

熟地　枸杞　苁蓉　鹿角霜　故纸　茜草　牡蛎　锁阳　海螵蛸　桑螵蛸
鲍鱼汤煎

按:《内经》四乌鲗骨一藘茹丸,《素问》治气结肝伤,脱血血枯,妇人血枯经闭,丈夫阴痿精伤。

乌鲗骨四两,即乌贼骨,藘茹一两,本草作茹藘,即茜草。丸以雀卵,大如小豆,以五丸为饭,后饮以鲍鱼汁,利肠中及伤肝也。窃忆《内经》之方不多见,除此方外,唯有治心腹满、旦食则不能暮食、名曰鼓胀之鸡矢醴,一剂知,二剂已。其方用鸡矢干者八合,炒香,以无灰酒三碗,煎至一合,滤汁,五更热饮,则腹鸣,辰巳时行黑水二三次,次日觉足面渐有皱纹,又饮一次,渐皱至膝上,则愈。及阳气盛、阳跷之脉不得入于阴、阴虚故目不瞑之半夏汤,以千里长流水扬万遍,取五升,半夏五合,煮为升半,饮一小杯,稍益,以知为度,覆杯则卧,汗出则已而已。一剂知,谓药病相知,犹言药与病合。二剂已,谓病已除也。

男澍谨识

【评析】各色带秽，五年痼疾，虽辨为虚证，但是十全大补汤、归脾汤大补气血为什么却没有丝毫效果呢？谢先生说"调补气血不应，必是冲脉损伤"，诚为经验之谈，这个结论也应该引起临床用药足够的重视。冲脉起于命门，冲脉不蓄则百脉皆废，"由是任脉不为之承任，带脉不为之带束，督脉不为之统督，阴阳跷维不为之拥护。故身中之精华，散漫无统……"谢先生慧眼专固奇经，此为识证治证之关键。奇经论治，选方用药尤为重要。本案用乌鲗丸"咸味就下，通以济涩，更以秽浊气味为之引导，参入填下之品"，血肉有情之品填充髓窍，医理昭然。叶天士发扬光大了奇经论治理论，其用药经验可以结合本案学习。

附： 一 得 集

妄见妄言

傅补轩内人，产后匝月，忽患四肢僵痹，呼号鬼神，众惊以为邪祟，祷之不灵，召余往诊。脉得右大左伏，面青唇白，舌苔边白中黑，兼之久未更衣，小便短少。按此症舌心带黑，便闭溺短，当推实热例治，然无口渴痞满之患。舌黑而滑，四肢僵冷，当推虚寒例治，而脉候又非微细迟弱。复于色窍细审，面青目瞪，似属肝邪为患居多，且左脉隐伏，应有绸缪郁结之情。原肝为刚胜，体阴而用阳，魂被火迫外游，故探病客来，未至先知。虚症亦有肝不藏魂，能知宅外之事，而妇人产后血虚，尤多此证，宜养荣汤之类者。况肝主筋，热盛筋急，故目瞪上视，四肢僵痹也。又肝主疏泄，脏病联腑，故便闭不通也。此则肝气膹郁，足为明征。

补轩与余素契，执前医方来阅，皆参、甘、归、杞守补之味，大概泥于左脉不见，惑于丹溪产后当补气血一语，似于凭症审视之道，尚未尽善。补轩信余甚笃，并述右乳肿痛，已经数日。原乳房属阳明，乳旁属厥阴。经曰：营气不从，逆于肉里，乃生痈肿。故见症于阳明厥阴之部分，又肝之为病，足为明验。

直疏以逍遥散合龙荟丸进退酌用。是夜连进二剂，谵语肢痹俱止。唯于天晓时，前症欲萌，旋尔又止，是得前方叠进之力。设认症不确，小剂暂试，势必病重药轻，前症复萌，定归咎于药之不当，又作更方之想，则失之远矣。其前症欲萌于天明时者，乃肝木旺于寅卯故也。后又将原方加疏肝导气一剂，诸症潜消。视其乳房果红肿进迫，欲作脓溃之势，继将原方加公英、香附、白芷托里排脓，果得出脓一碗，肿痛悉瘥。只经数日，尚未更衣，渠母促用通剂。余以下不嫌迟，遵王道之治立方，用五仁以代通幽，连进数日，大便渐通，末症亦渐以除，未费调补而安。

此虽余临症审治之不差，实补轩信余之不差也。倘补轩任前医参甘稳当之方，势必肝气愈结，四肢渐变厥逆，指甲皆青，神识愈见昏聩，舌卷乳缩有之，而参、附、姜、桂，又安能禁之不用。值此错乱纷更，则余亦无所适从矣。

逍遥散　方见卷一伤寒门阴阳易症。

当归龙荟丸　方见卷二痫厥门肝火生风。

【评析】肝藏血，血舍魂，妄见妄言即魂不守舍，肝不藏魂也有虚实不同。患者四肢厥逆、面青唇白，显属肝木为患，而有肝不藏魂；右脉大为下降之令不行，左脉伏为上升之力不足；苔白中黑而滑是中焦虚寒、痰饮凝结之征；便秘溺短为肝木不主疏泄。此病枢机在于肝木，肝木郁滞，神魂不藏而妄见妄言；肝不疏土，中州不运而便秘溺短、舌苔色白心黑而滑。

肝为刚脏，体阴而用阳，仅为壅补，自然无益，反致肝气愈结。因用逍遥散疏肝补土，合当归龙荟丸苦寒清理肝胆湿热，于是肝郁得舒。再用清热托毒之药，将痈脓排除，诸证悉瘥。

《外科正宗·乳痈论》曰："乳房阳明所经，乳头厥阴所属。"又《妇人良方》曰："乳痈者，由乳潼结聚，皮薄以泽而成。盖阳明之脉主血，其血又归厥阴之气，血涩不通，气结不散，故积聚成痈也。"

设病初不用温补，则无此乳痈矣！

（赵红军）

卷 六

痉 厥 门

太阳伤风

熊继先乃郎，半岁，肌肤娇嫩，笑舞爱人，继先常与余言可喜。余曰：凡娇嫩之物，最忌风霜，当预防之。继因见其易于抚养，乃私议余言之非。

一日患伤风小恙，鼻塞咳嗽。医以二陈、苏、防之属，因而得汗，即至嗽声不出，气急神扬，尚以不嗽为效，盖不知外感以有嗽为轻，以无嗽为重。又误进苏子、枳壳之属，下咽未久，忽然目珠上瞪，四肢抽掣。又误进镇惊丸。诸医见其小水短少，更与疏风之药，加入淡渗之味，继因见病急未服。危迫之顷，先自谢罪，恳余治之。遂疏桂枝附子汤与服，尔时变症愈出，忙煎灌之，一剂而风痉自止，再剂而诸恙悉痊。嗟嗟，药只一方二剂，而成功旦夕者，原有自耳。此正分经用药之妙也。仲景云：太阳病发汗，遂漏不止，其人恶风，小便难，四肢微急，难以屈伸者，桂枝附子汤主之。盖此儿阳气素微，汗之有亡阳之变。夫汗为心之液，四肢为诸阳之本，小便为阳气之化。误发其汗，阳越于表，津弱于里，营卫将离，机关大乱，是皆太阳阳亡之象，亦诚危矣。欲返太阳之阳，必当循经引治，故以桂枝色赤属火入心之品，用附子以补心肾之阳，元府不密，赖白芍酸以敛之也，津弱筋急，处甘草以缓之也，营卫不谐，藉姜枣以和之也。一方之中，如此妙用，乃仲景之深心，正为太阳救逆之法。举世不察，徒事惊风之说，千中千死，执迷不悟，总由不究六经之议耳。

【评析】患儿鼻塞咳嗽，以二陈、苏、防也属正治，奈何体质娇嫩，不耐升散，耗气散津反至阳虚。可见治病之要，首论体质。

汗后无嗽，气急神扬，显属下元空虚，不能摄气，此时应当沉潜为要，反与苏子、枳壳、镇惊丸之金石冰麝辛散耗气，结果阳虚风动，更是雪上加霜。

桂枝加附子汤原文是："太阳病，发汗，遂漏不止，其人恶风，小便难，四肢微急，难以屈伸者，桂枝加附子汤主之。"本条为中风虚证发汗过多导致阳虚液脱风动的证治，以附子辛甘温暖下焦，使虚阳归宅，桂枝汤调和营卫，润木疏风。

夹食伤寒

吴聚群令爱，发热头昏，目珠上视，四肢逆冷，然唇燥溺短，病情已露于外。而医者泥其发厥，更见其软弱困倦，欲以灯火、姜附急施。适余至而切止之。因辨之曰：此夹食伤寒症也。虽四肢为诸阳之本，因食停胃中，加以新寒外入，以致胃气抑郁，不能四达，故发厥而昏沉，乃大实有羸状，即此类也。且既无吐泻之因，又非汗下之后，此先热后厥，明是热深厥深之病，安得认为阴症耶，以槟榔丸一剂，下出胶黏之物一团，而人事遂醒。但厥回复厥，更以四逆散升散表邪，推泄里热，复微热微汗，而诸逆悉解。似此人鬼关头，不过先攻后和两法，未费周张，二剂以生。此阴阳疑似之症，最宜详辨。

四逆散

柴胡　白芍　枳实　甘草　各等分。

槟榔丸　方见卷三肿胀门食停中焦。

【评析】厥深者热亦深，厥微者热亦微。热厥胜复，其因营卫之气郁遏中焦，不得发越而出，内热积聚而外显厥象，待到积累到一定量后，暴发而出，于是外显热象，此后热散身复厥，循环往复。机体也在厥热往复中或渐趋热多厥少而病愈，或渐转为厥多热少而病进。

槟榔丸即木香槟榔丸，本为红白痢疾、里急后重所设，此处导滞理气去积，以调理中焦。后用四逆散，柴胡苦平微寒提热外出，甘草甘温和中，白芍苦酸柔肝敛阴，枳实苦辛寒下气导滞，使内之气机通畅，邪热发越于外。

此案当与《寓意草》辨黄长人伤寒疑难危证治验并详诲门人案相参，兹引其文于下：

黄长人犯房劳，病伤寒，守不服药之戒，身热已退，十余日外，忽然昏沉，浑身战慄，手足如冰。举家忙乱，亟请余至，一医已合就姜、附之药矣。余适见而骇之，姑俟诊毕，再三辟其差谬。主家自疑阴证，言之不入，又不可以理服，只得与医者约曰：此一病药入口中，出生入死，关系重大，吾与丈各立担承，倘至用药差误，责有所归。医者曰：吾治伤寒三十余年，不知甚么担承。余笑曰：吾有明眼在此，不忍见人活活就毙，吾亦不得已耳。如不担承，待吾用药。主家方才心安，亟请用药。

余以调胃承气汤，约重五钱，煎成热服半盏，少顷又热服半盏。其医见厥渐退，人渐苏，知药不误，辞去。仍与前药，服至剂终，人事大清，忽然浑身壮热。再与大柴胡一剂，热退身安。

门人问曰：病者云是阴证见厥，先生却认为阳证，而用下药果应。其理安在？

答曰：其理颇微，吾从悟入，可得言也。凡伤寒病，初起发热，煎熬津液。鼻干、口渴、便秘，渐至发厥者，不问而知为热也。若阳证忽变阴厥者，万中无一，从古至今无一也。盖阴厥得之阴证，一起便直中阴经，唇青面白，遍体冷汗，便利不渴，身蜷多睡，醒则人事了了，与伤寒传经之热邪转入转深，人事昏惑者，万万不同。诸书类载阴阳二厥为一门，即明者犹为所混，况昧者乎！

如此病先犯房室，后成伤寒，世医无不为阴厥之名所惑，往往投以四逆等汤，促其暴亡，而诿之阴极莫救，致冤鬼夜嚎，尚不知悟，总由传派不清耳。盖犯房劳而病感者，其势不过比常较重，如发热则热之极，恶寒则寒之极，头痛则痛之极。所以然者，以阴虚阳往乘之，非阴乘无阳之比。况病者始能无药，阴邪必轻，旬日渐发，尤非暴证，安得以厥阴之例为治耶！

且仲景明言，始发热六日，厥反九日，后复发热三日，与厥相应，则病旦暮愈；又云厥五日，热亦五日，设六日当复厥，不厥者自愈。明明以热之日数，定厥之痊期也。又云厥多热少则病进；热多厥少则病退；厥愈而热过久者，必便脓血发痈；厥应下而反汗之，必口伤烂赤；先厥后热，利必自止；见厥复利，利止反汗出咽痛者，其喉为痹；厥而能食，恐为除中；厥止思食，邪退欲愈。

凡此之类，无非热深热厥之旨，原未论及阴厥也。至于阳分之病，而妄汗、妄吐、妄下，以至势极，如汗多亡阳，吐利烦躁，四肢逆冷者，皆因用药差误所致，非以四逆、真武等汤挽之，则阳不能回，亦原不为阴证立方也。盖伤寒才一发热发渴，定然阴分先亏，以其误治，阳分比阴分更亏，不得已从权，用辛热先救其阳，与纯阴无阳、阴盛格阳之证，相去天渊。

后人不窥制方之意，见有成法，转相效尤，不知治阴证以救阳为主，治伤寒以救阴为主。伤寒纵有阳虚当治，必看其人血肉充盛，阴分可受阳药者，方可回阳。若面鼙舌黑，身如枯柴，一团邪火内燔者，则阴已先尽，何阳可回耶？故见厥除热，存津液元气于什一，已失之晚，况敢助阳劫阴乎！

《证治》方云：若证未辨阴阳，且与四顺丸试之。《直指方》云：未辨疑似，且与理中丸试之。亦可见从前未透此关，纵有深心，无可奈何耳。因为子辈详辨，并以告后之业医者。

胡卣臣先生曰：性灵自启，应是轩岐堂上再来。

上论非独论厥精详，仅一句"治阴证以救阳为主，治伤寒以救阴为主"，足可振聋发聩，引人深思。

表里不和 三条

姜德华之子，二岁，潮热不退，胸紧气促。诸医用尽柴、前、陈、半、枳、桔、芩、连之属，毫无一效。遂尔手足抽掣，角弓反张，烦扰啼哭，夜间尤甚。灯火汤药，杂投无数，皆言已成惊风必死之症。德华来寓邀治。视其体肥面白，唇焦齿燥，舌苔灰白，黏涎满布，舌尖略有红刺，胸紧气促，七窍干燥，小水短赤，大便通而不燥，潮热异常，四肢指尖微冷。细详此症，乃风、热、痰三字合为病也。觉前医之药颇是，何故更加抽掣反张也，此中宜急讲矣。夫医只执迷清火化痰之方，而不知有下痰泻热之法。盖柴胡发散，而于驱风无益。陈、半、枳、桔，虽称化痰，今施风热之症，非愈燥痰涎乎，芩、连只能清火，却无泻热磨刮之功。延缠日久，风无出路，痰愈胶黏，而热愈甚。小儿筋骨柔脆，身中风热既久，津液必然受灼，机关愈阻，经络如焚，安得不为抽掣反张耶。考古唯防风通圣散正为分清表里，兼能驱风泻热，使风仍从外解，热从下出，其痰不治自除，其风不截自止。定见如是，直许可治。姑与通圣散，开水调灌，大解一次，其哭稍定，反张略止。随进通圣散，方除麻黄、白术，加蒌仁、槟榔，二剂，遂下胶痰数块如鸡子大，黏结腥臭异常，乃身中津液痰涎愈蒸愈结之物，病随药愈，众称神治。

此症小儿颇多，皆由在表失表，在里失里，延缠多日，遂成此候。医者病家多执牛黄、苏合、抱龙等丸，外用灯火乱烧，概不知此取用。余治斯疾，颇有所悟，今录之，可为小儿另开生门之法。后之幼科得览是编，未必非临症之一助云。

防风通圣散　方见卷二痿证门表里风热。

郭大兴之子，因食桃李甚多，腹痛口渴，四肢厥冷，泄泻半日，饮水即吐，以后大便不通，人事虽困，然吐声甚洪，痛声甚厉，舌虽不燥，而唇极焦。一医不明先泄后闭之义，更不细审内伏之情，且不知沉涩之脉，妄谓无脉，迫以附子理中急投。余见而止之。与左金合四逆散，加元明粉五钱，下秽物甚多而痊。

盖桃李生硬难化之物，最能助肝犯土，阻格中焦，以致胃气抑遏，故腹痛而厥，乃阳不能舒布之象。起先腹痛下利，不过热结旁流之泄。究竟燥结未下，故虽利而痛不减。后因水入即吐，肠中槁而无下利矣。古云：食不得入，是有火也。且因吐泻甚频，舌虽不燥，而唇已焦，势虽笃而声甚厉，种种明证，如宝炬当空，幽怪悉显。奈何其医匆匆不察，遂有毫厘千里之差。古谓医者意也，如操舟之工，如对敌之将，其可不尽心乎。

左金丸　方见卷二痿证门阳缩不伸。

四逆散　方见前本门夹食伤寒。

吴启明之子，甫及周岁，发热呕吐，泄泻迸迫，烦躁不能少睡，大渴饮水不休。民者误为脾胃不足之呕，虚阳发外之热，津液下陷之渴，与七味白术散一服，遂至两目上吊，角弓反张，肢体痉强，牙紧气促，唇口齿舌干燥而不可解。余知此症乃疫邪传胃，未经清解，以致协热下利，直以葛根黄芩黄连汤。一服，病气大退。再以小柴胡汤去半夏加花粉，二剂而安。

盖哑科之病，人皆详其外而略其内，所以头疼身痛，胸中膨满，小便涩痛，大便热泄，人所不知。而医者又不详为谛审，徒执白术散为渴泻圣药一语，致令疫邪愈炽，燔热偏强，小儿筋骨柔脆，极为难耐，欲其不筋脉牵引变为痉症，其可得乎。余因解肌清热，将表里两证、外内合邪，一同并解，记此一案，不仅协热下利之绳墨，尤为幼科疫疾之鼓钟矣。此症着眼处全在泄泻进迫、唇口齿舌干燥而不可解上谛审。

葛根黄芩黄连汤　仲景

葛根　黄芩　黄连　甘草　或加姜、枣。

小柴胡汤　仲景

人参　柴胡　黄芩　半夏　甘草　姜　枣

【评析】姜德华之子，体肥面白，痰盛气虚体质。初中病即潮热胸闷，潮热为中焦阳明胃热盛，胸闷则上焦肺气不宣。风热附着于有形痰湿之上，则互相掺杂，难以分清。如果采取疏风清热之法，则上焦风热宣泄而潮热可消散，如果从下攻痰泄热则内热必然会下行而解，于是选用防风通圣汤表里分消而愈。此方前面多次用及，兹不赘述。以本无表邪而除麻黄，白术易于导致壅滞，故亦除之，另加蒌仁润下，槟榔宣利而去壅滞。

"柴胡本为发散，而于驱风无益"，一语道破天机。考诸《伤寒论》中，柴胡本为提出郁热，并没有驱风的作用。近代有一些中医于外感证中滥用柴胡，把柴胡作为解表药物使用，又把柴胡作为疏肝解郁的主要药物来用，都是没有根据的。临床应用小柴胡汤、逍遥散等方剂，假如还有需要疏风解表的情况时，还是应该加点风药，因为柴胡只是透热解郁而已。

风虽然能化热，但风与热却有些不同，往往治疗风热外感的时候，驱风和透热要并用。《素问》就有"在天为风，在地为木"，"在天为火，在地为热"的说法。

郭大兴之子案中，桃李助肝，易生火热，若积为病，则多偏火热。患儿四肢厥冷、饮水即吐、人事困顿，显然已有内热。唇极焦，在小儿则为食积痰火内结的表现，这是我们应该注意的诊断指征。

左金丸原方是"一萸与六连"，吴茱萸辛开，黄连苦降，去郁解结。事实上，临床中黄连用量一般为3克，那么吴茱萸用量也就是0.5克，这样的比例对于清泻肝火效果很好，通常用于中焦肝火湿热互结所引起的腹痛呕吐。

吴启明之子忽然发病，自然应首先考虑外邪侵袭，并非内虚渐耗之证。所谓暴病非阳，久病非阴，若虚为因，定然有一个渐进过程，这个观点在本书中多次提及，为临床辨证诊断的一种重要方法。

另，姜德华之子唇焦齿燥，郭大兴之子唇焦舌不燥，而吴启明之子病重之时唇口齿舌俱干燥。脾之华在唇四白，唇燥是食积湿热郁滞中焦，不得发越的表现。齿为骨之余，齿燥则意味着津液大伤。至于口之渴、舌之干，也属伤津耗液的表现。

从姜德华之子案中，我们可以看出，中焦的食积可以导致脾胃不和，也就是脾气不升、胃气不降。营出自脾，卫出于胃，营卫阻过于中焦不得出，致使卫气不能卫外而为固，营气不能荣养脏腑。因内实而致有外感，即所谓夹食伤寒，而此处所说的伤寒为外感病统称。

风湿相搏

吴德华之子，十岁，藜藿之儿，血燥之体，忽然发热恶寒，小水短赤，腹中甚痛。医者误认食积，专行消导，次日足不能移，并无红肿，抚之甚痛，痛声惊人，甚至口㖞反张。医者又称惊风，连进镇惊、抱龙等丸，病日渐重。余曰：素禀血燥，其筋易急，先必涉水湿入内，继必伤风，寒湿相搏，客于经络，名为痛风，非病痉也。当与导湿、疏风、清燥之药。如法治之，果愈。此亦治病相体之一验也。

附方

苍术　黄柏　桂枝　白芍　灵仙　防风　荆芥　山栀　防己　寒水石　甘草　生姜　大枣

【评析】藜藿之儿，贫苦之家，营养自是不足，其瘦弱可见。血燥之体，筋脉易急，血主濡之也。前医不顾及体质而行消导，反致耗血伤气，又用辛散耗气之药，更伤营血。湿从下受，寒从上受，或汗或水，必为感湿后与寒相抟，且气陷于下，三者杂糅，故而足不能移、无红肿而痛，一派寒湿痹阻之证。

治以桂枝芍药知母汤加减。桂枝芍药知母汤出于《金匮要略·中风历节病脉证并治》："诸肢节疼痛，身体魁羸，脚肿如脱，头眩短气，温温欲吐，桂枝芍药知母汤主之。"

　　寒湿聚于下，闭郁阳气，故而以桂枝汤为主，加麻黄辛温、附子辛甘热以温通经脉，使阳气升发于上，再辅以白术甘温、防风辛甘祛下湿。本案中因抚之甚痛，是有风邪（抚摸为变为动，所以为风），再加荆芥辛温、防己苦辛寒、威灵仙辛咸温以祛风除湿；血燥之体，故加大枣甘温；黄柏苦寒，引药入于血分；山栀苦寒凉血，导热下行；寒水石辛咸寒以祛水肿。

热疟似惊 三条

　　黄应保之子，四岁，潮热不退。医以消导发散，渐变昏睡露睛，默默不食。医者不知有热甚神昏之例，谬认为脾土虚败，误投参术之剂，愈加昏睡，目瞪上视。又以牛黄、抱龙等丸迭进，益趋于危。余揣其遍身熇热内炽，舌苔满布，此是温疟确据。因谓此症乃温疟之属，未得分清，故变痉耳。与达原饮一剂，是夜得汗，熇热渐灭。次早仍热如前。又与达原加元明粉一剂，方得表里两和，汗利热退身安。举家咸议病愈不药。余曰：未可。明日疟至，必然又热，但少轻耳。转方以清脾饮，药方煎时，果然又热，傍晚汗解。次日更加乌梅而退。

　　原此症，余治经多人，成效可纪。盖小儿稚阳之质，三阳之邪发热、头痛、畏寒、胸满、口苦之症，概不能言，医者不加详审，误治而致死者，不知几许。考古法唯夏禹铸有热疟似惊风之说，诚足补前人之未发也。

　　后黄培苏先生乃郎，悉同此症，医以发散消导，养阴理脾，误治变痉。余视其神昏热炽，舌苔堆积如粉，且有嚙齿咬牙，明是温疟确据，阳明胃热已极。奈其家信任前医，执迷不悟，犹以养阴理脾之药。疟邪愈闭，出路无由，为可惜也。

　　达原饮
　　槟榔　花粉　草果　白芍　黄芩　知母　甘草
　　清脾散
　　青皮　陈皮　厚朴　柴胡　黄芩　茯苓　白术　甘草　草果　生姜
　　一方加槟榔，大渴加麦冬、知母。

【评析】本案潮热不退，是属阳明无疑。若属食热相结，食去则热消。若风热附着于中焦有形痰湿之上，湿热相杂，如油和面，难以分清，消导发散自然不行，反致热炽中焦、变证突起。

达原饮出自《瘟疫论》，主治邪伏募原半表半里之间者。吴又可云："此邪不在经，汗之徒伤卫气，热亦不减；又不可下，此邪不在里，下之徒伤胃气，其渴愈甚，宜达原散主之。"虽言在伏脊之前、肠胃之后，然视其方意，用药仍着眼于中焦脾胃，是湿热蒙蔽中焦，阻滞气机，汗下俱属不妥。故方以辛苦温，辅以酸甘柔苦之味，开结分消、泻火保阴俱全。治病需时时留意，给邪出路。

黄培苏先生乃郎，疟邪内闭，医患俱不知，补养不辍，以至于邪热壅塞，无发泄之路，终于败亡，足为前车之鉴。

吴月山乃孙，体肥痰盛，暑月发热呕吐，昏迷不醒，目往上视，角弓反张，一二时久，汗出略醒，醒后微热不息，人事昏沉，每日皆然。前医所用之药，一概镇惊祛风，化痰行气。数手雷同，其病愈重。余视其面色黄滞，舌苔浮黄，虽呕吐发热，反张上视，然而发作有时，知病在脾胃，以脾主信故也。仿夏禹铸热疟似惊之例，连进清脾饮而安。须知痓症痫症，断非发作有时耳。

【评析】小儿七八岁之前属于厥阴，主生长之令。肝木旺盛，故生机充盈，但易风动于内，外风、内热、津液匮乏都可以引发，于是这个阶段小儿易于惊风。为医者只需治其因即可，大多数情况下并不需用镇肝息风方法。

暑月湿多热盛，吴月山乃孙素禀痰湿，当以化痰行气、醒脾透热为主。清脾饮出自《局方》，是传统治疗疟疾的方剂之一。方中以青皮、陈皮理气，柴胡透热，黄芩清热，白术、茯苓、生姜健脾，厚朴、槟榔、草果醒脾，辅以芍药酸敛肝气。本方着眼于脾中痰热壅滞、疟邪内伏而立方。

脾虚痫搐

傅芬圃之子，忽尔眼翻抽搐，喉内痰鸣，胸紧气促，发热汗出，盖不知为虚风之病，乃归咎于神煞所害，医巫杂治，合室惶惑。余至其厅，锣鼓宣扬，男妇杂集，声满房中，急为视之，面色黄白浮浮，两眼白珠纯青，一老妇擎杯灌药。余将药嗅，乃麝、片之香，因掷其杯，大声曰：此等治法，真属可笑。先令将锣鼓停止。盖病全是虚怯，正当安神为上，锣鼓声动，惊则气散，其药虽云截风，内有麝、片，皆能散气耗神。且天气暑热，加以人气满房，熏蒸逼炽，仓迫之际，纵有明者主张，医者高见，亦当怵惕塞机，将何恃以望生耶。品翁敬服，辞巫散人。诊其额热气冷，胸紧痰鸣，便泄尿短，黑珠上吊，角弓反张，此乃脾虚痫搐之证。诚由胃气久弱，不能运化乳食，痰涎凝滞于胸，阻塞灵窍为病。盖阳明胃者，主束骨而利机关，饮食入胃，游溢散精，上归转输宣布洒陈之义，全赖胃气运行之力。今胃气既困，机关不利，运行失常，所以反张直折。治之之法，全以助胃扶脾为主。但使胃气旺，便能复其稼穑之常，运行之旧，其风岂非不截而自止乎。先与理中丸调灌，随以星附六君子汤加天麻、钩藤，数剂而安。

【评析】和西医病历无论症状阴性阳性都详细罗列的表格式叙述不同，好的中医医案应该好比一出连续剧，里面应该有情景、情节，并且鲜活清晰，方能说明病机诊断以及方药的形成过程。中医病案的特点是由中医的形象思维方法所决定的，本案可以作为其范例。

本案一开首已经点出了诊断的关键之处："面色黄白浮浮，两眼白珠纯青。"黄白浮浮者，气虚脾虚。白珠纯青者，肝风内动。这是下面诊断、用方、遣药的依据。

脾胃俱属中州，但其治疗方法却各异。脾以升为健，胃以降为和。而脾禀气于胃，胃气不足则全身之气不足。脾为胃行津液，其气虚则湿留，困于中州，故而多用干姜、苍术之类刚药以燥之。胃气足，方能传化降下，胃气虚则全身之气匮乏，阳明不降。胃气虚为本，阳明不降为标，临床治疗时多以参、术之类补益胃气，还应通降胃气，辅以治标之药。

上案首先投以理中健脾，以求拨云见日，阴霾自散，然后再以六君加养阴祛风之药以治本。此处用药亦有刚柔不同之辨，前已述及，大家细心揣摩，自有一番体味。

厥阴腹痛

王志耕乃郎，半岁，夜半腹痛，啼哭不已，以热手重按其腹，似觉哭声稍可，久之仍否。延诸幼科，无非行气消食，误治两日，目珠上瞪，四肢微搐。余视其面色赤中带青，目中白珠颇蓝，手足指尖略厥，小水直无，指纹透甲。危急之顷，静神默悟，详推此症，原是寒邪入里，与方脉寒症无异，意拟姜、桂通阳。然细察面色、唇舌、二便，又非无阳可比，倘辛热误用，而稚阳之质，势必血燥津涸，愈增筋挛瘛疭。因思肝藏血、寒伤营，非养血通脉，寒何由解，痛何以除。先以灯火焠腹，疏通凝寒，以仲景厥阴篇当归四逆汤，一剂霍然。

【评析】小儿虽稚体未充，但五脏俱全、经脉有如常人，唯口不能言、意不能表而已，所以儿科亦称"哑科"。因此，小儿之病，重在闻声观色，察其细微之处。"面色赤中带青，目中白珠颇蓝，手足指尖略厥"，"指纹透甲"，和前面数案一样，都是谢案儿科病证诊断方法的点睛之笔。

热手按腹，腹痛稍解，是阴寒聚于下。青为寒、为风、为木，面色赤中带青，寒热互杂，热不能降下，寒闭于下焦，成上热下寒之厥阴证。目中白睛颇蓝，当是木邪夹寒反侮肺金。故本方用桂枝、芍药、甘草，取桂枝汤意温暖下焦，收敛肝气；细辛以辛散寒凝；《伤寒论》中的通草就是后世的木通，极苦寒以入肝胆，使上浮之热得以下潜。

肺窍壅塞

陈调元之子，五岁，忽然昏倒，目瞪鼻扇，咽喉气壅，两手握拳，举家大哭。时已傍晚，同辈环视，莫敢用药。余用通关散吹入鼻中，连搐二管，始得一嚏，又搐一管，连得二嚏。复用红棉散，葱汤调服一钱，令其裹取微汗，立时即瘥。此幼稚肺气娇薄，腠理不固，感阴物恶毒之气，阻塞肺窍，清道而不宣者，取其嚏，发其汗，则塞者开而壅者通矣。

红棉散

白矾二钱　胭脂一钱　烧灰存性。

通关散

细辛　皂角　等分。

【评析】暴病非阳。忽然昏倒，双手握拳，咽喉气壅，显然是肺气闭郁，天气不开而致。于是用通关散取嚏以开肺气，再用胭脂辛温、白矾酸涩寒开肺窍，祛风热痰涎。

传统的胭脂是用红蓝花（即红花）捣烂，去掉黄汁后形成的红色颜料沉淀物质，经过阴干处理形成膏状。

通关散有多种方剂组成，本案的通关散出自《丹溪心法附余·卷一》，主治"卒中风邪，昏闷不醒，牙关紧闭，汤水不下。小儿急惊风"。

（孙乃雄）

霍乱门消渴、哮喘、目盲、啼哭附

风热内蕴五条

许静常乃郎，素禀阳脏，形骸骨立，暑月焦哭不安，渐至烦渴，因而吐泻。医不察其吐泻由烦渴而来，并不察其烦渴为阳脏所生，误以藿、砂燥胃，参、术补脾，乃至手足搐搦，角弓反张。余视其头毛作穗，独左脑侧隐隐觉高，知为火毒内攻，热盛生风之候，所喜危迫之际，其肿色隐隐尚红，许以可治。时有同道在旁，私议余之张大其词也。疏方以石斛为君，合麦冬、知母、桑叶、枇杷叶、丹皮、薄荷、荆芥之药，服下而风痉大缓，吐泻顿止，随加生黄芪、金银花，再剂，其左脑侧果然高肿耸突，神识清爽，乳食寤寐如常。尚有微热微渴，更以清胃疏风、排脓托毒之药，服至十余日外，脓出而安。

五弟启明问曰：烦渴吐泻之病，本属夏月霍乱之症，详考幼科诸书，并无此等治法，其中原委，请明示之。答曰：此症盖察其阳脏为患，而阳脏多火，与焦哭之症相合，渐至烦渴吐泻，较之阴脏骤然吐泻者，大不侔也。经云：暴病非阳，久病非阴是已。且小儿风火内伏之症，吾尝悟出治法成效可纪，盖仿仲景热邪下陷、嘉言逆流挽舟之法而变通也。须知一病当前，纵然变态千般，必有所以致病之情，既得其情，病斯起矣。试观小儿夏月之病虽多，然有疮疖者少病，无疮疖者多病，况疮疖出则吉，不出则凶乎。夫书不尽言，言不尽意，唯在后人神而明之。

【评析】本案病机为暑热蕴郁于内，不得宣泄，内扰脾胃中州，以至于烦渴吐泻，焦躁哭闹不安。这时如果采用辛凉清热，辅以微辛之品清热宣泄，则热邪必然得以疏解，吐泻得止。前医只是视吐泻为中焦虚寒，不辨吐泻之因实为阳脏体质感受暑热所致，反而用藿、砂温暖中焦，再加参、术补益脾胃，于是阴愈耗伤，火愈炽盛。

发为血之余，头毛作穗，是热伤营血的表现。角弓反张是风动于内，肝木克伐脾土的表现，在临床上属于凶险证候，若后天脾土败亡，药石难进，则无法救治。群医束手，独先生许诺可治，故而众医都认为他"张大其词"。

本案治疗，先用石斛清热养阴为君，麦冬、知母、桑叶、枇杷叶甘凉清心润肺，并能生水，丹皮微寒凉血、微辛透营，另加荆芥、薄荷辛凉解表。服后一剂痉止，透解风热而吐泻消失。再用生黄芪补气固表，金银花清热解毒，托举毒热外出。最后微热微渴，是暑热未去，也是大病后伤津的阴虚症状。胃喜凉润，自然是用甘寒清热养胃，佐微辛疏风、甘温托脓为善后之法。

许先廷之孙，暑月吐泻发热，肢冷躁扰口渴，诸医以藿、砂、陈、半、乌梅、扁豆之属，不知辛温之药，已为扬汤止沸，再加乌梅、扁豆固涩郁火，迫至反张直视，已无生机。余细视面色，既非虚寒，亦非实热，无从逆挽，只得辞治，其家坚留。察其满头疖毒，概已黡陷，唯左脑后大疖尚隐隐若红，且脑侧及项漫肿颇阔。主脑在此。余谓此子生机，或在于此。盖风热内蕴，未得外达，势必内陷，扰乱肠胃，以致吐泻交作，而为霍乱之症也。医者不知风为阳邪、寒为阴邪之理，概以风寒称之，更不究辛凉、辛温之别，风火之病，误以辛温治寒之药，邪火内迫，筋膜干急，则反张抽掣。近世不察者多，更治以抱龙、牛黄等丸，势不竭绝不止。疏方与连翘、干葛、防风、薄荷、知母、丹皮、木通、山栀、灯心、甘草、灶土与服。乃孙不知药苦口渴之故，立时服毕，顷刻安睡，吐泻渐稀，风痉亦息。次早复视，两疖悉皆高耸。仍与前药二剂，小水甚长，吐泻顿止。其家见头项愈肿为虑。余曰：两疖必俟透脓，其肿方消，前方除栀子，加参、芪、贝母二服，果得大脓，头项肿处皆消。后以清养胃阴之药洋参、石斛、苓、薏、桑叶、麦冬、甘、枣之属而痊。

【评析】 患儿暑月吐泻，发热肢冷，躁扰口渴，是风热内闭，阳气不能宣达四肢。暑月吐泻交作，多属阴寒在内，且吐泻后正气虚衰，所以一般以四兽饮为暑月常规用药。本案虽然也是暑月吐泻，但躁扰口渴，已经显露出内蕴热邪的病机，而医者不察，泥用其平素治疗夏季湿证吐泻的套方，加减而取辛温、酸涩，结果辛温助邪，而酸涩禁锢暑热，就成为必然之事了。

"黡"原字下面是"面"，不是"黑"，也读 yan 平声，在词源中为异体字。本意为黑色的痣，黡陷是说疮疖已经色黑暗而塌陷了。疮疖陷伏是正气不足、邪将内陷的征兆。隐隐若红，邪气虽陷，仍有外发之机，故而判定生机或在于此。脑侧及项漫肿颇阔，是风热之毒壅滞，在表皮下化脓。

本案用薄荷、连翘、防风清热解表，葛根辛凉解表止泻，甘草托邪外出，知母泻火滋阴，丹皮凉血透热，灯心清心，木通苦寒利尿清热，山栀导心火经三焦下行，灶土补土止吐泻。继而去苦寒，另加甘温托举、甘寒养阴，肿消脓透。

附　家满春之孙，亦是吐泻交作，发热肢冷。医以藿、半辛温之药，致发刚痓。察其舌刺唇裂，皮肤隐隐带红，余谓此症风火伏于血分，名为流丹不达，内攻脏腑，告变最急。亦同前意，加丹皮、荆芥，果得遍身红赤，更与疏风凉血而安。

【评析】此案病机同于前案。流丹即丹毒，流丹不达，显然是风热内陷，不达于外。仿前案用甘寒养阴生津，甘温托邪外出，另用苦降辛透，以解热毒。

许秀翁之子半岁，时届大暑，发热呕吐，泄泻色青，口渴饮水。温凉补泻杂投，渐次沉困。视之舌时外舐，苔现黄滑，唇红带皱，喘急气促。且通面火光炎炎，时忽惊怖。显属热症，理宜前医清剂可效，为何不应。更视其泻色纯青，知有风邪夹杂其中，其实热蕴于表，风陷于里，所以挥霍缭乱，而为上吐下泻。理宜从感冒而治，法当使风邪达之于表而出，令热邪归之于里而下，则表里清而上下和，不治吐而吐自止，不治泻而泻自止。表邪清则热可退，里邪清则渴可除。遂疏防风、干葛、连翘、赤芍、苏叶、白芷、半夏、黄连、甘草、灯心、灶土。一剂下咽，遍身发出红块如丹瘾，甚痒，此名疙瘩风，乃风热久客内蕴成毒之验也。再服二剂，诸症悉痊。然此症若不如此体认，为之解肌清热，其丹决不能出，必致闭毒而死，虽死不明其故。记此一案，后之学者，其知所取用焉。

【评析】口渴饮水，舌时外舐，唇红带皱，喘急气促，都是内热郁闭的表现。热证应该舌红苔黄，而患儿却是"苔现黄滑"，这是热闭外面，反而没有热象的表现。发热是热蕴于表，泄泻而且泻色纯青，所以其治疗方法是"使风邪达之于表而出，令热邪归之于里而下"。值得注意的是，风邪透出，发为丹瘾，也就是红色风团，相当于现代医学的荨麻疹，又叫做皮肤过敏性风团。对于中医来说，过敏其实也就是风邪隐伏于营卫之内，有时候又兼有湿邪、寒邪，治疗应以透发风邪为主。

许永茂之子三岁，六月吐泻，口渴烦躁，医以藿香正气之属，烦热愈炽，吐泻愈急，可知不受辛温之药。余视其面色皮肤俱苍黑，二便苗窍俱有热象，而脑后数疖，色晦不红，已有陷状。遍身虽热，而指尖略有厥意。此是热深厥深。唇干齿燥，扬手掷足，热邪确据。其家以为惊风，欲与抱龙、牛黄等丸，强为止之。余知为风火扰胃，疖毒因吐泻内陷，急以辛凉疏风、解表清热之药，嘱其必有红丹外出，便是佳兆。服后躁扰不安，复延余至，仍将原方加入生芪、石斛，重用防风、连翘。再剂，脑后疖毒悉皆高突出脓，俾得安睡。再与甘露饮二剂，吐泻顿止，热退而安。须知风火内蕴，扰乱胃中，故见吐泻交作，必使风火外达，庶几中土安谧，胃气一清，吐泻自息。此症颇多，古罕发明，宜留意焉。

【评析】面色皮肤俱苍黑，亦是阳脏。口渴烦躁，唇干齿燥，热证无疑。津液亏损，扬手掷足，挥霍缭乱，是风邪陷于脾胃。其治疗以辛凉疏风、清热解表之品，服后躁扰不安，是托举力量不足，于是以上方加生黄芪升举阳气，再加石斛清热，连翘、防风疏风透邪，终于转危为安。

上一案"泻色纯青"，是风邪内陷，扰脾成泻。此案乃风邪内陷于胃，热盛津伤。

附 庄生之子，周岁，暑月烦渴吐泻。医以柴、葛、藿、半之药，症变四肢厥逆，角弓反张。余视其满头疖痱，已将黡陷，且颈项胸膈攒发天疱，大如龙眼，小如豆粒，俱皆平陷，知为毒气内攻，辞不可治。病家再四拘留。唯左耳一疖尚属鲜红，余拟生机仅在于此，疏以参、芪、荆、防、翘、芷、木通、甘草、灯心、灶土之剂。药下四肢渐温，耳疖出脓，烦渴吐泻减半。是晚复视，令前方重参、芪再进。次早又视，烦渴吐泻顿止，天疱略起，生气勃然，许以无忧，盖风火透于外，肠胃得安也。然肝木尚旺，经络不舒，故四肢搐掣未息。复将前方除荆芥、白芷，加钩藤、羚角、米仁、绿豆壳疏风清热，嘱其再服。其家见霍乱已愈，风痰未息，意仅当祛风，自取牛黄抱龙蜡丸与服，天疱一时自破，原此二丸俱有麝、片，角弓复震，促余再视。昏沉不醒，小蝇丛集，拂之不去，事不可为。嗟嗟! 余焦思劳神，功亏一篑，惜哉。

【评析】本案已经邪陷，正气大虚，毒气内攻，病情较上面数案远为深重，故首先着眼的应该是固护正气。先以参、芪甘温，佐以荆、防、翘、芷辛凉，木通苦降，灶土固土，为扶正托邪之法。再剂重用甘温，正气回复后，方图息灭内风。病家不慎，服用麝香、冰片馨香耗散之物，导致疮疤自破，正气溃败，终致不救。

杨鸿超乃郎，阳脏多火，烦渴吐泻，病因乳母冒暑赴席。医以夹食伤寒治之，乃至大热躁扰而成危候。盖暑邪内攻之恙，反以辛散温胃之药，而火愈炽耳。视其头面疖疡已变平黑，气急神昏，啮齿咬牙，舌苔黄刺，口渴不止，所泄迸迫如箭。余知为阳热拂郁于胃，与甘露饮，日夜频进二剂，诸病大减，再加黄芪、银花，遂疖疡奋起，仍转红润而安。然疖疡变色，有阴邪内盛之黑，气血内衰之黑，其颜色苗窍，与此不同。

甘露饮

生熟地黄　茵陈　黄芩　枳壳　麦冬　枇杷叶　石斛　甘草　天冬

【评析】本案乳母暑热在身，传诸患儿，随乳汁直入阳明，因而导致烦渴吐泻之症。庸医不辨病因病机，竟以夹食伤寒治疗，辛温燥热致成阴津大虚的危症。病因病机既明，故以养阴清热的甘露饮治疗。方中生熟地黄清热滋阴，麦冬、天冬清肺泻心养阴，石斛清胃，黄芩清肺，枇杷叶降气，枳壳理气，茵陈利湿，甘草补脾养营。全方主旨在于甘寒清润，佐以苦寒降火。

对于本方，《医林纂要》曰："热盛则水涸，二地以滋之；热盛则金流，二冬以保之；清用黄芩、枇杷叶；去湿用茵陈、枳壳，而皆有悠扬清淑之致。不必大为攻下，此所以为甘露。热莫盛于胃，而诸热皆统于心，心化不足，则热妄行。石斛补心以除妄热，所谓热淫于内，治以咸寒，佐以苦甘，以酸收之，以苦发之也。"

又，暑月生机发散，万物郁勃，天地之间湿热蒸腾，莫不上实下虚，外热内寒，同时易于霍乱吐泻。此正如《时病论》所言，邪在上焦则吐多，下焦则泻多，中焦则吐泻俱甚。

细读以上各案，可知"风热内蕴"五案，均为阳脏体质。这种体质的人，生机旺盛，身体强健，同时又因升发太过，阳气在上而下元空虚，其人多水不足而色黑，且多瘦多火。下元空虚的人，气阴损伤后，易于气陷邪陷。风邪内陷的结果是邪热内焚，阴气则绝，如果不能及时救治，必然阴阳俱衰而亡。

以上各案的诊断，以吐泻为邪陷的直接病因，以口渴烦躁为吐泻辨别阳证的主要依据，以面赤、面色火光炎炎、唇红起皱、吐舌、齿燥、喘促气急为内热的主要判断指征，以四肢厥冷为邪闭于表的表现，以手足躁扰、肢颤、角弓反张为病情危重的标志，以疮疖色泽红黑为生机存亡的判断指征。其治疗方法则以达邪于表、提出风邪郁热、佐以清热养阴为基本原则，这些诊断治疗的要点都应该记取。

木邪克土六条

黄杏帘孝廉侄女，烦渴吐泻，昏睡露睛。医以丁、蔻、理中治之，反变手足厥冷，时静时扰，神形惊怖，风木侮土之据，面色㿠白，唇红带皱，满舌白苔，心中黄燥。此脾虚有火，表邪内陷，阳气抑遏，不能敷布于四末，风木肆侮于脾家。与四君子加柴、葛、知、芩，服下遍身瘙痒，风邪外达之征，再剂而安。

【评析】病初发即烦渴吐泻，可见病机属阳热，昏睡露睛，又可知吐泻之急暴迅速导致脾虚风动的趋势。前医用辛热之品后，"反变手足厥冷，时静时扰，神形惊怖"，是已经风动。时静时扰，显属火象，谓火光炎炎，飘忽不定。本案为表邪内陷，阳气抑遏，而且脾虚有火，故用四君子汤补益脾胃，固护中州，加柴胡辛平提出郁热，葛根甘凉升清解表，黄芩、知母清肺养阴，服后木气得舒，下身瘙痒，风邪果然外出而愈。

傅兼金乃孙，夏月吐泻，视其神慢眼大，白珠带青，发热口干，所泻澄澈青色，知其脾虚胃弱，进香砂六君。连服数剂，其症不减。复视之，更用柴芍六君加防风，三剂而愈。此风泻之证，乃土虚肝风侮脾，所以其色青绿，非补土制木兼用，宜乎不应。可见用意用药，毫厘之不可忽也。

【评析】白珠带青、所泻色青为木邪确据，患儿口干是因为泄泻伤津所致，但发热显然是邪陷于内的表现，因而用香砂六君无功，随后改用柴芍六君，仍以六君补土，柴胡辛平透热，合防风辛甘提邪外出，白芍苦酸敛肝生津而痊。

李贯英乃郎，四岁，于季夏月初则泄泻，不以为意，致加呕吐口渴，时言腹痛泄泻，甚至满床皆污，泻后又言腹痛，自始至此，并无寒热。有云是霍乱者，有云是食积者，究未能审其病情，愈治愈笃。迨余至，云：时下霍乱，虽有呕吐泄泻，必有寒热之表见，今儿始终无之，固非霍乱也。若云食积，固有腹痛泄泻，然泻后腹痛必减，今泻后而痛不减者，知非食积也。此儿脾气久虚，肝木得以乘之，责之土败木贼，是以吐泻不止。使非补土制木，何以匡一时之急乎？泻久胃中必虚，虫无所养，诸多蛔虫必贯膈间吸其津液，为之拒食，所以呕吐口渴亦有之。今仿刘氏所制痛泻要方，加以制虫之味，岂非病药相当乎。以白术补脾燥湿为君，白芍泻肝缓痛为臣，陈皮利气为佐，防风引经为使，加以乌梅之酸，川椒之辣，既有安虫止吐之妙，又有生津醒脾之功，方成药就，数剂而安。

【评析】腹痛而泄泻，是木邪侮土之征，也就是中医常说的痛泻证。患儿脾虚泄泻而致胃气受损、肝木乘克，用痛泻药方补土制木，加乌梅酸平安蛔，川椒辛温醒脾杀虫而安。

周祉华乃孙，向有疝疾，今秋痢后泄泻，已获小愈，而食物未节，忽又溏泄，身热呕渴，烦扰躁急，乳食不进，察其神色，均属脾胃大虚，十指梢冷，右手尤甚，外肾右睾丸胀大红赤。诸医咸称当以疝气为治，药宜辛散。余曰：此症脾胃大虚，土受木克，治当大培土气，兼制肝木，否则厥阴阳明合病，最防吐蛔而生变。以苓、术、姜、桂、连、柏、乌梅酸苦辛热之剂。药方煎时，竟果吐虫，急以药进，始获略睡。再与前药加入川椒一味，是晚安卧，热渴呕泻顿止，睾丸胀大遂消。愈后其医谓余畏姜、桂之热，故以连、柏监之。岂知厥阴之症，每多寒热错杂之例，用药安得不如是乎。

【评析】案中患儿痢疾泄泻之后，不慎复泻，致使风邪内陷而烦热躁扰，木邪贼土而呕吐纳呆，伤津损液而口渴，又有指冷之厥、睾胀之疝。究其缘由，皆因风邪内陷，厥阴风木当升不升，郁滞于下焦所致，因而以乌梅丸加苓、术。人参壅补，当归滑肠，细辛、附子为少阴之药，皆弃之。再剂加川椒，辛温杀虫、醒脾开胃而瘥。

杨协胜之女，寒热咳嗽，腹痛泄泻。医者未知痛一阵泻一阵属火之例、木强反克之理，妄用消耗之剂，渐至面浮气促，食减羸瘦。又误用芪、术之药，潮热愈重，痛泻愈多，延绵两月，众谓童痨难治，乞余诊之。先与戊己丸作汤，二剂痛泻顿止，继以泻白散合生脉汤，二剂潮嗽皆安。

戊己丸

黄连　吴萸　白芍　各等分。

生脉散　方见卷二虚寒误表戴阳。

泻白散　方见卷一伤寒温热传变。

【评析】寒热咳嗽，应该是木火刑金，腹痛泄泻则是木邪侮土。前医以寒热咳嗽为外感，予辛温发散消耗之剂不效，于是火烁消瘦、金伤面浮、土壅食减。又以为内伤，复用甘温除热之法，于是邪无出路，木火更盛于内。

方用黄连苦寒清火降胃气，吴萸辛热疏肝解郁，白芍苦酸收敛肝阴，使肝遂其条达之性，以除痛泻。痛泻止后，再用生脉散、泻白散润肺生津，以金主形，金水相生而后形体复充。

邓维明之子，暑月呕吐泄泻。视其面色青白，粪色清澄，乃木强土弱，肝气乘脾，用益黄散一服，兼进六君子加白芍，二剂而痊。

益黄散　飞霞　治食积盗汗。

陈皮五钱　青皮四钱　诃子肉四钱　甘草四钱　丁香二钱

【评析】益黄散本来出自钱乙《小儿药证直诀·卷下》，主治脾胃虚弱，脾疳，腹大身瘦，又可治疗果积冷积，韩飞霞则把本方用于治疗食积盗汗。本方用陈皮辛苦芳香理气开胃，青皮苦辛温降气疏肝，破除滞气，丁香辛温燥湿化积，诃子苦酸涩平制木敛肝。

暑邪入里

周庆华乃孙，因乳母冒暑哺乳，暑邪入胃，一时吐泻交作。医以夹食伤寒治之，投以正气散辛温发散，以致大热躁渴。更医见热势升腾，又以白虎汤治之，大寒重坠，以致热邪入里，而成四肢厥逆。又复更医，匆匆一视，见其肢厥，即与附子理中服之，殆至奄奄将息，冷过肢肘，不食不呕，不哭不便。复延群医环视，咸称不治。弃之一日，未见其死，始延余治。视其四肢虽厥，而肌肤尚隐隐微红，唇齿干燥，满头犹热，且眼眵干燥，溺出极臭，知为暑邪入里，与传经热症相同，所谓热深厥深、热微厥微之症也。意拟解肌清热，使邪气分消。但四肢厥逆已久，胃阳抑遏已极，不能敷达于四末，先当和解表里，宣通胃阳，然后解肌清热，方为合法。即煎四逆散，以柴胡发少阳生气，枳实疏阳明抑遏，芍药敛阴和血，甘草和中补土，更煎米饮和服，取其助胃生津。服之片时，果然四肢温和，神气清爽，大便亦通，立时吮乳食粥。复与防风、干葛、连翘、赤芍、灯心、灶土之属，果然遍身红赤，瘙痒之甚。再剂而安。

门人问曰：此症暑邪入胃，吐泻交作之时，不识何药可治？答白：暑令吐泻，必先辨脏腑阴阳，次审阳暑阴暑，以及风寒食滞之有无，苗窍便溺之症据，烦渴之真假，病因之传变，所谓必先议病，而后议药也。但此症初起即知阳暑，若与四味香薷饮服之，岂不冰解乎。而四肢厥逆一症，原有阴厥阳厥，自古分析甚明。奈时医一见肢热，辄投寒剂，若遇肢冷，靡不温燥，遗害不可胜纪，皆由不究阴阳真假之疑似耳。考薛立斋治小儿吐泻之症，亦以手足并热为阳，手足并冷为阴，教人如此认症，未免千虑一失，蒙害至今未已。可见立言之难，非敢驾过前人也。

【评析】案中所论精详，患儿经多手误治，形成热深厥深之证。幸得悉心观察，于外虽厥，于内一派火热之象，且尿出极臭，即断为暑邪。小便发黄为暑证的重要指征，这是因为暑热与心火同气，而小肠与心包络相通的缘故。本案大热燥渴，为邪内陷的热证，四肢厥冷为邪闭，应与前面的"风热内蕴"五案互参。

其治疗先用四逆散和解表里，以柴胡能透热外出，啜粥以增药效。随后以防风辛甘疏散邪气，干葛甘辛平生津，连翘苦寒去热解毒，灯心淡渗通利，赤芍苦酸益阴，灶土辛温补土。

春伤于风

傅彩凤之子三岁，自春至夏，肌肤熇热，形体瘦极，惨惨不乐，大便泄泻，每多鲜红。诸医用凉血之剂，泄泻愈频。又与四君子汤，潮热愈大，口愈渴。余视其惨惨不乐，似属阳气不舒，且潮热无汗，面虽白而带青，舌虽淡而颇红，再视所泻之粪，逾时变青，此必风邪郁于土中，正春伤于风、夏生飧泄之症。因风邪内扰，则营卫不固，而血液迸流，致阳气愈陷矣。仿经旨下者举之之义，与升阳益胃汤，数服而安。

升阳益胃汤　方见卷三肿胀门阳气不升。

【评析】经云"春伤于风，夏必飧泻"，本案即其例。

春夏而身热身瘦、泄泻下血，我们可以看出来，身热是因风邪内陷，风木郁于脾土而生泄泻，木火为患而至消瘦，苦寒更损正气，四君仅为壅补，却无透邪之力，于是用升阳益胃汤补土疏肝去风而瘥。

冷热互伤

黄锦阶先生乃孙，饮食未节，又误啜冷水，因而吐泻交作，发热口渴。前医已进藿香正气散，服后躁扰不安，扬手掷足，号哭不已，稍静则气急目闭，转瞬间仍呕渴交作，躁扰之极。深夜邀视，细看苗窍颐色，尚非虚象，然而情形张惶，躁扰可畏。窃思此症内伤饮食之寒热，外感不正之邪气，阻遏中焦，寒热交进，上下奔迫，腹中绞痛不安，故尔躁扰号叫，方书称为湿霍乱，俗名绞肠痧是也。以寒热邪气交迫，药当寒热解散互用。于是取胡椒二十粒，绿豆四十粒，一寒一热，捣碎煎水一瓯，用以和其阴阳。另以棉纱一扎，取其一转一旋，足解其绞结，煎水一瓯，二汤和匀，原口渴不知所辣，下咽亦受。啜尽乃安。次早复视，面色淡白，舌苔浮黄，尚有微热微泻，知脾胃虽伤，而虚中夹火，当用清补无疑，与六君加石斛、桑叶而愈。按此症急时不得其药，而竟捡俗方用者，所谓礼失而求诸野也。

【评析】"躁扰之极"是本案诊断的关键之处。吐泻而口渴，躁扰不安，扬手掷足，号哭不已，无疑是内热郁闭、邪无发泄出路的热证病机。

取类比象，不仅仅是中医的核心思维，更是整个中国传统文化的核心思维。《易》曰："方以类聚，物以群分，吉凶生矣。在天成象，在地成形，变化见矣。"从传统文化的角度来看，万事万物都是有方有类，同类的事物会有相似的特点，同方的事物会有相似的秉性。

　　本案中运用这种思维模式，虽然不能作为一般用法，但也有灵活应用取类比象之妙。我辈学子当从中体悟，方能随机辨证，应变无穷。

三焦郁火

　　胡永隆之子三岁，其弟久隆之子四岁，时当夏季，患烦渴吐泻之症，俱付幼科医治，病势转剧。唯永隆求治于余。视其汗出烦躁，饮水即吐，泄泻迫迫，小水短赤，舌干芒刺，中心黄苔甚厚，时时将舌吐出，因干刺故也。细为思之，与仲景所谓太阳中风，发热六七日，不解而烦，有表里证，渴欲饮水，水入即吐，名曰水逆，治与五苓散者相符。但此症烦热蓄盛，三焦有火，宜加苦寒之味，引之屈曲下行。妙在剂中之桂，为膀胱积热化气之上品，又合热因寒用之旨，庶几小便通而水道分清矣。以猪苓、茯苓、泽泻、白术、肉桂、黄连、栀仁，二剂而愈。

　　【评析】六七日为阳复之时，正气再复也。患儿因吐泻伤阴，水停膀胱，太阳经气不能上达，于是口渴不已，同时小便短赤，饮水即吐，成为水逆。六七天又逢阳复，阳复则热盛，故以五苓散利水，再加黄连苦寒降胃气，栀子苦寒走三焦，合为清热利水之法。

脾胃困惫

　　久隆见余治效之速，始投余治，抱出一视，大为惊骇。面现五色，唯目中神采尚存，生机只在于此。谓曰：此症全因克伐过伤脾胃，中土困惫。其唇红、口圈青黑者，即脾胃败也，鼻准黄而两颧独白者，肺气败也。败症丛生，本属不治。幸得五色之中，尚有润泽，真脏尚未枯槁，兼之目中精光了然，虽有呕吐，犹时可纳粥，即有泄泻，尚未至于鸡口牛后。通盘揆之，犹在方败未绝之界，所以许为可治。但非参、术迭进，固不能起。

　　久隆问曰：昨舍侄之病，苦于烦渴吐泻，小水不通，而先生乃用栀子、黄连凉之。令小儿之症，历历皆然，而先生乃称重用参、术者，何相反若是？曰：令侄之病，全因胃中伏火，势如燔燎，焰扰诸经，为之挥霍缭乱，故用苦寒之药，直清其肠胃之火，使由小便而出，而诸经自安，是以烦渴吐泻立止。今令郎之症，相隔天渊。先天之体质不足，后天之脾胃更虚，乃因饥饱乳食致伤，复因药饵攻伐，是虚上加虚矣，脾胃一虚，便失其传运之职，关门失禁，所入水谷，迸走肛门而出，遂使津液下陷，不能上升，所以口干烦渴。脾失传运，肺亦言伤，失其治节下输之道，而小水无矣。此与虚阳发外之症，同类并称。值此之际，亟宜大固中州，兼以保肺生津，庶中土安而诸经健运有常，此必然之理也。倘误认为火，妄用苦寒，定然神机寂灭，成慢脾厥逆不治之症。渠竟不信，遂曰：姑看晚间何如，明早再请先生可也。余曰：医有好生之心，吾不忍其縠觫，疏与四君子加附子合生脉散一方，并嘱勿复疑迟。及余回寓，旋延二医，或曰寒，或曰火，商进一派辛散寒凉之药，至以参、术为不可服，同声而和之。迨鸡鸣，阴阳交界之时，果变厥逆，至黎明木旺之时，中土告尽，木克土也，忽变角弓反张而陨。姑笔之以为择医者戒。

【评析】中医治疗重在体质而不在疾病名目，也就是说，辨证施治，异病同治，才是中医治疗的根本原则，本案就是这一原则的实例。

望诊方法，口唇为脾，青黑为木水之色，因而称脾胃败。鼻为土，颧为肺，脾肺之色均见于外，亦是脾肺俱败之征。鸡口牛后说的是食少泄多，入不敷出。明眼卓见，可惜亦是遇而不遇。

脾胃阴虚 二条

王启元之子，夏月烦渴吐泻，唇红舌赤，尿短烦躁，启元自知医理，疏就香薷、扁豆、车前、滑石、黄连一方，未服，商治于余。视其面白神慢，气急多痰，脉息微细，显系脾虚，非暑热之燥。谓曰：分利止泻，解暑除烦，固医门之法则也，然必因人而授，因证而施。今苗窍脉色，脾胃大虚，与此法全不相涉。斯疾唇红舌赤者，津液由吐而上亏也。尿短烦渴者，津液由泻而下亏也。与七味白术散，二剂，烦渴略减，再进六神散加枸杞，十余剂而安。凡泄泻脾阴亏者，当仿此。若脾阳亏者，六神加干姜为至稳之法。用者详之。

七味白术散

人参　白术　云苓　木香　藿香　葛根　甘草

六神散

人参　白术　茯苓　山药　扁豆　甘草

【评析】正如上所说，中医治病，相体裁衣，同病异治，异病同治，这就是辨证论治的根本原则。本案患儿体质素亏，治法自与寻常暑证不同，而案中所立泄泻脾阴虚与脾阳虚之法，于后学甚有裨益。

七味白术散，出自《小儿药证直诀》，功效为健脾止泻，原书主治云："脾胃久虚，呕吐泄泻，频作不止，精液苦竭，烦渴躁，但欲饮水，乳食不进，羸瘦困劣，因而失治，变成惊痫，不论阴阳虚实，并宜服。"

六神散以山药、扁豆补益脾阴。干姜为温阳燥湿要药，其性守而不走，古人称为劫水之剂。

吴某，三岁，时值夏月，患烦渴吐泻。医以消食利水之剂，愈治愈剧，急延余治。视其面色青白，两目神陷，初泻逬迫如箭，白沫甚多，四肢虚软，时忽惊叫。似此寒热虚实错见，必须错杂之药。仿古香连丸清火以逐垢，加熟地补肾生水，用白术健脾燥湿，以早米扶胃生金，有金水相生之妙，脾胃交治之法。服之渴止烦减，神清泻住，人事大清。随令再进，毋饮茶汤。次日病减大半，但时干呕不止，胃虚发哕何疑，微渴微泻，津液下陷未升之故耳。以前方加入参麦汤，正甘酸生津养胃之品，加竹茹、柿蒂止呕清火，二剂全愈。后以六神散调理胜旧。此症近今颇多，因笔记之。

【评析】烦渴吐泻、泄泻逬迫如箭、四肢虚软为热，白沫甚多为风邪，面色青白为虚为寒，时忽惊叫为腹痛，两目神陷为津液大伤，所以说"寒热虚实错见"。虽然症状多端，总起来看，仍属风邪内陷、肝木克害脾土之证，但较前更为严重。故用黄连清热，木香温肠行气，熟地补肾生水，白术健脾益气，早米补胃阴。此后，干呕不止是胃气津液大伤，于是加参麦汤（参麦饮）生津降逆，润肺止咳，另加竹茹苦寒清胆火，柿蒂苦涩平降逆。

参麦汤应当是《千金方》生脉饮之误，本方功效是益气生津养阴。

胃气不和

李唯贵，举子甚迟，今春末得子颇肥，奈乳食缺乏，夏中天气燥热，乳母不慎口腹，致儿受病，患烦渴吐泻之症。付幼科医治，通用清暑利水、生津消食之剂，病转危笃，追至慢惊之候，目瞪声直，四处干枯，是夜来寓请救。视其气息奄奄，面唇青白，问其泻下甚稀，只是乳食入口即吐，不能少停片刻，遍身如火，指尖略冷，小水短少，口渴不止，一切败症，殊难逆挽。然此症重处，正在呕吐口渴为急，至于目瞪声直，都是津枯筋急之故。虽用生津之药，奈胃不能受，将如之何？窃舍安胃一法，决无生理，仿仲景所谓汗下后、噫气不除、食不能下者、用旋覆花代赭石汤之例。方中有赭石之重坠，乃安胃之最妙者，有旋覆花旋转于上，诚为胃虚客气上逆之症而设，合之生津解烦，允为定法。疏方与服，其吐泻烦渴略止，二剂不复吐矣。仍与安胃理脾之剂，调理而痊。后临证此病颇多，悉以此法加减治之，皆获全安。孰谓幼科治法为易易耶。

初方

人参　白术　葛根　茯苓　乌梅　半夏　赭石　覆花　旱米

次服

人参　白术　山药　薏苡仁　乌梅　石斛　扁豆　粉葛　地骨皮　甘草
旱米

【评析】烦渴吐泻，仍是暑热为患，属于热证，只是患儿几经误治，气息奄奄、面唇青白，吐泻不止，已经气阴大虚。遍身火热，十指微厥，口渴溺短，总由津液枯竭、阴亏内热，但以脾胃大虚、呕吐不纳为急。

本方用赭石重镇，降逆止呕，旋覆花旋转于上，缓缓降逆气于下，人参补胃气，白术益脾气，茯苓淡渗通降阳明胃气，葛根甘凉生津润燥，乌梅酸泄肝木，半夏降胃化痰，旱米润肺生津，吐泻略止，继进一派甘寒养津之药而愈。

阴阳两虚二条

熊唯谦，晚年举子，甫及半周，体肥面白，先患吐泻，医以二陈、藿香、扁豆之属，继加烦渴，更医进七味白术散，入口即吐，人事大困。请余视之。

时静时扰，静时气急目闭，动时角弓反张，遍身如火，四肢独厥，唇红舌光，干燥之极，囟沉睛白，头项青筋累累，此乃阴阳虚竭，本属不治。熊君素知医理，曰：虽有灵丹，奈胃不能受何。余曰：吾虑亦此耳。因思此症外显假热，内本真寒，四肢发厥，元阳亦败，舌燥无津，元阴亦损。但求阴无速功，回阳宜急治，格药不入，可见中寒已极，必得反佐向导之法，庶克有济。遂将人参白通加猪胆汁徐徐与服，入口不吐，乳食亦受，四肢渐和，余即回寓，仍嘱是夜再进一剂。熊君虑其胆汁苦寒，遂减胆汁，仍然吐出，因加日间所剩胆汁数滴，下咽即受。次早邀视，身体温和，舌已生苔，尚有微泻未除，连服八味地黄汤加花椒而愈。

白通汤　八味地黄汤　二方俱见卷二虚寒门寒毒中脏。

【评析】患儿体肥面白，是素禀阳虚之质，吐泻后前医予以藿香、扁豆之类，立即转为烦渴，可见病因本为暑热无疑。后医以口渴为治，给予七味白术散，结果入口即吐，人事大困，此时尚属热证。等到谢先生接诊时，由于反复吐泻，病情已经大为逆转。"唇红舌光，干燥之极"是阴液亏虚至极。"遍身如火，四肢独厥"是阳格于外于上而下元阳虚。"囟沉睛白，头项青筋累累"是阳虚寒湿困脾。"时静时扰，静时气急目闭，动时角弓反张"则已经是肝风动摇、正气不支的危证。此时病机已经和《伤寒论》四逆加猪胆汁汤（即白通汤）无异，因此用四逆汤回阳救逆，再加猪胆汁以为热药之向导。服后果然呕止阳回，继以八味地黄丸加川椒、辛热芳香、开胃温脾、收敛虚阳回宅而愈。

杨甸成之子，夏月发热溏泄，医治两旬，气短神倦，其热夜重日轻，其泻日多夜少，毛发枯槁，囟沉枕陷，唇舌干燥。余曰：阴阳两虚也。杨曰：曾服石斛、麦冬，其泻愈多而食不进，服人参、白术之药，其烦愈重而口愈干。余曰：

皆错也。病属阴阳两虚，药当刚柔并进。麦冬甘寒，非阳虚久泻所宜；白术苦燥，岂阴虚久渴可投。酌为一方，连进而愈。

附方

熟地　附子　枸杞　怀山　扁豆　山萸　石脂　甘草　龙眼

【评析】发热夜重昼轻是阳陷入阴，泄泻昼多夜少是阳气当升不升，再结合气短神倦、囟沉枕陷为气虚阳陷，毛发枯槁、唇舌干燥是阴虚液脱，所以说是"阴阳两虚也"。这一病机，假如单纯使用阳药则阴愈亏耗，单纯使用阴药则泄泻愈频，所以必须刚柔并济之法，方能不致互害，故以熟地甘寒填阴，山萸肉酸甘敛阴补肝，山药、扁豆甘平健脾，龙眼肉、甘草、枸杞甘温养血益营，附子辛热回阳救逆，赤石脂甘涩止泻。

慢脾风 三条

聂秀章之子，三岁，尚不能行，皆由体禀素弱，时值长夏，患烦渴吐泻之症，医者不究其脾胃之虚，执用外感之治，误投知、连、陈、半之属，延经十日，愈治愈危。商请于余，冒暑视之。神已大败，呼吸将绝，视其眼生翳膜，肌肤削极，吐泻交作，脾胃败也；小水赤涩，泻多亡阴也；口中时渴，津液亏也；声微息促，气不相接也；昏睡露睛，脾败不能合也；四肢厥逆，阳气竭绝也；手足微搐，喉内痰鸣，黏涎无统也；脑后上发热，虚阳外越也。通计诸状，皆由脾肾两败，真慢脾风症，然喜尚能饮乳不辍，但不能久乳，因其血虚而乏力之故。

众曰：此症患者皆死，何治之有。余亦蹙额踌躇。然慢惊之证，固由脾肾之虚，至古人所制金石脑麝之方，后贤已辟其谬。今极重之症，非取后贤所选理中、六君之药，大剂急投，鲜克有济。遂将古方十全、理中、六君、胃关之意，加入驱风之品，酌为一方，每剂十两之重，每日夜令进三剂，缓缓与服，如灌溉之法，欲其周身空虚之地无处不到，每药嘱其戚人聂方兄督进，毋令稍减。如此三日，败症稍回，神已渐醒。四日内白珠赤脉贯眼，口舌糜烂，白垢满布，状似积粉，如月内小儿鹅口之形，众嗟热药之误，急欲更医。聂方兄委曲周旋，邀余再视。众持改用凉药之见，余曰：服补剂而眼红口烂，不但世俗谓之燥，即医者亦多谓之燥矣。殊不知虚火上冲，阳气将回，游移不定，扰攘于外，尚未归宅，斯正岐伯先师所称阴病见阳者生，正属可喜。此时若改用凉药，势此前功悉废。遂将开水拭去口中白垢，仍令原方加熟地三钱以和其阴，再进，日夜三剂。次早视之，口中润滑，眼内俱清，遂减一剂，每日令服二剂，逐日渐愈。不一月，前后共计药三十斤，肌肉充盛，遂能趋步行走。众始钦服。

余尝叹小儿之死于慢惊者，多由于此。即如此证，设认定其虚，或知用其药，而不能以重剂多剂救之，是为病重药轻，延绵复死。即进此方后，多有阳回而现阳证者，咸疑为热，稍无定见，每多意乱心迷，乃至大变其法，改用凉剂，无不立毙。余每于斯证临治之时，苦心体察，深恨世医所治小儿吐泻之证，无分寒热虚实，专守辛散清凉之药，实者侥幸得功，虚者脾肾两败，露睛厥逆，吐舌抽搐，遂曰惊风，复不分急慢虚实等情，更以凉散香疏汤药、丸散、灯火杂投，以致二便不禁，四肢冰冷，五脏竭绝而死，至死不明其故，良可悲也。近时人体禀气浇薄，夏月极多此症，堪为痛心。是以愈加精研，博览古训，参以拙见，似有寸长，久欲与同道勘破，恐管窥之见，有不尽然。近年阅历稍深，凡治慢惊，悉用此法，屡验不爽。敢望同志之士，共明夏月伏阴在内之理，当先顾脾胃为主，后察其六淫兼证，战战兢兢，毋伤其正，庶几得焉。因名其方曰大回生汤。

大回生汤　专治小儿夏月吐泻，及杂病误治成慢脾风症，一切脾肾虚寒，发痫惊风，实有起死回生之功。

人参　白术　黄芪　附子　枣仁　枸杞　干姜　茯苓　肉桂　丁香　白蔻
钩藤　全蝎　甘草

用水一碗，煎至不见水，提起，入夏布巾内取汁，调赤石脂，缓缓服后，如吐不止，加赭石调服，姜、夏同煎。肝木旺者，羚角汁调服，痰盛者，加泡星、天麻。肾阴亏者，加熟地、枸杞，不炒。泻止厥未回者，加当归引药入于血分。服数剂后，或眼内翳膜不能退清，加冬瓜仁二三十粒，以润肝燥。小便利者，去茯苓，方内只有干姜之性，取其大能补火生土，阴虚者未免有劫水之弊，用者量之。肺气虚及津不生者，加五味。

【评析】脾主四肢，三岁尚不能行，可见禀赋之薄。考其本源，初期本为烦渴吐泻之证，可见和上案一样，也是暑热病证。后来曾经屡经误治，呼吸将绝，神已大败。"视其眼生翳膜"者，暑热蒸腾于上；"肌肤削极"者，脾土大虚之象；"小水赤涩，口中时渴"，"脑后上发热"者，亡津脱液，肾阴亏虚；"声微息促，昏睡露睛"，并且"手足微搐，喉内痰鸣"者，是脾土衰败，肝风内扰；"四肢厥逆"是亡阳证候。所以最后总结说"通计诸状，皆由脾肾两败，真慢脾风症"。病情如此危重，其生机仅在"尚能饮乳不辍，但不能久乳"。

病情既然如此危重，其治疗方法，必然是回阳救逆，佐以益气补阴，和为一方，且大剂缓进，灌溉之法，诚为挽回败证之关键。

另外需要注意的是，阳气回复之际，多有虚火上炎的症状，这在临床中比较常见，比如病人忽然眠艰梦频，或者脉转为滑象等，这个时候如径用凉药，轻则病势滋蔓，重则阳气消散，功亏一篑。

傅锦翁乃孙，端阳后时忽吐乳，未曾介意，二十日外，其吐愈多。一幼科用藿香正气散一剂，开肠洞泄，大热发渴。延余视之，面色浮白，两目无神，虽吐次多，而无秽气，泄泻频而澄彻清冷，唇虽燥而无皲纹，热虽重而指尖冷，口虽干而热汤不畏，诊得脉息沉微，最防慢脾。遂疏理中附子、丁香一方。服后诸症渐减，但有微渴微烦未除，更用七味白术散一方，嘱进数剂，勿图速效，俟其清阳升而渴可止，脾阳健而热自除。

适余他往，只服二剂。更医大罪吾药，用柴胡、知母、乌梅、花粉、藿香、半夏之属，连服数剂，人事默默，干呕身冷。医者病家咸以安静为功。偶于途间遇余述及，余曰：尔以默默为快耶，岂不闻人事不醒、神识昏迷为重乎？尔以呕吐无物为快耶，岂不闻呕吐有物为轻、哕无胃气为重乎？尔以身冷无热为快耶，岂不闻身温为和、肢冷厥逆为重乎？此虚风内养，慢脾之证，已显危候。言未毕，其家专人来报云：此儿手足牵动，睡则露睛，喉中痰鸣。

复延余视之，昏迷不醒，掐之不哭，睡不交睫，翳膜遮睛，二便长流，四肢厥冷，时忽抽搐，喉如曳锯，内外一探，阳气竭绝。因其无阳，药可偏恃，但救危须在顷刻，药饵一时难回，令研胡椒五钱，津唾调敷于脐，立时身动，似觉微烦，口中闻有椒气，哭声渐出。随调扶阳丹一两，徐徐灌下，大呕一声，胶痰旋出，随吐随灌，随灌随吐，约吐胶痰半碗，其色青碧，系由无阳津液冷凝所致。随进大回生汤一剂，计十两之重，每日夜三剂，连服二三日，败证皆回。尤有奇者，不过一周之儿，服乳后自能以手探吐。余甚讶之。但胃中全赖乳食充养，因束缚其手，仍以回生汤加赭石以安其胃，前后共服回生汤五十剂，厥病方瘳。愈后专理脾阳，两旬而健。

扶阳丹　自制

专治小儿夏月吐泻，致成慢惊、脾肾阳衰之证，兼治男妇中寒、呕吐腹痛、一切火衰等症，并皆神验。

白术　附子　干姜　砂仁　丁香　肉桂　甘草　胡椒　川椒　澄茄　米糊为丸。

【评析】本为吐乳小恙，一服藿香正气散便"开肠洞泄，大热发渴"，可知其病与上面各案的烦渴吐泻意义相同，本属暑热所致无疑。迨谢先生接手时，病已经转为阳虚之寒证。"面色浮白，两目无神"，为气虚脾虚；"虽吐次多，而无秽气，泄泻频而澄彻清冷"，为阳虚；"唇虽燥而无皱纹，热虽重而指尖冷，口虽干而热汤不畏"，是上热下寒的表现，而脉象沉微为阳虚确据。既然脾胃虚寒已经到了如此地步，极有脾虚肝风内动的可能，所以说"最防慢脾风"，于是用附子理中汤加丁香温胃回阳，服后果效。

二诊因为吐泻伤津的微渴微烦，改用七味白术散以补益脾阴。

三诊因误服寒凉药物而转为脾胃虚寒、肝风内动的慢脾风，其症状为："昏迷不醒，掐之不哭"，是正气衰败的表现；"翳膜遮睛"，是虚阳上浮，暑热蒸腾，结为翳膜；"睡不交睫"，"时忽抽搐"是肝风震动，惊风之象；"喉如曳锯"是阳虚而肾不纳气，寒痰上逆；"二便长流，四肢厥冷"是阳气竭厥，亡阳在即。急用白胡椒敷脐，脐中为肾，脐周为脾，用胡椒辛热之品外敷肚脐，以醒脾肾之阳，再予扶阳丹灌服，呕出寒凝胶痰。最后进大剂大回生汤，以术、附、干姜、砂仁辛温回阳，丁香温脾止呕，甘草缓急补中，胡椒、川椒、澄茄辛温温肾回阳，肉桂辛甘温疏达肝木。阳回后再加赭石重镇补土而安，终获收功。

小儿为稚阳之体，生长迅速，禀厥阴风木生生之性，厥阴风木者，内具温热之性，故而常曰风生万物也。如果患儿阳气日耗，津液日竭，土败木贼，自然虚风动摇。这就是小儿病证阴阳虚耗以后易于动风的原因。

附　陈蕃宗之子，烦渴吐泻，医治两日，延余诊治，视其眼沉凶陷，面色青黄，唇深红如艳朱，舌深红而干刺，脉得急数无伦，睡时烦扰。此胃败津伤，五脏精华尽发于外，中无所蓄，乃阴阳两竭之候，诚为死证。救阴碍阳，救阳碍阴，两不能受，直辞无治。随延别医，是夜果卒。然此症倘遇相信之士，竭力挽救以尽人工，当用理中、附子、猪胆汁，从阳引阴，从阴引阳，及胃关、理阴二煎，阴阳两救之法，或可回生于万一也。

【评析】病情本是烦渴吐泻，也是暑热急证，经治两日，证变阴阳俱虚，可知误治无疑。"眼沉囟陷，面色青黄"，是脾气大虚；"唇深红如艳朱，舌深红而干刺"，是下元脾肾虚寒，肺胃阴津亏虚，而虚阳浮越于外；"脉得急数无伦，睡时烦扰"，是阳浮而风动，慢惊已成。本案的关键在于虚阳外越，精华尽发于外。

此案诚如先生所言，虽说是死证，亦有可救之法，但假如无互相信赖的医患关系，亦难以挽救于万一。须知医患纠纷，古亦有之，并非当今独有现象，这也就是谢先生直辞不治的缘故吧。

许受基乃郎，时值六月，病烦渴吐泻之症，尝清凉补泻之药，渐至四肢冰冷，额腹发热，手如数物，足忽抽掣，眼皮连札，目珠瞤动，吐泻交作，所下白冻甚多，小便赤涩，时欲饮水，一时数医咸至，有疏竹叶石膏汤者，有疏黄连解毒汤者，有疏洁古芍药汤者，有谓惊风不可治者，议论纷纷，毫无定见。余揣势在竭绝，本不可治，但细视其两目尚黑白分明，生机犹在，因再三辟其差谬。遂疏理中加附子、枸杞与之，即令购药面煎，灌完回寓。次早复视，病势如前，因加黄芪大剂，面令煎服，自早至晚，灌药不辍。按治一日，诸风皆息。四肢温和，小水已长，吐泻已止。次日烦躁之极，发出唇肿、口疮、舌赤等症。众议药燥之误，急欲清凉。余曰未可。更用八味地黄汤，导其阴火而愈。数日后复发遍身红肿。其家复议附子之毒，急于清解。余曰：未可。更进理中加丹皮、桑叶，收其浮火而痊。

许兄问曰，先生之见，与众不同，其理安在，请略言之。答曰：夫药之寒热，全在虚实之分，症之疑似，关乎真假之异。若非于此道洞彻始终，值此垂危之际，焉能枯木回春乎。

八味地黄汤　方见卷二虚寒门寒毒中脏。

【评析】此案重点在于治疗过程中的变证。本案开头即点明烦渴吐泻症状，和前面意义相同，都是暑热为因。也因为误治，转为危证。

"四肢冰冷"，是阳虚厥逆；"额腹发热"，是由于误用寒凉药物攻下，导致泄泻不止，因而使心包相火下陷于脾胃之地，寒凉遏伏，阳热郁闭，额为阳明之经脉，故额腹发热；"手如数物，足忽抽掣，眼皮连札，目珠瞓动"，是肝风动摇，所谓慢脾风之主证；"吐泻交作，所下白冻甚多"，是寒凉误下的结果；"小便赤涩，时欲饮水"，是相火下陷，借小肠以为出路，心与小肠相表里也。病机既明，回阳救逆，温健脾阳，势在必行。于是以附子理中汤加枸杞，继加黄芪升举脾阳，力挽狂澜，终以八味地黄汤收摄阴火而痊愈。

消渴 二条附

林寿之子，三岁，脾胃素亏，今夏发热口渴。医者不知其脾虚发热，误用外感之药，其热愈盛，其渴愈加，小便甚多，大便甚艰。更医又不究其津液前阴已泄，致后阴津枯便艰之理，误投破气润肠之药，陡泻数次，肌肉消瘦，面唇俱白，舌光如镜，饮水无度，小便不禁，饮一溲二，喜食酸咸之物。吁求余视。谓曰：此消渴之候，遍身肌肉血脉津液皆从二便消泄，而上愈渴。若不治其消，何以止其渴。且败证种种，阴阳两损，前贤已无治法，愚何敢任。所喜两目精采尚存，声音犹响，生机或在于此。但未审能舍此三分之命，服吾十分之药否。曰：无不信从。遂酌裁一方，阴阳两补之意，加以涩精秘气之药，连服三十剂而愈。以后连遇数症，消渴、泄泻，诸医执用滋火之方。一经余治，悉用此法加减出入，皆获全愈。以龙眼、莲子汤代茶。

附方

熟地　人参　白术　干姜　枸杞　黄芪　菟丝　牡蛎　五味　肉桂　鹿茸　甘草　附子　桑螵蛸

【评析】"脾虚发热"者，脾气不足，夏季汗出过多，致使脾阴亏虚，虚阳涣散不摄而发散于外。这时如果给以补益脾胃津气之法，如生脉散合以四君子汤之类，便可痊愈。而前医不识发热之病因病机，误以为感受外邪，误用疏散之剂，遂致脾气愈加受损，于是阴亏则"其热愈盛，其渴愈加"；脾气虚弱不摄则"小便甚多"；脾虚不能为胃输其津液，则"大便甚艰"。后医不知尿频导致津液脱失，因而大便燥结之理，反而投以耗气伤津的攻下之剂，于是陡泻数次以后，"肌肉消瘦，面唇俱白"，是脾气大虚，气以充形，短期内迅速消瘦便是气虚表现；"舌光如镜，饮水无度"是脾阴大虚，饮水以自救；"小便不禁，饮一溲二，喜食酸咸之物"，损耗至此已经由中焦损及下焦，喜食酸咸是肝肾之体大虚以自救，小便不禁是肾气虚，饮一溲二是肾阳虚，不能化气输布水液。

与上案相似，肝开窍于目，双目精采尚存，证明厥阴生生之气尚未尽，还有一分救治余地。

本方用理中汤温补脾阳，加熟地甘温柔腻之品填补胃阴，牡蛎收敛浮阳，桑螵蛸收涩止泻，五味酸敛肝阴，附子温阳化气，鹿茸温肾补精，菟丝补肾固精，黄芪甘温升阳益气。

萧占春乃郎，自恃体质坚强，日食桃李，因患疖毒，头项及身大如卵者十数枚。及疖毒大溃，脓血交迸，理宜身凉安静，反加身热躁扰。医者不以清金润燥，日与柴、葛、知、芩，胃气益削，口渴饮水，小溲无度，用尽滋水制火之法，消渴愈炽，形羸骨立，始延余治。余曰：痈疽溃后，气血耗泄，非补气养血，渴不能止，处黄芪六钱，甘草一钱，银花三钱。盖黄芪补气，忍冬养血，气血充溢，渴何由作。服之半月，果获全愈。

【评析】俗语云"桃养人，杏伤人，李子树下埋死人"，桃李均为寻常水果，但是万物过极均有其害，嗜食过多极易酝酿湿热，致疖毒发于外。疖毒溃破后又损气耗血，肺胃阴虚津亏，于是气虚下陷，小便频数无度，同时又口渴不止。治疗以黄芪益气，甘草补脾，银花甘凉清热。

本案中前医虚实不究，不辨病机，以至误治后愈治愈热，而这种滋阴清热的方法，应该说，即使在今天，也是很常见的。这种方法之所以无效，值得深思，并应引以为训。

哮喘 附

黄含宇乃郎，忽然喘嗽气促。医用解表之药，其气愈紧，又加汗大，鼻扇胸高。其家惊怖，迫前医复视，误认气脱，忙以人参、五味之属。下咽胸高喘迫，不能出声，目瞪上视，汗大如雨，痰声如雷，促余治之。知为胸膈积热，心火凌肺，肺胀喘急，变幻最速，幼科称为马脾风者，即此是也。以《集成》牛黄夺命散加苏子以疏肺，又入莱菔子以反参，急煎与服，危状皆平，更与清肺药而愈。窃此症目不常睹，医者学而不思，不亦罔乎。

牛黄夺命散

黑牵牛半生半妙，取头末五钱　锦庄黄酒润晒干　陈枳壳麦麸炒各一两

【评析】忽发喘嗽气促，如果属于风寒外束，解表后自应病情减轻，而本案用药后病反加甚，大汗出，鼻扇胸高，显系热邪为患无疑。前医先不识肺热喘嗽，后误以大汗为亡阳之汗，投以人参、五味之类，以至形成危证，一错再错，缘于不辨病机之故。

方用黑牵牛苦辛温，祛湿逐痰，通利二便；大黄推荡攻下，酒洗后可使其上升至肺，以迅速泄肺降气；枳壳苦辛宽中理气。另加苏子辛温开宣肺气，平喘消痰。

目 盲附

聂恒兆乃郎，四岁，忽眼生翳膜，延目科医治，说寒说热，内服外点，其翳愈厚，遮满黑珠，直不见物。其家意为目已瞎定，安心不治。奈焦烦啼哭，昼夜不安，始延余治，不过欲少止其焦哭耳。细为审之，病虽久而声犹大，形虽瘦而腹甚高，知为热积生虫之候。所幸白珠尚有红赤血丝，因慰之曰：不仅病可愈，且目可明。遂以胡连、黄连、胆草、栀仁、雷丸、鹤虱、臭荑、鸡内金、君子、石决、厚朴一派清火杀虫之药，研为细末，每日用鸡肝一具，如无，以猪肝两许代之，入药末三钱，蒸熟与服。所喜伊子不以药饵为苦，且日争服之。服至三日，下虫十余条，目翳渐消，遂大安。阅半月，虫下数十条，果然眼内俱清。后以扶脾和胃之剂加清肝之品，饮食渐进，形肥于旧也。

【评析】形瘦腹胀，小儿疳积已成，湿热郁积，湿热蒸腾于上，达于两目，便成翳膜。用胡黄连苦寒去疳积，黄连苦寒降胃气，龙胆草极苦寒直入肝胆，栀子仁导热下行，雷丸、鹤虱、使君子、臭荑除虫，厚朴辛温宽中降气，鸡内金消

食去积，石决明咸寒去痰热积滞。辅用肝者，以物补物，使黑珠复明。

啼哭 二条附

聂秀章，举子甫及旬日，苦于啼哭不乳，或时惊怖，或时搐搦，或胸紧气急，或目瞪头摇。众云惊风之候，已服金石脑麝之药。余视之曰：误也。夫脐风一症，月内之儿固有之，但虽啼哭不乳，必兼撮口噤口之类。今儿之病，苦于啼哭不止为急，至于他证，不过时有之，所为更缓耳。尝考方书所谓口中之啼，多因腹中之痛，正所谓月内小儿盘肠气痛是也。因视其腹，已果胀满，肚上青筋累累，随用灯火焠之，其哭稍定。更悟此儿因乃父秀章自患气阻之病，曾效四磨汤饮者，余前案中已发明之。斯儿亦禀受此根，仍与四磨饮以散结气，更因大便甚坚，用酒大黄水磨，以下其腹中之气，不致久羁脏腑，一服悉安。后数日，治许发科之子，方月，悉同此证，但多有呕乳一病，乃脏腑阴阳不和，升降未顺，是胎寒之属，以指迷七气汤，母子同服而愈。

指迷七气汤

青皮　桔梗　半夏　益智　甘草　陈皮　莪术　肉桂　丁香　藿香　香附
生姜　红枣

上㕮咀，水三碗，煎至一碗，母子同服。

【评析】儿科俗称哑科，因小儿口不能言，须悉心观察。案中患儿秉承其父体质，中虚气郁，以灯火回阳，四磨饮子散结气，大黄酒洗，促其宣通而安。

指迷七气汤出自《全生指迷方·卷二》，主治"情志不舒，气郁血滞。胸脘痞闷，腹部胀痛，或有积聚，肌黄食少者。聚气，由惊、恐、恚、怒，或冒寒热，留而不去，为郁伏之气，因气流行，随经上下相搏痛，久久令人痞闷，其脉短涩。六聚，状如癥瘕，随气上下，发作有时，心腹疞痛，攻刺腰胁，上气窒塞，喘咳满闷，小腹䐜胀，大小便不利，或复泄泻，淋沥无度。多饮成酒癖积块，腹胀疼痛，身肿肌黄，少食"，功效为行气消滞，和血消积，化痰饮，宽胸腹，顺气进食，消胀软坚，散聚气，辛温消导。本方用青皮破滞气，莪术行气，陈皮理气，香附疏散肝气，桔梗开天气以排痰，半夏豁痰降气，益智温肾，丁香温脾，藿香温胃，肉桂温下焦而升肝气，再加草、姜、枣缓中健脾益营而安。

陈庶凡之子，素禀木火阴亏体质，及周时当季夏，每多夜啼，渐至口糜舌烂，唇红齿燥，面白颊赤，小便赤短，时忽惊叫，微有搐搦，用尽石膏、竹叶、芩、连、木通之药，苦寒迭进，其火愈盛，前医束手辞去。庶凡来寓请救，余视之，果属火症，并无他歧。前医之药，种种皆是，然凉之不效，乃太仆所谓大热而甚，寒之不寒，是无水也，当滋其肾。况此儿阴亏之质，纯阳之姿，内火发外之症，岂六淫外入之疾者比。以六味地黄汤、生脉散，数服而安。

【评析】水火者，阴阳之征兆也。素禀木火，阴亏水虚，春夏木火当令，禀其生发之性，但无水木无以生、火无以济。患儿本来就是阴虚之质，而内火发于外，内中阴分就更空虚了，因而用生脉散润金生水，六味地黄生水泻火而安。

答问 附

门人问曰：昨视一小儿起自烦渴吐泻，他医误认为火，妄用芩、连、栀子之药，已服两剂，其泻少止，更加厥逆昏睡，脉得沉涩，面唇俱白，明是无火之症，投附桂理中，下咽反大泻如倾，不止即毙，岂苗窍脉息不足以为据耶。答曰：连服寒药，其泻既减，若果热证，自当人事清爽，安得厥逆昏睡耶。明是阳气竭绝。由此可明寒药太过，窒塞中焦，所进寒药，未能转输，如天寒地冻，水不流行。今骤进热药，阳气通行，如开冰解冻，决江疏河，促之而下。奈气已先亏，不能上吸，宁不随泻而下脱乎。此寒则凝、热则流，乃医门之要义也。

【评析】烦渴吐泻，病起于湿热为患，本应治之以辛苦淡渗燥湿、清化分消为法，而医者径投以苦寒，致使寒凝冰伏，所以"厥逆昏睡，脉得沉涩，面唇俱白"。骤进辛热，寒凝忽开，以至于泄泻而脱。脾胃为后天之本，食物药物均赖脾胃运化。寒为阴主静，热为阳主动，故而下雪不冷消雪冷，阳气散脱，正在此时，此之谓欤。

附：　　　　　一　得　集

消渴腹胀

徐心田乃郎，年仅七龄，时值六月，患消渴病，日夜不宁。诸医称为实火，叠进芩、连、膏、知之属，渴愈甚，溺愈多。更医见小溲清利，唇舌亦淡，连投八味地黄汤，燥渴愈甚。延余视时，病势已深，望其四肢消瘦，腹胀如鼓。因思三消水火之病，断无腹鼓之症，此必脾胃病也。幼读《濒湖》、《纲目》，曾引《夷坚志》治奇疾：有消渴因虫之患，询之此儿素啖瓜果，内必生虫，虫在胃脘，吸其津液，故口中发渴，饮水致多，土困弗制，小溲遂多，理当补土制虫，处方以白术为君，间以使君、金铃、胡连、川椒、乌梅、厚朴酸苦辛辣之味，只服二剂，下虫十有余条，消渴顿止，腹鼓亦消。以异功散调理而安。

【评析】此案与本门中目盲一案相似，均为湿热郁积中焦而生虫，但彼为痞积，此为消渴耳。因而以健脾为主，疏肝敛肝，辅以杀虫而安。读本案知谢甘澍亦读书广博者！

呕吐泄泻

傅凤翔之子，夏月吐泻口渴，身热无汗，手足时冷，余知脾胃素虚，连投六君子汤，更加烦躁唇红舌刺，四肢发厥，所泻迸迫如箭，粪色形如鹜溏。余思此症唇红舌刺，身热似火，而粪溏肢厥，又类于寒。寒热错杂之症，其中必有伏匿之情，决非一途可治。再为详审，见其躁时似有惊惕，粪色逾时变青，乃知脾胃久虚，加以风热内炽，不能外达，以致抑郁不舒，肝风乘虚侮土，而为挥霍缭乱，致成此候。若非补土解肌，势必强者莫制，弱者将绝，不变痉逆不已也。于是以四君子汤补脾扶胃为主，佐以葛根、防风、丹皮、灶土诸味，解肌疏风，升阳散火。是日连进二剂，果然遍体红赤，喜人搔痒，发热如烙，时忽战慄。其家见儿躁扰不宁，议为药病不对，天未晓，复专人来寓，请余易方。余曰：病已愈矣。此症先是风邪内攻，今已外达，正为可喜，当用原方再进一剂，诸症必除。随进一剂，果然微汗热退红消，及睡醒时，则诸态如失。此与先君治陈元东风火内伏一案相同。见风火门首案。

【评析】本案议论已详，毋庸置喙。医者详思谛审，曲尽其情，才是辨证论治的核心。不能契合病机，徒有灵丹难用，常言同病异治、异病同治，细审其病机同者治同，病机非者治异。

述治慢脾

李阳昇幼子，方六岁，疟后恶食，医以伤食治之，遂至颗粒不入，聊以糕饼度日，渐至肌肤瘦削，始延余治。见其面色浮黄，唇舌白，指纹淡淡，推之不动，确知脾胃大伤，慢症已成，以六君子加干姜二剂，服之如故，再以原方重用白术，二剂，饮食渐进，神气稍爽。越三日复视，头垂涎流，呻吟不已，安危只在呼吸。

余愕然问故。渠母下泪谓曰：数月以来，时现寒热，总因疟来尽除，近日腹痛，必因糕饼之滞，昨进神曲一盏，干呕作泻，腹痛尤甚，自此呻吟不已，不识尚可治否。余曰：脾胃已困，仓廪久虚，温补尚恐不及，反用神曲苦辛开降，呕泻安得不至乎。姑以大剂附子理中汤，希图救授。即于方末批云：小儿脾胃久败，火土交伤，呕哕厥逆，难许生机。渠家见余言急切，复延幼科。谓唇红腹痛，火积为患，用胡连、使君一派苦寒破气之药，是夜神气壮旺，腹痛求食，食方下咽，喉响痰鸣而殇。嗟嗟！此儿如已落井，而又下之以石，岂慈幼保赤之心哉！夫唇红者，脾败真形露也，头垂者，真阳衰竭也，种种败症，目所共睹，奈何以唇红之假症，立火积之妄名，哕泻呻吟，置之不讲，头垂涎流，置之不究，可胜叹哉！请详幼科夏氏之论，以时斯症之误，始见余言之不谬也。

【评析】疟为风邪陷于半表半里之见，出之不得，入之无法，是以最伤营卫。疟愈后正气虚衰，再误用消导耗气之品，脾胃安得不大伤。幸用六君挽回一二，又遭神曲行气破血。本案要在变识寒热证的真假，可见临床获效非治疗处方之难，而在辨证之不易。

又，本案可与《卷三·吐泻门·答问》互参。

（孙乃雄）

附：

谢映庐和他的后人们

梁知行

清代名医谢映庐，约为清嘉庆初年至咸丰七年（1795－1858）间人，祖居江西南城，三世为医，熟读医书 300 余家，临证 40 余年，声誉卓著，其宝贵的学术经验主要反映在《得心集医案》（又称《谢映庐医案》）中，为"江西历史上十大名医"之一。谢氏深谙岐黄之道，处方不离仲景左右，尊古而不泥古，医案中论病议病，切中肯綮，处方立法，匠心独运，颇具喻嘉言《寓意草》之遗风。

谢甘澍（生卒年不详），字杏园。南城县万坊庙前村人。清代著名医家，谢映庐之子。清代名医。谢甘澍业承其父谢映庐，精善医术，尽得其传。整理其父所遗书稿为《得心集医案》，内附不少自己的见解。又撰有《医学辑要》、《寓意草注释》（撰于光绪三年，1877）。谢氏一生致力于《寓意草》（明末清初医家喻昌所著）的研究。乃悉取喻氏全帙，略加改动，重新编次。前以己见为之注释，后详按语彰明心法。复摘附明代陆养愚《三世医验》及清叶天士之验案与《寓意草》发明互证。

谢佩玉（1873－1953），字清舫，号石禅居士，南城人。谢映庐之孙，谢甘澍长兄之子，民国时期著名中医。

谢佩玉 6 岁入私塾，清光绪十九年（1893）中秀才，光绪二十九年（1903）任江苏府院刺史。宣统元年（1909）以清廷腐败，弃官归里，随叔父谢甘澍习医，成为谢氏第五代名医。1913 年，谢佩玉到南昌开业行医，先后编著《方论集腋》、《药性分类》。1932 年，在南昌与本省名医姚国美、江公铁等人创办了学制五年的"江西国医专修院"（今江西中医学院前身），任《内经·素问》教授，编有《素问节要集注》。抗日战争爆发后，他迁居金溪、南城等地，继续行医，并课育子辈，继承中医家传。同时，将《内经》、《伤寒》两书中的精华摘录编成《内经省览》及《伤寒摘要》，由其子谢庄泉（南城名医）收藏。

谢佩玉善于博采众家之长，不墨守成规，常常涉猎西医书籍，并吸收其精华、融会贯通为己用。曾言："西医解剖之实验，分科科专长，循学术无国界之先例，研习其理而有吾医学臻完善严正，则诸君所成就必有以杰出其群，宣国粹之光华。"他医德高尚，对贫困者抱济世救危之心，施诊赠银，被誉为江西中医界"四大金刚一尊佛"中的一尊佛。1953 年 11 月无疾寿终，享年 80 岁，葬金溪县浒湾镇晶岭羊子山。

江西南城县建昌镇 81 岁的老中医谢庄泉，行医之余，笔耕不辍，坚持寸楷手抄古籍名著十五载。同时他还收藏了 1300 多枚各类打火机，近百封近代名人书信、名帖。此外，他爱好种花、养鱼、旅游，他的多彩人生在当地成了一部传奇。近日，记者慕名对他进行了采访。

"七代单传但愿人无病，三指生涯何妨我独贫"。在谢庄泉诊所，首先吸引记者的是门上悬挂着的这副对联。其时有四五个病人正在候诊，谢老先生须发皆白，瘦，但精神矍铄。他行医时不大说话，只是将手指搭在病人的脉搏上，偶尔问一两句，再看看病人的舌苔，翻翻病人的眼皮，然后下笔开药方，也不用戴眼镜……

中国历史上几代为医的例子并不少见，但是像谢氏家族这样能够以其精湛的医术一直延续至今的，实不多见，良可慨也！

方剂索引（以汉语拼音为序）